임상 총통방제의
이론과 실제

임상 총통방제의 이론과 실제

초판 1쇄 인쇄일 2024년 11월 18일
초판 1쇄 발행일 2024년 11월 25일

지은이 백가선
펴낸이 양옥매
디자인 표지혜 송다희
마케팅 송용호
교 정 조준경

펴낸곳 도서출판 책과나무
출판등록 제2012-000376
주소 서울특별시 마포구 방울내로 79 이노빌딩 302호
대표전화 02.372.1537 **팩스** 02.372.1538
이메일 booknamu2007@naver.com
홈페이지 www.booknamu.com
ISBN 979-11-6752-545-1 (93510)

임상 총통방제의 이론과 실제

한의사를 위한
근거 기반 임상 치료 지침서

鍼藥倂用

백가선 지음

책나무

서문

1975년 미국 상원법안(Senate Bill 86-Chapter 267, Statues of 1975)에서 동양의학 자문위원회가 탄생하였고, 한의사(Acupuncturist[1])가 임상을 시작하게 되었다. 캘리포니아주는 주지사 제리 브라운(Governor Jerry Brown)이 1975년 7월 12일에 한의사 진료권을 합법화했다. 캘리포니아주는 1976년에 한의사 라이센스를 발급하는 8번째 주가 되었으며, 그 이후 1978년 법률로서 한의사 (Acupuncturist)가 1차 보건의료전문직(Primary health care profession)으로 법적 지위를 갖게 되었다.

미국 한의사 진료권 합법화와 더불어 1975년에 가주한의사협회(Association of Korean Asian Medicine & Acupuncture of California)가 창설되어 지금까지 48년 동안 미국한의사들 권익 신장과 지역사회에 기여를 하고 있고, 미국에서 가장 오래된 리더조직으로 활동하면서 미국 한의학의 발전에 중추적인 역할을 하고 있다.

역사적으로 볼 때, 미국에서의 한의학(Eastern Asia Medicine)은 대한민국에서의 한의학 역사가 시작되는 시점과 대동소이하다. 이러한 역사를 가지고 활동하고 있는 미국 내 한의사분들은 끊임없이 학구적인 탐구와 열정을 가지고 지금까지 지역사회에 중추적인 의료인으로서 봉사를 하고 있다. 이러한 열정과 학구적인 탐구심으로 극동지역(한국 · 중국 · 일본)의 많은 한의사들의 논문과 의료지식을 습득하며 보다 나은 한의학적 지식 역량을 개발해 오고 있다. 그러나 시간이 갈수록 한의사들의 동양 의학적인 접근 방법보다 서양의학(Western Medicine)적인 장비를 채용하

---

[1] Acupuncturist: 치과의사를 'Dentist'라고 하듯이 미국에서 한의사를 부르는 명칭. 미국에서 진단, 침 치료, 한약 처방, 뜸치료를 할 수 있는 1차 보건의료전문직으로 법적 지위를 가지고 있다.

고 서양 의학적 접근사고로 침 치료와 물리치료 방법에 치우쳐 가는 세태를 보고 안타까움이 있다.

하지만 생각을 바꿔 한의학적인 진단법을 좀 더 객관화하고 관련 한의학 의료 장비를 채용하고 한의학적인 이론을 골격으로 삼아 서양 의학적인 장점을 한의학적 이론에 살을 붙이면, 훨씬 더 현대적인 한의학으로 발전시킬 수 있다고 생각한다. 이러한 패러다임의 전환(paradigm shift)은 한의사로서 자긍심을 갖추고 동양의학의 우수성을 발전시킬 수 있는 큰 그림(big picture)이 될 것이다.

한의학의 우수성을 발전시키고 있는 치료법으로 여러 가지 침치법(治法)과 방제 처방법이 대두되고 있다. 침치법으로는 사암침법, 8체질침법, 동씨침법, 평형침법, 주행침법 그리고 정경침법 등 많은 침 치료법이 있고 저마다 장단점이 있다.

그리고 공통된 점은 임상적인 치료 효과에 바탕을 둔 혈자리마다 혈성이 정의되어 있고, 한의학적인 이론에 바탕을 둔 논리적인 접근 방법이 아니며 예외가 많다는 것이다. 그중에 사암침법과 8체질침법 등은 오행이론에 바탕을 둔 침법인데, 사암침법이 보다 논리적이기는 하지만 상극상생에 예외적인 부분이 많고 논리적 객관성이 떨어진다는 것이다.

또한 방제 처방은 『상한론』, 『금궤요략』, 『동의보감』, 『방약합편』 등의 고방과 후세방을 근간으로 하여 활용되어 오고 있으나 고방과 후세방이 만들어진 시대의 본초의 약성이 현시대의 약성과 차이가 있음을 고려함이 필요한데, 한약 처방을 할 때 간과되는 경우가 많다.

이러한 접근 방법에 논리적이고 근거중심적 의학 접근 방법에 맞게 임상적으로 풀어낸 현대적 한의학이 총통의학적 접근 방법이다. 침법으로는 오행이론에 근간을 두고 있으나 상극상생의 논리를 재정립함으로써 침법을 진화시켰다. 치료의 재현성과 효과성이 매우 높아 서양의학적 접근 방법처럼 논리적이고 근거중심적이다.

총통방제와 총통침 등 총통의학적 접근 방법은 한의학적 이론과 장부변증에 기초를 둔 순수한 한의학적 중심사고로 임상적 논리근거를 적용한 치법으로 볼 수 있다. 환자가 내원하여 주소증을 호소할 때 한의학적 진단을 근거로 병리를 파악하여 해당 병리에 맞는 침 치료법과 한약 처방을 적용하고 있기 때문이다.

이는 곧 임상적 혈성을 외워서 선혈하지 않는다는 것이고, 고방이나 후세방을 무작정 따라하지 않는다는 것이다. 한의학적 장부변증을 통해서 사진합참의 방법으로 최종 진단을 하고 진단에 맞춰서 침 치료나 한약 처방을 동일하게 적용시킨다는 것이다. 임상적인 결과를 통해서 그 효과성을 증명하고 있다.

대부분 한의대(미국한의대학원) 강의는 특정 혈자리의 혈성을 무작정 외우고, 빈용된 방제 처방을 병리에 적용시키며 침 치료 진단과 방제진단을 별도로 접근하는 방식의 강의가 대부분이었다고 생각한다. 동일한 한의학적 진단을 가지고 침 치료법과 방제 처방에 적용시키는 교과과정은 없었기에 한의학 공부가 많이 어려웠다고 생각한다.

모든 한의사분들의 로망은 내원하는 환자분들이 호소하는 병리 상황을 듣고 자신 있게 진단하고 최적의 한의학적 치법(治法)을 선택하여 빠른 치료 효과를 보여 주는 것일 것이다. 필자도 그러한 부분을 찾고자 여러 방면의 대가들에게 사사를 받거나 의학서적을 탐구하면서 에너지를 쏟아 왔다.

그러한 노력의 보답이라고나 할까, 총통침법과 방제 처방법을 응용하고 나서 훨씬 더 한의학적 우수성을 느꼈다. 물론 수년 동안 임상에 적용해 본 결과, 확신을 갖게 되었다. 총통의학적 치법이 한의사들의 로망을 이루어 줄 수 있는 논리성과 객관성 그리고 임상효과성을 갖추고 있다는 것이다.

한의사들은 스스로 한의학 우수성에 대한 확신을 갖고 한의학적 이론과 치법 증명을 위해 끊임없는 학습과 임상수련을 해야 한다고 본다. 자기 몸에다 먼저 최소한 수천 번에서 만 번 이상 자침 연습을 해 보면서 침 치료의 효과성에 대한 결과를 확인해 보고 노력을 해야 환자를 더 잘 치료해 줄 수 있다고 생각한다.

스스로에게 자침 연습을 많이 하지 않고, 환자 몸에만 과감하게 침을 놓는다는 것은 어불성설이라고 본다. 한약 처방도 직접 처방전을 작성해서 다양한 탕제법(탕약, 산제, 고약 환제 등)을 직접 조제해서 임상을 수없이 해 봐야 병리에 가장 효과적인 한약을 제조할 수 있다고 생각한다.

그리고 한의대학원에 재학 중인 학생들에게 당부하고 싶은 말은, 한의학 치료 효과에 의심이 든다면 당장 학교를 그만두고 다른 직업을 위한 공부를 선택하라는 것이다. 한의학 공부를 하면서 침 치료나 한약이 정말로 치료 효과가 있는지 모르겠다는 소리를 종종 듣는다. 스스로 자기 몸에 자침 연습이나 직접 방제 임상을 해 보지도 않고 의심을 품는 것은 스스로 훌륭한 한의사의 길을 가고자 하는 확신이 없는 것과도 같다.

병이 생겨 양방병원에서 수술까지 했어도 예우가 좋지 않아 불편함을 감수하고 지내시는 분이 많다. 그분들은 양방병원의 치료 결과가 기대치보다 훨씬 낮게 나왔다고 다시는 양방병원 의사한테 치료를 안 받겠다고 하지는 않는다. 그런데 한의원에 치료를 받고 효과가 없어서 다시는 한방병원에 안 간다는 가족을 둔 환자분들을 가끔 만난다.

참 아이러니하지만 반대로 이렇게 생각해 본다. 그분들의 기대감 속에는 한방병원에 가면 본인의 불편함을 모두 치료해 줄 것이라는 기대가 있었기 때문이지 않았을까 하고 말이다. 대부분이 환자분들의 태도에서 짐작이 간다. 어깨가 아파서 오신 환자분들이 허리도 아프다, 배도 아프다, 다리도 아프다 등등을 호소하며 다 치료해 주기를 바란다. 어깨 아파서 양방병원에 간 환자분이 다른 불편한 부분도 치료해 주기를 기대하지는 않을 것인데 말이다.

이러한 모든 것을 긍정적으로 생각해 본다면 우리 한의사들은 정체관념(整體觀念, holistic approach concept)의 이론에 바탕을 두고 한의학적 진단과 치료를 하고 있다. 그래서 어깨가 아프다고 주소증을 호소하더라도 장부경락변증에 따라 관련 병리를 치료해 왔고 해 줄 수 있다. 그만큼 한의학 우수성이 환자들의 관념 속에 있다는 것이고, 역량을 갖춘 한의사가 된다면 다 해결할 수 있는 부분이라고 생각한다.

한의사로서 필요한 역량을 갖추기 위한 여러 가지 치법들이 많이 있겠지만, 선택과 집중을 해서 노력한 만큼 한의사의 역량을 높이는 치료법은 총통의학적 접근 방법이라고 생각한다. 지금까지 동일한 진단을 적용시켜 침 치료법과 한약 처방을 일대일 개념으로 매칭시킨 방법은 총통의학의 획기적이고 현대에 맞는 (Contemporary) 한의학적 접근 방법이라고 생각한다.

그러한 접근 방법과 임상경험을 이 책에 담아 모든 한의학에 종사하시는 분들과 같이 공유하고자 한다. 이 서적이 모든 한의대학원생과 한의사분들께서 보다 훌륭한 한의학적 치료 접근 방법을 찾아내고 더욱 한의학의 우수성을 발전시킬 수 있는 단초가 되기를 바란다.

＊ 서던캘리포니아(Southern California) 교육의 도시 얼바인에 있는 도담 클리닉과 아름다운 와이너리가 많이 있는 청정도시 테메큘라에 있는 도담 클리닉을 오가며 내 서재에서 집필을 마무리하다.

－2024년 10월
백가선

차
례

1부

총론(總論)

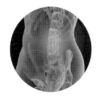

2부

각론(各論): 육부(六腑)

3부

각론(各論): 오장(五臟)

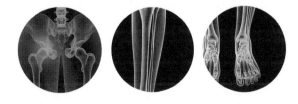

범례(凡例)

■ 배오(配伍)

치료 목적에 도달하기 위해 여러 약물을 섞는 것.

■ 배합이론

처방(處方)의 구성요소를 역할에 따라 주보좌사(主輔佐使)로 나눔.

《素問·至眞要大論》主病之謂君 佐君之謂臣 應臣之謂使 非上中下三品

之謂也(질병을 주치(主治)하는 약을 "군(君)"이라고 하고, 군약을 보좌

하는 약을 "신(臣)"이라 하며, 신약과 호응하는 약을 "사(使)"라 하는데,

상·중·하 삼품(三品)[1]을 말하는 것이 아니다)

《脾胃論》君藥 分兩最多 臣藥次之 使藥又次之 不可令臣過於君 君臣有

序 相與宣攝 則可以御邪除病矣(군약이 가장 많은 양이고 신약이 그다음

이며 좌사약이 그다음이다. 군·신·좌·사 순서를 잘 사용하면 사기를

물리치고 병을 치료할 수 있다)

■ 군약(君藥)

주병(主病)이나 주증(主證) 치료에 중요한 역할을 하는 약물.

---

1 삼품(三品): 『신농본초경』에서 제시한 약물 분류 방법으로 독성의 대소(大小)·유무(有無) 및
그 작용에 근거하여 약물을 상·중·하로 분류한 것이다. 상품은 독성이 없으므로 오랫동안
복용이 가능하고 중품은 독성이 있는 것과 없는 것이 뒤섞여 있으므로 오랫동안 복용해서
는 안 된다. 하품은 좌약과 사약으로서 질병을 치료하고 땅과 상응하며 독성이 많으므로 오
랫동안 복용해서는 안 된다. 이처럼 『신농본초경』의 상·중·하품 속에는 군·신·좌·사의
의미가 있기는 하지만 『내경』에서 말하는 군·신·좌·사와 동일하지는 않다.

■ 신약(臣藥)

군약(君藥)의 치료 작용을 높이거나, 겸병(兼病)이나 겸증(兼證)을 치료
하는 약물.

■ 좌약(佐藥)

① 좌조약(佐助藥) : 君藥과 臣藥의 치료 작용을 돕거나 부차적인 겸증
(兼證)을 치료하는 약물.

② 좌제약(佐制藥) : 君藥과 臣藥의 준열(峻烈)한 성질을 억제하거나, 독
성을 경감 또는 없애는 약물.

③ 반좌약(反佐藥) : 병이 중(重)하고 사(邪)가 성하여 약을 거부할 때 君
藥의 약성과 상반되는 것을 배오(配伍)하여 약물을 잘 받아들일 수 있
도록 서로 보완할 수 있는 약물.

■ 사약(使藥)

① 인경약(引經藥) : 처방의 효능이 병소(病所)에 잘 나타내게 이끄는
약물.

② 조화약(調和藥) : 처방 구성 약물을 調和(또는 조정調整)시키는 약물.

1부

총론
總論

1장

총통방제

1. 총통방제의 정의

　총통방제는 총통복진법을 주되고 중요한 진단 방법으로 사용하여 환자의 병리상태를 파악하고, 병리상황에 적합한 본초의 조합으로 한약 처방을 구성하여 환자를 효과적으로 치료하는 방법이다. 총통방제는 총통침법의 진단과정을 통해 도출된 병리상황을 해결하기 위하여 침 처방 대신에 한약 처방을 사용하는 것이므로 총통침법과 같은 맥락의 치료 방법이다.

　총통침법에서는 치료의 수단으로 침을 사용하며, 총통방제에서는 치료의 수단으로 한약을 사용한다. 치료의 방법이 침과 한약으로 다르기 때문에 세부적인 부분들에 있어서의 차이점은 있을 수 있지만, 인체의 병리상황을 인식하고 같은 방향의 치료법을 사용한다는 점에서 총통침법과 총통방제는 동류의 치료 방법이다.

2. 총통방제의 특징과 장점

1) 전통적인 한방 생리와 병리에 근거한다

　총통방제에서는 총통침법에서와 마찬가지로 전통적인 한방 생리와 병리에 근거하여 진단을 하고 치료를 한다. 한의대의 정규교육을 이수한 한의사라면 누구나 알고 있는 내용을 임상에서 어떻게 활용할 수 있는지를 보여 준다. 특히나 총통침법을 공부하고 숙지하신 분들은 같은 치료법을 사용하는 총통방제를 훨씬 쉽게 이해할 수 있다.

2) 총통복진법(腹診法)을 진단법으로 사용한다

총통방제에서도 총통침법에서와 마찬가지로 주요한 진단 방법으로 총통복진법을 사용한다. 그동안 총통침법을 공부하면서 익혔던 내용들이 그대로 총통방제에서도 활용되는 것을 볼 수 있다. 오장육부의 복모혈과 배수혈은 장부의 병리상태를 반영하므로 반드시 총통복진법을 숙지해야 한다.

3) 총통침법과 총통방제는 같은 맥락의 치료 방법이다

총통침법을 공부하면서 환자의 병리상태를 파악하고 침 처방을 사용하는 데 숙달된 분들은 같은 원리로 한약을 사용할 수 있다. 침 치료와 한약 치료를 같은 원리로 사용하는 것은 임상한의사의 역량이자 지향점이라고 할 수 있다. 그동안 침 치료와 한약 치료가 별개인 것처럼 따로따로 이루어지는 현실에 불만과 괴리감을 느끼는 한의사분들이 많으리라고 생각한다. 앞으로 총통방제를 공부하면서 환자를 진단하고 치료하는 데 있어서 침 처방과 한약 처방이 동시에 나올 수 있는 즐거움을 경험하기를 바란다.

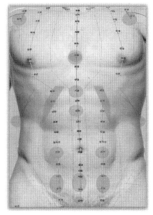

4) 통치방을 배제하고 장부의 병리상황과 병증에 적합한 치료법을 사용한다

그동안 총통침법을 공부한 한의사분들은 환자의 병리적인 상황을 파악하고 그에 적합한 침 처방을 사용하는 것에 익숙해졌을 것이다. 총통방제 역시 총통침법을 사용하면서 파악한 병리상황에 대한 치료법을 한약 처방으로 구현하는 것이므로 병리상황과 병증에 적합한 처방을 하게 된다. 그동안 특정 질환에 잘 듣는 몇 가지 통치방을 사용하면서 고민하였던 한의사분들은 앞으로 비방이나 통치방에 의지하지 않아도 환자의 병리상황과 병증에 적합한 처방을 할 수 있는 좋은 방법을 터득할 수 있을 것이다.

5) 한약 처방을 구성하는 본초의 종류가 적다

총통방제에서는 병리상황과 병증에 적합한 본초를 조합하여 처방을 구성하므로 본초의 종류를 최대한 적게 사용하는 것을 원칙으로 한다. 본초의 개수가 적게는 10개 내외에서 많게는 20개 내외를 넘지 않는 것을 원칙으로 한다. 한약 처방을 구성하는 본초들을 보았을 때, 방의(方意)를 알 수 없는 처방은 좋은 처방이 아니라고 생각한다. 총통침법에서 침 처방을 보면 대략적인 환자의 병리상태와 호소병증을 짐작할 수 있는 것처럼 총통방제에서도 한약 처방을 보면 환자의 병리상태와 병증을 파악할 수 있다.

6) 한약 처방의 구성 원리

총통방제에서는 환자의 전체적인 몸 상태를 감안하여 처방을 구성한다. 처방 원칙은 기본적인 군신좌사(君臣佐使)의 방제법을 사용한다. 환자가 호소하는 주소증의 원인이 되는 병인 장부를 치료하는 본초들을 군신의 위치로 사용하며, 기타 부수적인 상황을 해결하는 본초들과 인경(引經)본초들을 좌사의 개념으로 사용한다. 따라서 병인 장부의 병리를 해결하는 대체적인 기본처방이 있으며 환자의 개별적인 상황에 따라 부수적인 본초들이 배합된다고 생각하면 된다.

7) 높은 재현성과 객관성

총통방제는 총통침법과 마찬가지로 한의사들이 같은 원리를 기준으로 비슷한 방법으로 한약을 처방하게 되므로 서로의 치험례에 대한 공유와 연구가 가능하다. 한약 처방을 보면 환자의 병리상태와 호소증상을 짐작할 수 있으며, 동일한 병리상황의 환자에 대하여 동일한 치료법으로 처방을 하게 되므로 재현성과 객관성이 높다.

8) 모범답안은 있지만 정답은 여러 개일 수 있다

총통방제는 환자의 병리상태를 해결하고자 하는 치료법이다. 따라서 대체적인 처방의 방향이 결정되면 상당히 유연하게 처방을 활용할 수 있다. 왜냐하면 같은 병리를 해결하는 치료법이라는 틀 안에서 비슷한 치료 효과를 내는 본초가 다양하게 존재하기 때문이다. 그러므로 방의가 같다면 반드시 똑같은 처방이 아니더라도 비슷한 치료 효과를 낼 수 있다고 생각한다.

예를 들자면 환자의 병리상태에 알맞은 처방을 선택하는 것은 그 사람이 먹고 싶은 음식을 만들어 주는 것과 비슷하다고 할 수 있다. 배추김치가 먹고 싶은 사람에게는 배추김치를 만들어 주면 된다. 배추김치에는 대략 배추, 쪽파, 대파, 굵은소금, 무, 멸치액젓, 새우젓, 고추가루, 다진마늘, 설탕 등의 재료가 만드는 사람의 취향에 따라 들어갈 수 있다. 일단 배추를 주재료로 하고 기타 부재료가 들어가면 배추김치라고 할 수 있다.

만드는 사람의 취향에 따라 어떤 재료를 배합하는가에 따라 다양한 종류의 배추김치가 만들어지게 된다. 이렇게 만들어진 여러 가지 배추김치 중에서 맛있는 배추김치가 한 가지만은 아닐 것이라 생각된다. 따라서 정답에 가까운 여러 가지 배추김치가 존재하며 정답이 한 가지는 아니다. 하지만 배추김치에 배추가 빠지거나 갓이 주재료로 들어가는 경우에는 명백한 오답이라고 할 수 있다.

우리가 처방하는 한약도 이와 마찬가지이다. 일단 배추김치가 먹고 싶은 사람에게 배추김치를 만들어 주어야 하는 것처럼 환자의 병리상황에 가장 적합한 주된 처방을 하는 것이 기본이 되어야 한다. 그리고 최고의 요리사가 먹고 싶은 사람의 취향에 맞게 다른 재료를 적당히 섞어서 최상의 배추김치를 만들려고 노력하는 것처럼, 우리 한의사는 환자의 전체적인 몸 상태를 고려하여 최상의 한약을 처방하려고 노력하는 것이다.

3. 총통복진법

총통방제에서는 특히 복부의 복모혈 진단이 중요하다. 복진을 하게 되면 실제로 환자의 복부를 촉진하며 피부의 색과 상태를 확인할 수 있으므로 한열조습에 대한 상황을 구체적으로 알 수 있게 된다. 또한 복모혈을 확인하면 전체적인 오장육부의 병리상황을 확인할 수 있으며 병인 장부를 선정하고 병리상태를 확인하기가 쉽다.

총통복진법을 사용하면 중부, 전중, 거궐, 일월의 복진을 통해 폐, 심포, 심장, 담낭 등의 상황을 알기가 수월하여 쉽게 조절할 수 있다. 심하, 중완, 장문, 천추의 복진을 통해서 위장, 비장, 대장 등의 상태를 파악하여 조절하기가 쉽다. 또한 황수, 소복, 관원, 석문, 중극의 복진을 통해서 신장, 간장, 소장, 삼초, 방광 등의 상태를 파악하여 어떻게 조절할 것인지 쉽게 알 수 있다. 구체적인 활용 방법은 각 장부의 복진 설명에서 논하도록 하자.

4. 처방을 구성하는 방법

1) 기본적인 처방원칙

총통방제의 기본적인 처방원칙은 병인 장부의 병리를 해결하면서 주소증 (CC:chief complaint)을 호전시키는 것을 주된 목표로 한다. 따라서 병인 장부의 병리를 파악하는 것이 가장 중요하다. 그런데 한약 치료는 침 치료와는 달리 한약이라는 음식을 매개체로 한다. 한약도 음식이므로 잘 먹고 소화시킬 수 있어야 제대로 된 효과를 볼 수 있다. 따라서 반드시 환자의 소화 상태를 감안하여 처방을 구성해야 한다.

육부의 소통장애로 발생되는 기체(삼초), 식적(위장), 糟粕(조시: 대장), 습울(위장/대장), 담음(痰飮: 담낭), 어혈(소장), 수습(방광/삼초) 등을 원활하게 소통시키면서 병인 장부의 병리를 해결하는 처방을 사용하여야 한다.

2) 군신좌사(君臣佐使)의 용량단위

처방은 군신좌사를 기본으로 구성된다. 군약의 용량은 대략 12~36g이고, 신약의 용량은 대략 6~12g이며, 좌사약은 대략 3~6g이다. 군신약은 주로 병인 장부의 병리와 주소증을 해결하는 본초를 위주로 구성하며, 좌사약은 국소부위의 증상을 해결하거나 주변 상황을 해소하기 위한 본초를 위주로 구성한다.

보통 후세방의 군신좌사를 보면 군약은 1.5~2전, 신약은 1전, 좌사약은 3~7푼 정도를 사용하는 것을 알 수 있다. 후세방은 처방의 용량을 g 단위가 아니라 전, 푼 단위로 계산하기에 전자저울을 사용하는 요새의 상황과는 맞지 않는다. 따라서 처방을 g 단위로 하는 것이 합리적이며, 불필요하게 단위가 영점대로 내려가는 것을 방지하고 군신좌사의 분류를 명확하게 하기 위하여 지금과 같은 방법을 사용하게 되었다.

3) 처방의 실제 용량과 끓이는 방법

총통방제에서의 1첩은 기본 용량을 100g 전후를 기준으로 한다. 치료약, 보약 등의 처방약은 1달치를 기준으로 하며 총 10첩, 1kg 내외의 한약을 물 10L 정도에 달여서 130ml 용량으로 60봉을 추출한다. 그리고 1일 2회 복용을 원칙으로 한다.

보통 후세방은 20첩을 기본으로 1제를 처방하며, 약력을 늘리기 위하여 2~3배방을 사용하기도 한다. 후세방의 대표적인 처방인 육미지황탕, 십전대보탕의 1제 용량은 대략 1kg 정도이며, 쌍화탕은 760g, 보중익기탕은 480g에 불과하다. 더 작은 단위인 사군자탕, 사물탕은 400g 정도이다. 이런 작은 단위의 후세방은 2~3배의 용량으로 처방하는 것도 가능하다. 고방이나 후세방의 방제 처방은 자연산 약재처방이 기준인 처방이고 현시대에 시판되고 있는 약재는 대부분 재배해서 기르는 약재이기 때문에 고방과 후세방 시대의 본초약성을 감안해야 하기 때문이다.

그동안 한약 처방을 하면서 무압력 약탕기를 사용했을 때에 잘 끓을 수 있는 최적의 용량을 찾기 위하여 지속적으로 노력하였다. 약력을 강하게 하기 위하여 처방량을 무리하게 늘려 본 적도 많았다. 하지만 실제로 약이 다 끓은 후의 마지막에 확인해 보면 한약재가 다 우러나지 않아, 재탕을 해 보니 추가 잔량이 많이 우러나오는 경우을 자주 확인할 수 있었다.

그리고 처방 양을 늘려서 물을 많이 넣고 끓이면 잘 끓는 것처럼 보이지만 결국에는 약 양이 너무 많이 나와서 약을 오랜 시간 더 졸여야 하는 상황도 자주 발생하였다. 게다가 특정 한약은 졸일 경우 약성이 떨어지는 경우에 해당되어 바람직하지 않았다.

그런 시행착오를 거치면서 온전히 약이 잘 우러나는 용량을 계산해 보니 압력 약탕기를 사용했을 때 한약 처방 0.9~1.5kg 정도에 물의 용량은 30일분 추출해야 할 탕약의 양과 약재가 머금을 물의 양을 계산하여 적절용량을 정하게 되었다.

4) 실제 처방의 방법

처방 구성과 본초의 용량은 기존의 처방 등을 참고하여 결정한다. 기존의 처방들을 참고하지만 절대적으로 원방만을 고집하지는 않는다. 환자의 병리상태에 가장 적합한 처방을 사용하는 것이 가장 큰 효과를 볼 수 있으므로 환자의 상황에 따라 자유롭게 군신좌사를 바꾸어 사용할 수 있다.

예를 들어 신음허를 보충하는 데 많이 사용하는 육미지황탕은 [숙지황 16 산약 산수유 8 복령 택사 목단피 6]으로 구성되어 있다. 이는 신음을 보충하기 위한 숙지황, 산약, 산수유를 군신으로 배치하고 신장의 수습정체와 열울을 해결하기 위한 복령, 택사, 목단피를 좌사로 배오한 처방이다. 육미지황탕의 처방 구성과 용량으로 볼 때, 이는 환자의 주된 병리가 신음허이며 보조적인 병리가 수습의 정체임을 의미하는 것이다. 총통침법 처방으로는 [부류 경거+][KD7 LU8+]에 해당되는 처방이라고 볼 수 있다.

하지만 환자의 주된 병리가 신장의 수습불리로 인한 부종이라면 육미지황탕의 군신좌사는 바꾸어야 마땅하다. 예를 들자면 신장의 이뇨를 촉진하는 오령산을 참고하여 택사, 백출, 복령, 저령 등을 군신으로 세우고 신음을 보충하며 열울을 해소하는 숙지황, 산약, 산수유, 목단피를 좌사로 구성해야 한다는 것이다. 이런 경우에는 보통 [택사 16 복령 백출 숙지황 8 목단피 저령 6 산약 산수유 4] 정도로 처방 구성이 가능하다.

총통침법의 처방으로는 [부류 경거-]에 해당되는 처방이라고 생각할 수 있다. 신장에는 큰 문제가 없는 단순한 부종성 질환이라면 오령산(택사 10 복령 백출 저령 6 계지 4)을 처방할 수도 있겠지만, 약간의 신음부족을 동반한 신장질환의 경우에는 이수하는 본초만 사용할 것이 아니라 신음을 보충하는 본초가 배오되는 것이 훨씬 효과적이다.

신장의 수습불리로 인한 부종을 치료하는 기존의 처방으로는 금궤신기환이라는 처방이 있다. 이는 팔미지황탕에 우슬, 차전자가 배합된 처방으로 신음허의 기본 병리를 전제로 추가적으로 부종이 심해진 경우에 하기, 이뇨를 촉진하는 우슬, 차전자와 하초의 순환을 촉진하는 부자, 육계를 배오한 처방이다. 하지만 환자의 주소증이 수습불리에 의한 부종이 위주이며 신음허로 인한 병증은 부수적인 경우에는 얼마든지 군신좌사의 배치를 바꾸어 사용할 수 있고, 그렇게 하는 것이 더욱 효과적이라는 것을 임상을 통해서 확인할 수 있다.

2장

육부와 오장의
생리병리와 방제

1. 육부와 오장의 생리병리 체계

　육부는 입에서부터 전음과 후음으로 이어지는 관과 같은 형태로 수곡의 정미를 흡수하고, 수습대사에서 생긴 노폐물을 배출하는 것을 주목적으로 한다. 따라서 육부는 막히지 않고 원활하게 소통되는 것이 가장 중요하다. 삼초에는 칠정기울에 의한 기체와 수습정체가 생길 수 있으며, 위장에는 식적과 습울이 발생하며, 소장에서는 어혈이 정체되고, 대장에는 조박과 습울이 생기며 방광에는 수습이 정체된다. 담에는 담음(痰飮)이 생길 수 있다.

　이들 육부에서의 정체는 정상적인 오장의 생리 순환을 방해하므로 반드시 소통시켜야만 한다. 또한 한약을 복용하였을 때 육부에 노폐물이 정체되어 있으면 한약이 제대로 흡수되기 어려워서 제대로 효과를 볼 수 없으므로 육부의 깨끗한 상태는 더욱 중요하다.

- **중완(위장)**: 명치와 배꼽 사이의 중앙으로, 상완, 하완, 양문, 승만, 태을 등 주변에서 경결과 압통을 확인함.
- **관원(소장)**: 배꼽 아래 3촌 위치로, 경결, 압통, 냉감을 확인함.
- **천추(대장)**: 배꼽 양쪽 복직근 바깥쪽에 위치하여 경결 확인.
- **중극(방광)**: 중극과 곡골을 포함한 치골 위쪽 넓은 부위에서 확인.
- **석문(삼초)**: 배꼽 아래 2촌으로, 복만과 압통을 통해 확인하며, 전중과 함께 복진 시 자주 나타남.
- **담낭**: 일월을 포함한 거궐 양 옆 흉협 부위로, 엄지손가락으로 압박하여 압통과 경결을 확인함.

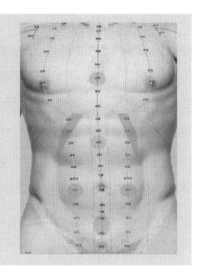

육부 복진

- **소복(간)**: 천추와 대거, 수도 부근에서 압통과 경결을 통해 간의 병리를 확인함.
- **거궐(심장)**: 심장과 비장의 병리를 반영하는 부위로, 심장 병리 외에 오장의 양허와 열울도 나타남. 다른 장부 치료 시 소부 활용 가능.
- **전중(심포, 삼초)**: 심포와 삼초의 병리가 나타나는 부위로, 양허와 열울 반영. 노궁과 지구 활용 구별점.
- **장문(비장)**: 11번 늑골 끝에서 비장 병리를 평가하며, 장문과 거궐의 압통은 비장의 양허와 열울을 의미할 수 있음.
- **중부(폐)**: 쇄골과 오구돌기 사이에서 폐의 열울, 수기, 담음을 확인하며, 폐기허 시 추가 증상을 고려해야 함.
- **경문(신장)**: 신장에서 신수로 경결이 이동할수록 병이 깊으며, 신수와 경문을 주요 진단 혈로 사용함.

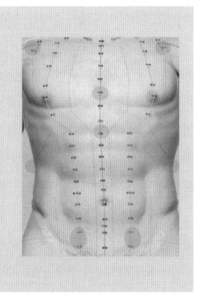

오장 복진

오장은 육부와는 달리 인체의 본체이며 인체의 주요 에너지원이 되는 영(營: 영양소, Nutrient)과 정신기혈(精神氣血)을 저장하고 순환시키는 역할을 한다. 비장은 육부의 전화(Transformation) 과정 전체에 관여하여 수곡의 운화(Transportation)를 통해 수곡의 정미(영양물질, nutritional substances)를 흡수하여 영(營)을 저장하며, 수습의 운화를 통해 노폐물을 배출시킨다.

간은 혈(血)을 저장하며 소설지기(疏泄之氣)의 작용으로 오장의 생리를 원활하게 하며 울체를 풀어 준다. 심장은 신(神, spirit)을 저장하며 군화(君火, King fire)를 조절하여 오장의 한열편차를 주관한다. 폐는 기(氣)를 저장하며 숙강지기(肅降之氣)의 작용으로 폐비신(肺脾腎)으로 이어지는 수습대사를 조절한다. 신장은 정(精, Essence)을 저장하며 폐장(closed organ)으로서 음액과 수기를 조절한다.

간심비폐신의 생리(Physiology)가 정상적으로 이루어지면 영과 정신기혈이 끊임없이 순환하여 건강한 상태가 유지된다. 하지만 담음(痰飮)과 어혈 등의 정체로 순환장애가 생기거나 한열조습의 편차로 인해 병리(Pathology)가 발생하여 영과 정신기혈의 저장이 부족해지면 여러 가지 병증들이 나타나게 된다.

총통방제를 공부하는 여러분들은 이미 총통침법의 공부를 어느 정도 해 봤을 것이다. 총통침법은 환자의 병리상태를 정확하고 구제적으로 파악할 수 있는 좋은 방법이다. 총통복진법을 통해 인체의 전반적인 상황과 병인 장부를 파악할 수 있고, 환자가 호소하는 병증을 통해 병인장부의 구체적인 병리를 확인할 수 있다. 또한 본인이 구상한 병리를 침 처방을 사용하여 확인하는 검증 작업도 가능하다.

따라서 총통침법을 잘 이해하고 임상에 적용하면, 환자의 구체적인 병리상태를 알기가 쉽다. 여기까지를 수월하게 할 수 있다면 총통방제를 구사하는 것은 비교적 쉽다. 왜냐하면 이미 총통침법을 통해 확인한 침 처방을 한약 처방으로 바꾸어 사용하기만 하면 되기 때문이다. 이제 필요한 것은 개별적인 병리에 사용하는 총통침법 침 처방을 총통방제의 한약 처방으로 치환하는 방법이다. 자세한 내용은 각론을 참고하기 바란다.

2. 육부의 생리병리와 기본방제

1) 육부의 생리병리

육부의 병리는 기본적으로 소통장애에서 발생한다. 본체인 육부에 소통장애가 생기면 육부의 지절(枝節)에 해당되는 경락과 경근이 수축 혹은 이완되어 근골격계 질환이 나타나며, 한열조습 편차에 의한 병증을 호소하게 된다. 개별적인 육부의 병리상황을 보면 다음과 같다.

위장은 처음 수곡을 받아들여서 부숙하는 역할을 한다. 위장의 기본병리는 강탁 불리로 인한 식적이다. 소장은 위장에서 넘어온 수곡을 본격적으로 운화하는 수성 지관(受盛之官)이다. 또한 하초를 온양하며 혈맥을 통창시키는 역할을 한다. 소장 의 기본병리는 어혈로 인한 혈맥의 정체이다. 대장은 수성화물을 거친 수곡의 나머 지에서 진액을 흡수하고 조박을 배출하는 전도지관이다. 대장의 기본병리는 조박 과 습울의 정체이다.

방광은 수습대사의 종착역으로 소변을 저장, 수습배출하는 주도지관이다. 방광 의 기본병리는 수습의 정체이다. 삼초는 수도를 주관하는 결독지관이다. 삼초의 기 본병리 역시 수습의 정체이며 상초에서는 천만하고, 중초에서는 중만하고, 하초에 서는 종만하는 경향을 보인다. 담낭은 기항지부로서 육부 본체의 운동을 촉진시키 고, 육부의 경락과 경근을 소통시키는 역할을 하는 중정지관이다. 담낭의 기본병리 는 담음(痰飮)의 정체와 음허이다.

2) 육부의 기본방제

위장의 기본방은 평위산이다. 소장의 기본방은 궁귀탕, 계지복령환이다. 대장의 기본방은 승기탕류이다. 방광의 기본방은 오령산이다. 삼초의 기본방은 정기천향 탕, 향소산이다. 담낭의 기본방은 소시호탕이다.

육부의 기본방제는 정기천향탕, 향소산, 보생탕, 길경지각탕, 향사평위산, 향사 육군자탕, 향갈탕, 회춘양격산, 곽향정기산, 이진탕, 육군자탕, 정전가미이진탕,

반하사심탕, 생강사심탕, 감초사심탕, 황련탕, 증미이진탕, 평위산, 신출산, 대금음자, 사군자탕, 불환금정기산, 위령탕, 오적산, 승마갈근탕, 승마황련탕, 사위탕, 소시호탕, 시진탕, 시평탕, 갈근해기탕, 사역산, 소요산, 대시호탕, 용담사간탕, 삼백탕, 위령탕, 행습류기산, 진무탕, 대승기탕, 소승기탕, 조위승기탕, 당귀승기탕, 도핵승기탕, 통도산, 황금작약탕, 유령탕, 양격산, 계지복령환, 당귀수산, 도홍사물탕, 증미도적산, 당귀사역가오수유생강탕, 대영전, 오령산, 계마각반탕, 갈근탕, 우공산, 대분청음 등이다.

3. 오장의 생리병리와 기본방제

1) 오장의 생리병리

오장의 병리는 주로 담음(phlegm), 어혈(Blood stagnation)의 정체와 영과 정신기혈의 부족에 의해서 나타난다. 오장은 자체적으로 정신기혈을 생산하는 것이 아니라, 비장이 육부의 운화과정을 통해서 흡수한 영(영양소Nutrients)의 재분배과정을 통해 정신기혈을 공급받는 것이다.

따라서 정신기혈이 부족해지면 병리가 발생한다. 정신기혈이 부족해지는 이유는 여러 가지이다. 기본적으로 타고난 것이 부족한 경우도 있지만, 어혈(瘀血) 담음(痰飲) 등의 정체로 인한 순환장애와 한열조습의 편차에서 발생하는 경우도 많다.

비장은 수곡과 수습의 운화를 책임진다. 따라서 담음에 의한 병리가 가장 많다. 비장의 담음을 유발하는 기본적인 병리는 한열의 편차이다. 비장의 열울은 열담을 유발하며, 비장의 양허는 한담을 유발한다. 간은 혈을 저장하고 승발하는 특성을 지닌다. 따라서 음혈부족, 열울, 어혈로 인한 병증이 빈발한다.

심장은 신(神, Sprit)을 저장하며 군화와 혈맥을 조절한다. 따라서 열울, 양허, 음혈부족, 수기, 어혈, 담음 인한 병증이 빈발한다. 폐는 기(氣, Qi)를 저장하며 숙강지기로 수습대사를 조절한다. 따라서 기허, 담음, 수기, 음허, 열울, 양허로 인한 병증이 빈발한다. 신장은 정(精, Essence)을 저장하며 폐장(閉藏, Closed organ)으로서 음액과 수기를 조절한다. 따라서 정(精) 부족, 담음, 음허, 수기, 열울, 양허로 인한 병증이 빈발한다.

2) 오장의 기본방제

비장의 기본방제는 사군자탕, 대금음자, 이공산, 육군자탕, 이중탕, 부자이중탕, 화위이진전, 반하사심탕, 생강사심탕, 감초사심탕, 황련탕, 이진탕, 과루지실탕, 행습유기산, 마행의감탕, 삼령백출산, 보음익기전, 사령산, 군령탕, 이령탕 등이다.

간의 기본방제는 청간탕, 계지탕, 계지가갈근탕, 계지가작약탕, 쌍화탕, 소건중탕, 당귀작약산, 난간전, 조경종옥탕, 사청환, 세간명목탕, 온청음, 사역산, 소요산, 시호사물탕, 소시호탕, 대시호탕, 사물탕, 보간환, 계지복령환, 당귀수산, 도핵승기탕, 통도산, 통경탕, 귀출파징탕, 궁귀탕, 불수산 등이다.

심장의 기본방제는 계지감초탕, 계지부자탕, 도적산, 황련탕, 자감초탕, 영계출감탕, 영계감조탕, 이열탕, 귀비탕, 사물안신탕, 보령보심탕, 온담탕, 가미온담탕, 성심산, 도홍사물탕, 혈부축어탕 등이다.

심포의 기본방제는 정기천향탕, 향소산, 보생탕, 당귀수산 등이다.

폐의 기본방제는 백호탕, 백호가인삼탕, 마행부자세신탕, 계마각반탕, 마황탕, 당귀보혈탕, 보중익기탕, 인삼양영탕, 귀비탕, 길경지각탕, 소청룡탕, 삼소음, 자음강화탕, 맥문동탕, 생맥산, 생혈윤부음, 마행감석탕, 월비가출탕, 방기황기탕 등이다.

신장의 기본방제는 팔미환, 오자연종환, 청아환, 우차신기환, 오령산, 진무탕, 육미지황탕, 맥미지황탕, 좌귀음, 청리자감탕, 대영전, 청화보음탕, 자신환, 지백지황탕, 사역탕, 팔미지황탕, 우귀음, 삼기음, 축천환 등이다.

3장

방제(方劑) 공부

1. 그동안 방제를 공부해 온 과정

그동안 한약 처방에 대한 임상연구를 하면서 겪은 사항에 대해서 논하고자 한다. 필자는 침 공부와 뜸 공부를 중심으로 한의학을 시작하였으므로 인체를 바라보는 관점이 철저하게 침 치료에 최적화되어 있었다. 임상경험을 통해서 침 치료 효과에 대한 경이로움을 느끼고 나서 더욱 확신을 갖고 있다.

침 치료의 특별한 임상케이스를 들자면, 2015년 봄에 코마에 빠진 환자를 기회가 되어 침 치료를 해서 5분 만에 의식을 회복시키기도 했다. 이러한 확신을 임상에 적용시키면서 객관화된 진단을 정립하고자 많은 서적과 임상적용을 통해서 점진적으로 확립해 왔다.

한약 처방 임상을 위해서는 약재 구매부터 탕전, 환제, 산제(가루약) 그리고 경옥고처럼 만드는 고(膏)약까지 직접 제조를 해 오고 있다. 한약 처방에 대한 약효를 위해 한약재의 신선도를 중요하게 생각했기에 생산년도와 본초학에서 설명된 본초의 기원을 토대로 약재 구매 과정에서는 항상 GMP공정을 통해 판매하는 업체의 한약재만을 고집해 오고 있다. 약재의 좋은 신선도와 본초기원에 맞는 약재를 사용하여 만든 한약은 약효가 분명히 차이가 있다는 것을 임상을 통해 확실하게 알 수 있었다.

이러한 임상과정을 거치면서 고방과 후세방에서 명시된 방제에 대한 궁금점이 점점 생기게 되었다. 해당방제를 만든 분들의 약재배합에 대한 것이었다. 즉, "어떤 방의를 가지고 약물을 구성했을까?" 하는 궁금증이었다. 그리고 그러한 방의를 깨닫게 된다면 나 또한 얼마든지 새로운 방제를 만들 수 있을 것이라는 기대감이 생기게 되었다.

그러한 부분을 파악하기 위해 방제 카테고리(Formula Categories)별로 공통된 약재를 엑셀파일로 정리해서 찾는 시도도 해 봤지만 감은 잡히나 명확하지는 않았다. 본초의 약성을 명확히 파악하는 것과 고방 및 후세방의 방의를 알아내는 도전은 끊임없었다. 그러한 와중에 총통침법을 익히고 또한 임상연구 단계에 있는 총통방제학을 공부하면서 그동안 한약 처방을 직접 임상하면서 풀리지 않던 고방과 후세방들의 방의를 파악할 수 있게 되었다.

그 이후로 추가 5년 동안 한약 처방 임상을 거듭해 오면서 총통방제의 접근 방법이 논리적이고 근거 중심의 임상적인 방법임을 확신하게 되었다. 정확한 한약 처방을 위해서는 침 처방 진단과 동일한 진단법으로 접근하는 것이 필요했다. 한의학 진단이론에 기초한 변증구인(辨證求因)으로 병리를 파악하기 위해 장부변증과 사진합참(四診合參)을 통한 진단 방법으로 보다 끊임없는 탐구와 많은 임상을 통해 관련 공부를 지속해 왔다.

한의진단학에서 기본원칙인 사진합참(四診合參)에서 맥진에 대한 객관성을 위해 맥진기를 임상에 도입했고, 지금까지1,000여 명이 넘는 환자의 임상 맥진 결과서를 6년 동안 한약 처방과 침 처방 임상에 적용해 오고 있다. 맥진기 사용은 총통진단법에서 중요성을 두고 있지 않는 맥진을 활용하여 보다 정확한 진단을 위함이다.

오장육부의 경락과 경혈을 중심으로 인체의 생리병리를 해석하는 방식을 사용한 장부변증 진단 방법과 맥진기를 활용한 객관적인 맥진법을 합하여 한의학 진단이론의 기본원칙인 사진합참을 반영한 변증구인으로 진단법을 지속적으로 임상에 적용해 오고 있다.

다음은 총통방제학의 접근법을 고안한 이치웅 박사의 이야기이다.

"총통침법에서 중요시하는 장부생리와 경락의 이론들이 생리학, 병리학, 침구학에는 쉽게 적용되었으나 방제학에는 잘 적용되지 않았고, 고방과 후세방을 접근하는 방법이 상당히 달랐다. 고방은 『상한론』과 『금궤요략』에 수록되어 있는 처방들로서 처방 구성이 비교적 간단하고 깔끔한 장점이 있다. 또한 전통 상한론에 근거한 방식이 접근하기에 수월하였다.

후세방은 『방약합편』, 『동의보감』, 『경악전서』, 『의학입문』 등의 의서에 수록되어 있는 처방들 중에서 임상에 자주 사용되는 처방들을 위주로 공부하게 되었다. 일단은 후세방은 고방에 비해서 처방을 구성하는 본초의 종류가 너무 많아서 해석이 어려운 경우가 상당히 많았다. 또한 설명이 처방을 사용하는 병리상황에 초점이 맞추어져 있는 것이 아니라 대개는 병증들에 초점이 맞추어져 있는 경우가 많아서 이해하기가 쉽지 않았다. 하지만 처방 구성도 간단하고 방의를 쉽게 파악할 수 있는 좋은 처방들도 많이 있다는 것도 인정해야 했다.

이렇게 본초와 고방, 후세방 등을 공부해서 그동안 배워 온 『상한론』과 『금궤요략』의 고방들과 방약합편의 후세방을 되돌아 보면서 방제 하나하나의 구성약물의 의도를 파악할 수가 있게 되었다. 총통방제에서 추구하는 방향은 결국 침 치료를 할 때에 사용하는 인체의 생리병리 상황을 한약 치료를 할 때에도 그대로 사용하는 것이었다. 침 치료를 하든지, 한약 치료를 하든지 동일한 인체에 대한 이해를 통해 병리를 파악하고 치료를 한다는 점에서는 같은 것인데, 침 치료의 이론과 한약 치료의 이론을 다르게 사용해야 한다는 것을 인정하기 어려웠다.

총통방제 접근 과정에서 기본적인 본초와 방제의 기본방들을 외우고 이해하는 공부를 하면서 총통침법에 사용하는 침 처방의 원리와 같은 방의를 가지는 한약 처방들을 찾아내었다. 한약에 대한 공부를 계속해 보니 침 공부를 하는 것과 약간의 차이는 있으나 크게 다르지는 않았다. 침 치료를 잘하기 위해서 경혈을 공부해야 하는 것처럼 한약 치료를 잘하려면 본초를 공부해야 하고, 효과가 있는 경혈을 조합하여 침 처방을 사용하듯이 적합한 본초를 배합하여 방제를 사용하는 방법을 익히는 것은 비슷하였다.

또한 경혈을 공부하면서 12경락에 포진되어 있는 수많은 경혈 중에서 임상에서 유효한 경혈을 선별해야 하는 것처럼, 본초 또한 임상에서 빈용되는 방제들을 공부하면서 실제로 많이 사용되는 본초를 잘 이해하는 것이 중요했다. 그리고 반드시 방제를 기본으로 본초를 공부해야 방제와 본초를 둘 다 잘 이해할 수 있다.

이런 방식으로 총통침법과 같은 연장선상에서 이해할 수 있는 방제들을 하나둘씩 파악해서 정리된 것이 총통방제다. 그런 방식으로 12장부에 대하여 사용하는 침 처방과 비슷한 방의를 가진 방제들을 나름대로 구색을 갖추어 정리하였다."

이런 방식으로 정리한 내용의 방제 몇 가지를 침 처방과 연관 지어 생각해 보면 다음과 같다. 예를 들어서 간음(肝陰)을 보충하여 근육의 피로를 풀어 주는 쌍화탕이 『방약합편』에서 어떻게 해설되어 있는지 보자.

쌍화탕은 상통 31번에 있는 처방으로, 한의사라면 누구나 근육 피로를 풀기 위해서 사용하는 한약이 쌍화탕이라는 것을 모르지 않을 것이다. 쌍화탕의 설명을 보면 '심신과 체력이 모두 피로하고 기혈이 모두 상하거나, 성교를 한 후 일을 많이 하거나, 일을 많이 한 후 성교를 하거나, 큰 병을 앓은 후 허로가 되거나, 기가 허하여 자한이 있는 증상을 치료한다.'라고 되어 있다.

기혈이 모두 손상된 것을 치료하는데, 성생활 후 무리를 했거나 무리한 다음 성생활을 지나치게 하여 큰 병에 이르러 기가 고갈되고 진땀을 흘리는 데 사용한다고 되어 있다. 도대체 이 설명을 읽고 어떻게 장부병리에 대해서 알 수 있는지가 정말 의문이다. 어떤 때 사용하라는 것인지는 대강 알겠는데 어떻게 사용해야 하는지 모르겠다.

쌍화탕은 [백작약 10 숙지황 당귀 황기 천궁 4 계피 생강 대조 감초 3]으로 구성되어 있는 처방이다. 이 처방을 이해하기 위해서는 계지탕, 계지가황기탕, 황기건중탕, 소건중탕, 사물탕 등을 이해해야 한다. 영위(營衛)를 조화시키는 계지탕에서 백작약이 군약으로 쓰이게 되면 건중탕이 되며, 이는 복부의 근육을 풀어 주기 위한 처방이다.

여기에 교이를 대량으로 넣으면 소아질환에 흔히 사용되는 소건중탕이 되는 것이다. 교이 대신에 혈을 보충하는 사물지제를 넣으면 백작약을 군약으로 간음을 보충하는 계열의 처방이 된다. 또한 황기가 추가되어 계지가황기탕, 황기건중탕의 개념으로 기허로 인한 자한(自汗)을 치료하는 것이다.

이런 의미로 보면 영위를 조화시키는 계지탕이 확장 해석되어 황기가 추가돼 위기(衛氣)를 강화하여 기허자한(氣虛自汗)을 부분적으로 해결하고, 백작약을 군약으로 하는 사물탕이 영혈(營血) 중에서 간음을 보충해 근육을 영향하여 긴장을 풀어주니 기혈이 모두 상했을 때에 사용한다고 할 수도 있기는 하다.

이를 침 처방으로 바꾸어 이야기한다면 간음을 보충하는 [백작약 10 당귀 숙지황 천궁 4 감초 대조 3]은 [곡천 음곡+][LV8 KD10+]와 비슷하다. 또한 위기를 촉발시켜서 표양(表陽)을 보충하고 외감(外感)을 발산시키는 [황기 4 계지 생강 3]은 [중봉 경거-][LV4 LU8-]와 비슷하다고 볼 수 있다.

따라서 쌍화탕을 사용하는 경우에 외감의 증상이 없으면서 체열이 높은 사람에게는 [황기 4 계지 생강 3]의 조합은 필요가 없으며 상황에 따라서 [치자 황련 황금 황백 4] 정도를 열울(熱鬱)을 해소하기 위하여 사용할 수도 있다. 이 처방은 임상가에서 쌍화탕과 황련해독탕을 합방하여 쌍독탕이라고 부르는 처방과 유사하며, 간음부족과 열울을 해결하기 위한 처방이다. 이런 식으로 병리를 해결하기 위한 본초군을 나누어 보는 눈을 기르면 상황에 따라 적절한 합방과 가감이 가능하다. 어렵지않고 간단하다.

또 다른 예로 이중탕을 살펴보자. 이중탕은 상통 6번에 나오는 처방으로 "태음병으로 배가 아프고 설사를 하며 갈증이 없는 경우를 치료한다."라고 표현되어 있다. 처방 구성은 [인삼 백출 건강 8 감초 4]로 이루어져 있다. 태음복통이라는 힌트가 비장의 병이라는 것을 시사하고는 있지만 자세한 병리를 설명하지는 않고 있다.

상한론의 태음병을 치료하는 처방이지만, 처방 구성을 보면 쉽게 비양을 보충하는 처방임을 알 수 있다. 또한 설사를 하는데 갈증이 없다는 것은 비음허의 상황까지는 진행되지 않았다는 것을 알 수 있다. 인삼, 백출, 감초는 비기를 보충하는 대표적인 본초이며 여기에 비양을 추동하는 건강이 배합되었으니 비양허에 사용되는 대표방제라는 것을 쉽게 알 수 있다. 총통침법의 처방으로는 [대도 소부+][SP2 HT8+]에 해당된다고 볼 수 있다.

만약 이 사람이 비양허로 인한 설사가 계속되어 입이 마르고 갈증을 호소하며 비음부족의 증상을 호소한다면, 비음을 보충하는 본초들이 추가되어야 할 것이다. 예를 들자면 비음부족의 정도에 따라 산약과 (자)감초를 군신(君臣)약 혹은 신좌사(臣佐使)약으로 추가하여 사용할 수 있다. [산약 12 인삼 백출 감초 건강 8] 혹은 [인삼 백출 건강 산약 8 감초 6] 정도의 처방이 가능하다. 침 처방으로 생각하자면 [대도 소부+/음릉천 음곡+][SP2 HT8+/SP9 KD10+]와 비슷한 처방이 된다.

이런 방식으로 장부의 병리를 해결하는 총통침법의 침 처방과 비슷한 방의를 가지는 한약 처방을 대입시키는 방법으로 임상을 계속하면 된다.

2. 방제 공부의 시작

이런 방법으로 이론적인 공부를 통하여 나름대로의 정리를 하였으나 문제는 임상에서의 유효성이었다. 침 공부의 경우에는 처음에 입문할 때부터 임상의 현장에서 시작하였으며, 공부하면서 깨달은 부분들을 본인 스스로에게 시침하거나 주변 사람들에게 시침하여 그 효과를 바로바로 확인하는 작업을 계속하였다. 아마 모든 한의사들이 이러한 방식을 통해서 임상을 할 것이다. 그래서 실제적인 검증을 즉각적으로 확인하면서 실력을 쌓아 갈 수 있었지만, 한약 공부는 그렇지가 못했다.

한약 처방의 검증은 실제 임상을 통해서 확인하는 방법밖에는 없었다. 필자가 클리닉을 할 당시에는 이미 총통침법의 내용의 정리와 이론적인 부분과 효과에 대한 검증은 어느 정도 이루어진 상태였다. [총통침법-중급편]의 숙독과 강의를 수강한 후 수년 동안 임상적인 검증도 이루어진 상황이었다.

총통방제 또한 수강 후 5년에 걸쳐 임상에서 총통방제 진단과 맥진을 바탕으로 처방들을 하나씩 응용해 보면서 검증을 시작하였다. 대부분의 한의사들은 스스로 개업을 해서 하나씩 자신의 터전과 입지를 일구어 가야 한다. 당연히 진료는 침 치료를 기본으로 시작하게 되며, 처음 개업한 한의사에게 한약을 선뜻 지어 먹을 환자는 거의 없는 것이 현실이다. 따라서 처음부터 한약을 권하기보다는 침 치료를 위주로 효과를 보여 주고, 환자가 원하는 경우에 한약 처방을 하는 식으로 진료를 했다.

다만 침 치료에 최선을 다해서 효과를 보여 주면 환자가 자연스럽게 한약을 원하게 되고, 그때에 한약을 사용하여 검증을 하는 것이 순리에 맞다고 생각하였다. 이러한 방식이 내게는 고착화되어 모든 진단을 하고 나서 환자에게 치료 플랜에 대해 침 치료법, 뜸 치료법, 한약 치료법을 설명한 다음, 침 치료 후 환자가 한약 처방을 원하면 응대한다. 이처럼 한약 처방을 우선적으로 권하지 않고 관심을 보일 때만 한약 처방을 한다.

앞서 언급했듯이 2015년도에 오렌지카운티(Orange County)에 있는 특정 대형병원에서 뇌졸중(Stroke) 초기 증세로 카테터(catheter) 삽입술 진료를 받다가 코마에 빠져 두개골 절제수술까지 했으나 식물인간 판정으로 의료보험사에서 승인까진 난 환자를 우여곡절(迂餘曲折) 끝에 해당 중환자(ICU)실에 왕진해서 침 치료로 5분 만에 의식을 깨웠던 사례가 회자되면서 환자들이 늘어났다. 그렇게 진료를 하다 보니 점차적으로 환자가 증가되고, 그에 따라 자연스럽게 한약을 사용할 기회가 더 많아지게 되었다.

동일한 사진합참 진단으로 침 처방에 맞게 한약 처방을 실제로 사용하였을 때에 처방 효과가 상당히 좋았다. 한약 치료는 환자의 입장에서 볼 때 침 치료에 비해 많은 비용이 들기 때문에 한약 복용 후의 피드백을 항상 확인하였고, 좋은 피드백이 주를 이루었기에 좀 더 방제 처방에 대한 임상적인 확신을 할 수 있었다.

침 치료의 보조수단으로 확신을 갖고 그동안 뜸 처방을 사용해 온 것과 더불어서 한약 처방이 임상을 통해서 다년간 검증되니 핵심적인 치료 수단이 되었다. 한약 처방을 사용해 보니 침 치료로 어려운 질환을 좀 더 수월하게 치료할 수 있는 경우도 있었고, 시간적인 관계로 침 치료를 받을 수 없는 환자도 한약 치료만으로도 잘 낫게 되었다.

단순한 한약 처방은 탕약 위주로만 임상을 한 것이 아니라, 발효 숙성 과정을 거친 한약물의 효과와 고방과 후세방의 방법대로만 적용한 한약 처방과의 효과를 검증도 하면서 보다 우수한 방제 처방 방법을 찾고자 다양한 한약 제조 과정을 통해 임상에 적용해 오고 있다.

침 처방과 한약 처방은 수단이 다르기 때문에 세부적인 부분의 활용에 있어서는 조금의 차이는 있을 수 있지만 인체의 병리를 치료한다는 점에서는 분명 같은 원리로 사용할 수 있다고 생각한다. 물론 절대적인 정답은 존재하기 어렵지만, 방의(方意)가 같다면 유효한 좋은 효과를 낼 수 있는 모범 답안은 여러 개 존재할 수 있다고 생각한다.

이런 부분들은 많은 한의사들의 임상경험을 참고하면서 같이 공부하다 보면 좀 더 좋은 방향의 모범 답안들이 많이 모여서 정답에 가까운 처방이 확립될 것이라고 생각한다. 앞으로 침뜸(Acupuncture Moxibustion) 치료와 한약(Eastern Medicine) 치료를 모두 잘할 수 있는 한의사가 되기를 소망하며 Good to Great Doctor가 되도록 임상연구에 매진하고자 한다.

4장

오장육부 처방에 대한
기본적인 개론

1. 고방과 후세방의 중요한 오장육부 기본방제 및 장부처방

1) 간장(肝臟)

[곡천 음곡+]

- 간음허방: 작약 16 구기자 12 숙지황 당귀 8 천궁 6 강활 방풍 감초 4 / 갈근 모과

- 계지탕: 계지 작약 생강 대조 6 감초 4

- 계지가작약탕: 작약 12 계지 생강 대조 6 감초 4

- 계지가갈근탕: 갈근 12 계지 작약 생강 대조 6 감초 4

- 갈근탕: 갈근 12 마황 생강 대조 6 계지 작약 감초 4

- 쌍화탕: 작약 10 숙지황 당귀 천궁 황기 6 육계 생강 대조 감초 3

- 청간탕: 작약 12 당귀 천궁 8 시호 6 치자 목단피 4

- 소건중탕: 교이 40 백작약 20 계지 12 감초 4 생강 5쪽 대조 4개 / 교이 40 백작약 12 계지 생강 대조 감초 6

[곡천 음곡-]

- 간수기방: 작약 12 백출 복령 택사 8 숙지황 당귀 6 천궁 강활 방풍 4

– 당귀작약산: 작약 12 백출 복령 택사 8 당귀 천궁 6

[태충 태백+]

– 간혈허방: 작약 12 숙지황 당귀 8 천궁 6 강활 방풍 감초 4

– 사물탕: 작약 숙지황 당귀 천궁 5

– 보간환: 작약 숙지황 당귀 천궁 강활 방풍 4

[태충 태백−]

– 간어혈방: 적작약 12 도인 목단피 당귀 천궁 8 계지 복령 6 소목 홍화 삼릉 봉출 현호색 4 / 대황 망초 후박 지실 지각 4~8

– 당귀수산: 당귀미 6 적작약 오약 향부자 소목 4 도인 홍화 3 계지 감초 2

– 불수산: 당귀 24 천궁 16

– 궁귀탕: 당귀 천궁 20

– 계지복령환: 적작약 도인 목단피 계지 복령 6

– 통도산: 당귀 대황 망초 6 후박 지실 지각 진피 목통 소목 홍화 감초 4

– 통경탕: 건지황 작약 당귀 천궁 대황 황금 후박 지실 지각 육계 소목 홍화 3

– 귀출파징탕: 향부자 6 백작약 적작약 삼릉 봉출 당귀미 청피 4 오약 3 관계 소목 홍화 2

– 도핵승기탕: ① 도인 10 대황 망초 8 계지 감초 6
　　　　　　　② 대황 12 계심 망초 8 감초 4 도인 10매(4)

[행간 소부/노궁+]

– 간양허방: ① 계지 마황 생강 세신 6~12(表양허)
　　　　　　② 건강 부자 육계 4~8(裏양허)
　　　　　　③ 소회향 오수유 6~8

– 난간전: 구기자 12 당귀 8~12 오약 소회향 복령 8 육계 4~8 목향 감초 4

[행간 소부/노궁-]

- 간열울방: 시호 황금 4~12 황련 치자 2~8 대황 황금 4~8 목단피 감국 4~8
  지골피 8 청상자 결명자 박하 2~4

- 소시호탕: ① 시호 반하 12 황금 인삼 생강 대조 감초 6

  ② 시호 12 황금 8 반하 인삼 생강 4 대조 감초 2

- 대시호탕: ① 시호 16 황금 작약 10 대황 8 지실 6 반하 4

  ② 시호 12 반하 8 황금 작약 대조 6 지실 생강 4 대황 2~4

- 소요산: ① 시호 당귀 작약 백출 복령 맥문동 4 박하 감초 2

  ② 시호 당귀 작약 백출 복령 6 건강 박하 감초 2

- 사역산: 시호 작약 지실 감초 8

- 사청환: 당귀 천궁 용담초 치자 대황 강활 방풍 4

- 세간명목탕: 생지황 적작약 당귀미 천궁 황금 황련 치자 석교 연교 형개 강활
  방풍 감국 길경 결명자 백질려 만형자 박하 감초 2

- 시호사물탕: 시호 생지황 8 당귀 작약 천궁 황금 4 반하 인삼 감초 2

- 온청음(해독사물탕): 생지황 당귀 8 작약 천궁 황금 6 황련 황백 치자 4

- 황련해독탕: 황금 황련 황백 치자 5

2) 심장-심포(心臟-心包)

[소충/중충 대돈+]

- 심기허방: 계지 12 부자 생강 8 감초 6

- 계지감초탕: 계지 16 감초 8

- 계지부자탕: 계지 8 생강 대조 6 감초 4 부자 2

[소충/중충 대돈-]

- 심기울체방: ① 황금 황련 치자 연교 4~8

  ② 계지 12 황련 8 감초 6 치자 4

− 도적산: 생지황 목통 감초 죽엽 4(등심 1단)

− 황련탕: 생지황 당귀 작약 황련 치자 맥문동 4 서각 박하 감초 2

[소해/곡택 음곡+]

− 심음허방: ① 생지황 24~32 맥문동 12 대조 8 자감초 6

　　　　　　② 건지황 16 대조 12 맥문동 8 자감초 6

− 자감초탕: 생지황 32(건지황 8) 맥문동 대조 10 자감초 마자인 8 계지 생강 6
　　인삼 아교 4

[소해/곡택 음곡−]

− 심수기방: ① 적복령 18 계지 12 백출 택사 8 감초 6

　　　　　　② 적복령 12 계지 8 백출 택사 저령 6

− 영계출감탕: 적복령 12 계지 8 백출 6 감초 4

− 영계감조탕: 적복령 16 계지 대조 8 감초 4

[신문 태백+]

− 심혈허방: ① 용안육 12 당귀 산조인 8 복신 6 숙지황 작약 천궁 4

　　　　　　② 용안육 당귀 12 산조인 복신 8

− 귀비탕: 용안육 산조인 당귀 복신 황기 인삼 백출 원지 4 생강 대조 3 목향 2
　　감초 1.2

− 사물안신탕: 숙지황 생지황 당귀 작약 인삼 백출 복신 맥문동 산조인 황련 치
　　자 죽여 2.8

− 복령보심탕: 백작약 8 숙지황 6 당귀 5 천궁 인삼 전호 반하 복령 2.8 갈근 소
　　엽 지각 진피 길경 감초 2

[신문 태백−]

- 심담음방: 반하 8 진피 복령 6 원지 석창포 죽여 지실 4
- 심어혈방: 단삼 12 도인 8 생지황 당귀 작약 천궁 6 홍화 4 / 목단피 4
- 온담탕: 반하 진피 복령 지실 8 죽여 4 감초 2
- 가미온담탕: 향부자 9.6 귤홍 4.8 반하 지실 죽여 3.2 복령 시호 인삼 맥문동 길경 3.2 감초 1.6
- 성심산: 맥문동 인삼 오미자 생지황 복신 원지 석창포 각등분
- 혈부축어탕: 도인 16 우슬 홍화 생지황 당귀 12 작약 지각 8 천궁 시호 길경 6 감초 4
- 도홍사물탕: 도인 생지황 당귀 8 작약 천궁 홍화 4

[내관 공손−]

- 심포담음방: 향부자 8 오약 진피 6 생강 소엽 감초 4
- 심포어혈방: 단삼 12 향부자 8 오약 진피 6 당귀미 천궁 소목 홍화 4
- 정기천향탕: 향부자 12 오약 진피 소엽 4 건강 감초 2
- 보생탕: 향부자 오약 진피 백출 8 인삼 생강 감초 4
- 향소산: 향부자 소엽 8 창출 6 진피 4 생강 감초 2
- 당귀수산: 당귀미 6 적작약 오약 향부자 소목 4 도인 홍화 3 계지 감초 2

3) 비장(脾臟)

[대도 소부/노궁+]

- 비양허방: ① 건강 6~12 인삼 백출 반하 8 진피 복령 6 감초 4
            ② 반하 8 진피 복령 인삼 백출 건강 6 부자 감초 4
- 이중탕: 인삼 백출 건강 8 감초 4
- 부자이중탕: 인삼 백출 건강 부자 감초 4
- 화위이진전: 건강 8 반하 진피 복령 6 감초 3 사인 2

– 육군자탕: 백출 반하 6 인삼 진피 복령 4 감초 2

[대도 소부/노궁–]

– 비열울방: ① 반하 6~12 황금 6~8 인삼 생강 대조 감초 6 황련 2~8

               ② 반하 8 진피 복령 황금 6 황련 감초 4

– 반하사심탕: 반하 12 건강 황금 인삼 생강 대조 감초 6 황련 2

– 황련탕: 황련 8 인삼 6 반하 5 건강 계지 생강 대조 4 감초 2

[음릉천 음곡+]

– 비음허방: ① 산약 12 인삼 백출 감초 8

               ② 산약 12 연육 대조 맥문동 감초 8 인삼 백출 6

               ③ 산약 12 연육 감초 8 반하 진피 인삼 백출 6 생강 대조 4

– 감초사심탕: 반하 12 감초 8 건강 황금 인삼 대조 6 황련 2

– 삼령백출산: 산약 인삼 백출 복령 감초 12 연육 의이인 길경 백편두 사인 6

– 보음익기전: 숙지황 12~80 인삼 산약 8 당귀 진피 감초 4 시호 4~8 승마

   1.2~2

[음릉천 음곡–]

– 비수기방: ① 백출 12 택사 복령 8 저령 6

               ② 백출 12 택사 복령 8 반하 진피 6 생강 감초 4

– 사령산: 택사 10 백출 복령 저령 6

– 이령탕: 택사 10 인삼 백출 건강 8 복령 저령 6 계지 감초 4

– 군령탕: 택사 10 인삼 백출 복령 저령 감초 6 계지 4

[상구 경거–]

– 비담음방: ① 의이인 20 복령 8 진피 백출 6 생강 감초 4

               ② 의이인 20 반하 8 진피 복령 6 생강 감초 4

③ 의이인 12 반하 8 진피 복령 길경 백지 6 생강 대조 감초 4

- 마행의감탕: 의이인 20 마황 8 행인 6 감초 4
- 이진탕: 반하 8 진피 복령 6 생강 대조 감초 4
- 행습유기산: 의이인 20 복령 15 창출 강활 방풍 천오 10
- 과루지실탕: 과루 길경 패모 지실 진피 복령 황금 치자 4 당귀 2.4 사인 목향 2
  감초 1.2

[은백 대돈+]

- 비기허방: 인삼 백출 복령 감초 8
- 사군자탕: 인삼 백출 복령 감초 5

[은백 대돈−]

- 비기울체방: 진피 12 인삼 백출 복령 감초 6(+ 산사 신곡 사인 맥아 2~4)
- 대금음자: 진피 12 창출 후박 생강 감초 8
- 이공산: 진피 8 인삼 백출 복령 감초 5

4) 폐장(肺臟)

[태연 태백+]

- 폐기허방: ① 황기 16 인삼 백출 감초 8 숙지황 당귀 작약 6

　　　　　　② 황기 16 인삼 백출 감초 산약 사삼 8

　　　　　　③ 황기 16 산약 사삼 맥문동 감초 8 인삼 오미자 4

- 보중익기탕: ① 황기 6 인삼 백출 감초 4 당귀 진피 2 시호 승마 1.2

　　　　　　② 황기 8 인삼 백출 당귀 진피 6 생강 대조 감초 4 시호 승마 2

- 당귀보혈탕: 황기 20 당귀 8(5:2)
- 인삼양영탕: 작약 8 황기 인삼 백출 감초 육계 진피 4 숙지황 오미자 방풍 생강
  대조 3 원지 2

– 귀비탕: 황기 인삼 백출 용안육 산조인 당귀 복신 원지 3 생강 대조 3 목향 2 감초 1.2

[태연 태백–]

– 폐담음방: ① 길경 지각 8

② 백지 반하(이진탕) 창출(평위산) 6~10

③ 패모 천화분 사삼 8~12

– 길경지각탕: 길경 지각8 감초4

– 소청룡탕(寒痰): ① 반하 마황 작약 오미자 8 건강 계지 세신 감초 4

② 반하10 마황 계지 작약 건강 세신 오미자 감초 4

– 삼소음: 인삼 전호 갈근 소엽 반하 복령 4 진피 지각 길경 감초 2

[어제 소부/노궁–]

– 폐열울방: 석고 20~30 지모 8~12 황금 산약 6 감초 4

– 백호탕: 석고 20 지모 8 감초 2.8 갱미반합 / 석고 30 갱미 16 지모 10 감초 4

– 백호가인삼탕: ① 석고 20 지모 8 인삼 4 감초 2.8 갱미반

② 석고 30 갱미16 지모 10 인삼 감초 4

[어제 소부/노궁+]

– 폐양허방: ① 계지 마황 생강 세신 4~8

② 건강 부자 육계 2~8

– 마황탕: 마황 행인 6 계지 감초 4

– 계마각반탕: ① 계지 6 마황 행인 작약 생강 대조 감초 4

② 마황 6 계지 행인 작약 4 생강 대조 감초 3

– 마황부자세신탕: 마황 8 세신 6 부자 2

[척택 음곡+]

– 폐음허방: ① 맥문동 천문동 산약 사삼 오미자 4~12

② 숙지황 건지황 생지황 당귀 작약 4~6

③ 지모 지골피 6

– 자음강화탕: 백작약 5.2 당귀 4.8 숙지황 맥문동 백출 4 생지황 3.2 진피 2.8 지모 황백 생강 대조 감초 2

– 맥문동탕: 맥문동 15 반하 갱미 10 대조 6 인삼 감초 4

– 생맥산: 맥문동 8 인삼 오미자 4

– 생혈윤부음: 천문동 6 맥문동 숙지황 생지황 당귀 황기 4 황금 천화분 도인 2 승마 0.8 홍화 0.4 오미자 9립

[척택 음곡–]

– 폐역기방: 석고 20 마황 행인 8 상백피 6 자완 관동화 감초 4

– 폐수기방: 석고 20 마황 15 백출 택사 복령 6~8 생강 6 감초 4

– 마행감석탕: 석고 20 마황 행인 8 감초 4

– 대청룡탕: 석고 24 마황 16 행인 10 생강 6 계지 대조 감초 4

– 월비가출탕: 석고 16 마황 12 백출 대조 8 생강 6 감초 4

– 방기황기탕: 황기 10 방기 8 백출 대조 생강 6 감초 4

5) 신장(腎臟)

[태계 태백+]

– 신정허방: 두충 12 녹용 8 숙지황 산약 산수유 구기자 6 토사자 복분자 오미자 호도육 4

– 오자연종환: 구기자 360 파고지 280 복분자 200 차전자 120 오미자 40

– 청아환: 두충 파고지 160 호도육 30매

[태계 태백−]

– 신담음방: ① 녹각 12 우슬 8(창출 후박 진피 6 / 택사 백출 복령 6 / 반하 진피
복령 6 / 적작약 도인 목단피 복령 두충 6) 숙지황 산약 산수유
구기자 독활 방풍 4

② 의이인 녹각 12 우슬 8 백출 복령 택사 두충 6 숙지황 산약 산수
유 구기자 대황 후박 지실 4

– 팔미환: 숙지황 복령 40 산약 산수유 20 목단피 택사 12 육계 8 부자 4

[부류 경거+]

– 신음허방: ① 숙지황/백하수오 16 산약 산수유 구기자 8

② 생지황 32(건지황16) 산약 산수유 구기자 8

– 육미지황탕: 숙지황 16 산약 산수유 8 목단피 복령 택사 6

– 맥미지황탕: 숙지황 16 산약 산수유 맥문동 오미자 8 목단피 복령 택사 6

– 대영전: 숙지황12~28 당귀 20 구기자 두충 8 우슬 6 육계 감초 4~8

– 좌귀음: 숙지황 12~80 산약 산수유 구기자 8 복령 6 감초 4

– 청리자감탕: 숙지황 생지황 산약 산수유 당귀 작약 백출 복령 맥문동 천문동
2.8 지모 황백 목단피 택사 감초 2

– 청화보음탕(인후통): 현삼 8 숙지황 작약 4 당귀 천궁 지모 황백 천화분 감초3

[부류 경거−]

– 신수기방: 택사 12 백출 복령 저령 8 우슬 차전자 6 숙지황 산약 산수유 두충
부자 육계 4

– 오령산: 택사 10 백출 복령 저령 6 육계 2

– 우차신기환: 숙지황 16 산약 산수유 8 우슬 차전자 목단피 택사 복령 6 부자 육
계 2

– 진무탕: 백작약 부자 복령 12 백출 8 생강 6

[연곡 소부/노궁+]

- 신양허방: ① 부자 육계 두충 12 녹용 8 숙지황 산약 산수유 구기자 6

　　　　　　② 두충16 녹용 계지 마황 생강 세신 부자 8 숙지황 산약 산수유 구기자 6

- 팔미지황탕: 숙지황 16 산약 산수유 8 목단피 복령 택사 6 부자 육계 2
- 우귀음: 숙지황 8~20 산약 구기자 두충 8 산수유 부자 육계 감초 4
- 진무탕: 부자 복령 백작약 12 백출 8 생강 6
- 사역탕: 감초 12 건강 부자 10
- 삼기음: 숙지황 12 구기자 당귀 작약 두충 우슬 부자 육계 생강 세신 백지 복령 감초 4

[연곡 소부/노궁-]

- 신열울방: ① 지모 황백 12 목단피 8 건지황 산약 산수유 구기자 복령 택사 6

　　　　　　② 생지황 24 지모 황백 목단피 8 산약 산수유 구기자 복령 택사 6

- 지백지황탕: 숙지황 16 사약 산수유 지모 황백 8 목단피 복령 택사 6
- 자신환: 지모 황백 40 육계 2

[용천 대돈+]

- 신기허방: 독활 강활 방풍 오약 익지인 부자 육계 6
- 축천환: 오약 익지인 각등분

[용천 대돈-]

- 신기울체방: 독활 강활 방풍 지모 황백 목단피 택사 4

6) 심포-삼초(心包-三焦)

[내관 공손-]

- 심포담음방: 향부자 8 오약 진피 6 생강 소엽 4 감초 2
- 심포어혈방: 단삼 12 향부자 오약 8 당귀미 천궁 소목 홍화 도인 4

[내관 공손-][중충 대돈-]
- 심포열담방: 향부자 12 진피 소엽 8 박하 치자 생감초 4 황련 2

[내관 공손-][중충 대돈+]
- 심포한담방: 향부자 12 오약 진피 소엽 8 건강 감초 4

[관충 상양-][중저 임읍+]
- 삼초피모소통 경근소통방: 향부자 백작약 8 소엽 갈근 계지 6 강활 독활 방풍 감초 2

[관충 상양-][천정 삼리-]
- 삼초피모소통수습배출방: 향부자 창출 8 소엽 진피 후박 생강 택사 백출 복령6 감초 총백 2
- 향소산: 향부자 소엽 8 창출 6 진피 4 생강 감초 2
- 보생탕: 향부자 오약 진피 백출 8 인삼 생강 소엽 4
- 궁지향소산: 향부자 소엽 8 창출 6 천궁 백지 진피 생강 4 감초 2
- 정기천향탕: 향부자 12 오약 진피 소엽 4 건강 감초 2
- 길경지각탕: 길경 지각 8 생강 감초 4
- 곽향정기산: 곽향 6 소엽 4 백출 반하 진피 복령 후박 대복피 길경 백지 감초2
- 당귀수산: 당귀미 6 적작약 오약 향부자 소목 4 도인 홍화 3 계지 감초 2
- 향갈탕: 향부자 소엽 창출 진피 갈근 승마 백작약 4 천궁 백지 감초 2
- 향사육군자탕: 향부자 백출 반하 진피 복령 후박 백두구 4 인삼 익지인 사인 목향 감초 2

- 향사평위산: 창출 8 향부자 진피 4 곽향 지실 3.2 후박 사인 2.8 목향 감초 2
- 회춘양격산: 연교 4.8 생지황 당귀 작약 황금 황련 치자 길경 지각 박하 감초 2.8

7) 위장(胃腸)

[함곡 임읍±]

- 위식적방: 창출 8 후박 진피 6 생강 대조 감초 4 + 산사 신곡 맥아 사인 2~4
- 경근경락소통방: 창출 8 후박 진피 6 생강 대조 감초 천궁 백지 4

[함곡 임읍±][여태 상양-]

- 위식적+습울방: 창출 8 후박 진피 택사 백출 복령 6 생강 대조 감초 4
- 위식적+외감방: 창출 12 후박 진피 계지 마황 생강 대조 감초 6 천궁 백지 4

[함곡 임읍±][해계 양곡/지구-]

- 위식적+열울방: 석고 20 승마 창출 8 후박 진피 6 생강 대조 감초 4 + 황금 황련 황백 치자 4

[함곡 임읍±][해계 양곡/지구+]

- 위식적+한증(寒症)방: 창출 8 후박 진피 6 생강 대조 감초 천궁 백지 계지 마황 부자 세신 4

[해계 양곡/지구-][내정 통곡+]

- 위열울+조열방: 석고 갈근 12 승마 맥문동 8 창출 6 후박 진피 생강 대조 감초 4
- 평위산: 창출 8 후박 진피 6 생강 대조 감초 4
- 사군자탕: 인삼 백출 복령 감초 5

- 대금음자: 진피 12 창출 후박 생강 감초 3

- 위령탕: 창출 후박 진피 택사 백출 복령 저령 백작약 4 육계 감초 2

- 신출산: 창출 12 천궁 백지 강활 고본 세신 감초 4

- 사위탕: 생지황 당귀 작약 천궁 황련 치자 목단피 형개 방풍 박하 감초 4

- 청위산: 승마 8 생지황 당귀 황련 4

- 승마갈근탕: 갈근 8 승마 백작약 4

- 승마황련탕: 갈근 승마 4 백지 2.4 작약 감초 2 황련 1.6 서각 형개 천궁 박하 1.2

- 오적산: 창출 8 마황 진피 4 길경 지각 후박 복령 당귀 작약 건강 3.2 계피 반하 천궁 백지 2.8 감초 2.4

- 불환금정기산: 창출 8 후박 진피 감초 곽향 반하 4

- 평진탕: 창출 반하 8 후박 진피 복령 5 감초 3

- 이진탕: 반하 8 진피 복령 6 생강 대조 감초 4

- 반하사심탕: 반하 12 건강 황금 인삼 생강 대조 감초 6 황련 2

- 생강사심탕: 반하 12 생강 8 황금 인삼 대조 감초 6 건강 황련 2

- 감초사심탕: 반하 12 감초 8 건강 황금 인삼 대조 6 황련 2

- 육군자탕: 백출 반하 6 진피 복령 인삼 감초 4

- 증미이진탕: 반하 진피 복령 황련 치자 향부자 4 창출 지실 천궁 3.2 백작약 2.8 신곡 2 감초 1.2

- 황련탕: 황련 8 인삼 6 반하 5 건강 계지 생강 4 대조 감초 2

- 정전가미이진탕: 산사육 6 향부자 반하 4 창출 백출 천궁 3.2 귤홍 복령 신곡 2.8 사인 맥아 2 감초 1.2

8) 담낭(膽囊)

[양보 양곡/지구-] [규음 상양-]

- 膽열담방: ① 시호 반하 12 황금 인삼 생강 대조 감초 6

② 시호 12 황금 8 반하 인삼 생강 4 대조 감초 2

③ 생지황 36 시호 12 황금 8 생강 대조 감초 6 반하 천화분 패모 4

- 소시호탕: ① 시호 반하 12 황금 인삼 생강 대조 감초 6

② 시호 12 황금 8 반하 인삼 생강 4 대조 감초 2

- 대시호탕: 시호 16 황금 작약 10 대황 8 지실 6 반하 4 / 시호 12 반하 8 황금 작약 대조 6 지실 생강 4 대황 2~4

- 사역산: 시호 작약 지실 감초 8

- 소요산: 시호 당귀 작약 백출 복령 6 건강 박하 감초 2 / 시호 당귀 작약 백출 복령 맥문동 4 박하 감초 2

- 시진탕: 시호 반하 8 진피 복령 황금 인삼 생강 4 대조 감초 2

- 시평탕: 시호 창출 8 후박 진피 반하 황금 생강 4 인삼 대조 감초 2

- 시령탕: 시호 6 택사 5 백출 복령 저령 반하 4 황금 인삼 생강 감초 2 계심 1

- 갈근해기탕: 시호 황금 작약 갈근 승마 석고 길경 백지 강활 4 감초 2

- 용담사간탕: 시호 용담초 택사 4 생지황 당귀 황금 치자 목통 차전자 적복령 감초 2

9) 대장(大腸)

[곡지 삼리+]

- 대장조증방: 산약 12 인삼 백출 감초 8 숙지황 당귀 작약 천궁 4

[곡지 삼리-]

- 대장습울방: 의이인 20 백출 백복령 8 대황 망초 후박 지실 대복피 4

- 대장조시방: 대황 망초 6 후박 지실 4

- 대승기탕: 대황 16 후박 지실 망초 8

- 소승기탕: 대황 16 후박 지실 6

- 조위승기탕: 대황 16 망초 8 감초 4

- 당귀승기탕: ① 당귀 대황 14 망초 10 감초 4

　　　　　　　 ② 당귀 대황 8 망초 2.8 감초 2

- 통도산: 당귀 대황 망초 6 후박 지실 지각 진피 목통 소목 홍화 감초 4

- 도핵승기탕: ① 도인 10 대황 망초 8 계지 감초 6

　　　　　　　 ② 대황 12 계심 망초 8 감초 4 도인 10매(4)

- 황금작약탕: 황금 작약 8 감초 4

- 삼백탕: 백작약 백출 백복령 6 감초 2

- 행습유기산: 의이인 20 백복령 15 창출 강활 방풍 천오 10

- 위령탕: 창출 후박 진피 백출 백복령 택사 저령 백작약 4 육계 감초 2

- 유령탕: 택사 4.8 백출 백복령 저령 황련 향유 백편두 후박 4 감초 1.2

- 양격산: 연교 8 대황 망초 감초 죽엽 4 황금 치자 박하 2

- 진무탕: 백작약 부자 백복령 12 백출 6 생강 6

10) 소장(小腸)

[후계 임읍+]

- 소장혈허방: ① 숙지황 당귀 20 작약 천궁 12

　　　　　　　 ② 당귀 24 천궁 16 숙지황 작약12

- 소장양허방: ① 숙지황 당귀 20 부자 육계 12 두충 우슬 8 작약 천궁 6

　　　　　　　 ② 당귀 24 천궁 16 부자 육계 12 두충 우슬 8 숙지황 작약 6

- 한성어혈방: 당귀 24 천궁 16 도인 8 적작약 목단피 계지 복령 6 소목 홍화 부
　　자 육계 4

- 혈맥소통방: 생강 16 계지 12 숙지황 당귀 8 작약 천궁 세신 부자 6 감초 4

[후계 임읍−][전곡 통곡−]

- 혈허열울방: 숙지황 당귀 작약 천궁 8 황금 황련 황백 치자 4

- 열성어혈방: 적작약 목단피 8 도인 계지 복령 6 당귀미 천궁 소목 홍화 4

- 당귀수산: 당귀미 6 적작약 오약 향부자 소목 4 도인 홍화 3 계지 감초 2
- 도홍사물탕: 도인 생지황 당귀 8 작약 천궁 홍화 4
- 옥촉산: 숙지황 당귀 작약 천궁 대황 망초 감초 4
- 계지복령환: 적작약 도인 목단피 계지 복령 6
- 통도산: 당귀 대황 망초 6 후박 지실 지각 진피 목통 소목 홍화 감초 4
- 당귀사역가오수유생강탕: 생강 16 대조 12 목통 감초 8 당귀 작약 계지 세신 6
  오수유 4
- 증미도적산: 생지황 작약 천궁 황금 치자 목통 차전자 감초 4

11) 방광(膀胱)

[지음 상양+][위중 삼리−]
- 방광습울방: 택사 10 백출 복령 저령 6 육계 2

[지음 상양−][위중 삼리+]
- 방광외감방: 갈근 12 마황 생강 대조 6 계지 작약 감초 4

[위중 삼리−][곤륜 양곡−]
- 방광습열방: 택사 10 지모 황백 8 백출 복령 저령 6

[위중 삼리+][속골 임읍 ±]
- 경근경락소통방: ① 갈근 12 계지 작약 생강 대조 6 감초 4
                ② 작약 12 계지 생강 대조 6 감초 4
                ③ 계지 작약 생강 대조 6 감초 4
- 오령산: 택사 10 백출 복령 저령 6 육계 2
- 갈근탕: 갈근 12 마황 생강 대조 6 계지 작약 감초 4

- 계마각반탕: ① 계지 6 마황 행인 작약 생강 대조 감초 4

　　　　　　② 마황 6 계지 행인 작약 4 생강 대조 감초 3
- 우공산: 반하 진피 복령 택사 백출 저령 목통 황금 치자 4 승마 1.2 감초 0.4
- 대분청음: 택사 복령 저령 목통 차전자 치자 지각 4

　일단 위에서 언급한 유명한 기본처방은 반드시 외우고 이해해야 한다. 왜냐하면 그래야만 본초의 특징을 알 수 있고 기본처방들의 합방이 어떻게 새로운 처방을 형성하는지 알 수 있기 때문이다.

　방제 처방 공부 방법으로는 처방을 구성하는 본초의 개수가 적고 처방이 의미하는 의도를 뚜렷하게 알 수 있는 처방을 중심으로 공부를 시작한다. 기본처방을 이해할수록 본초의 특성을 알 수 있고, 처방을 구성하는 본초의 개수가 2~4개에서 7~8개로 늘어나게 되면 각기 다른 기본처방이 합쳐진다는 것을 알게 된다. 이런 과정을 이해하다 보면 방제라는 것이 병리상황이라는 필요에 의하여 여러 개의 기본처방이 합쳐져서 하나의 처방을 새롭게 만들게 된다는 것을 알 수 있게 된다.

　이런 복합 처방들을 자꾸 공부하다 보면 어떤 배합의 기본처방이 합쳐질 수 있는지에 대한 감이 생기기 시작한다. 위에 열거한 100개 정도의 기본처방은 필수적으로 암기하고 이해해야 할 필요가 있다. 그래야 처방을 보는 눈이 생기고, 각 본초가 어떻게 사용되는지를 알 수 있기 때문이다.

　흔히 임상가에서 예전에 유명했던 한의사들 중에서 임계지, 최오적, 김사물, 허육미 등을 이야기한다. 이들은 자신이 주특기로 사용하는 처방에 가감을 하여 사용한 것으로 유명한데, 이렇게 한 가지 처방을 기본으로 가감하여 사용할 수 있었던 이유는 지역의 기후적인 특성과 환자군이 고정되어 있기 때문이라는 생각이 든다.

　이 중에서 임상에서 많이 활용하는 오적산(Five-Accumulation Powder)을 예를 들어 보자. 오적산이라는 처방은 다섯 가지 적취를 해결한다는 의미이다. 오적산은 여러 가지 처방이 배합되어 구성되어 있는데 그 대강을 보면 다음과 같다. 평위산, 이진탕, 이중탕, 길경지각탕, 계마각반탕, 사물탕 등으로 구성되어 있다.

식적을 치료하는 평위산이 배합되어 있는데, 본초의 구성용량으로 보아 식적이 가장 큰 비중을 차지하고 있다. 비장의 담음(phlegm)을 해결하는 이진탕과 비양을 보충하는 이중탕이 신약과 좌사약으로 배치되어 있는 것으로 보아 비양부족으로 인한 담음이 어느 정도 있는 것으로 보인다. 평소 소화가 잘 안되는 사람에게 식적과 담음이 생긴 것이라는 것을 알 수 있다.

또 계마각반탕이 배합되어 있는 것으로 보아 이 사람은 태양표실증에 해당되는 외감에 걸린 상태로 볼 수 있다. 길경지각탕과 백지가 배합된 것으로 보아 폐에 생긴 담음으로 인해 결흉증(結胸證, a sensation of fullness in the chest)도 있는 것으로 보인다. 숙지황을 제외한 사물탕이 배합된 것으로 볼 때 활혈거어의 개념도 가지고 있다고 볼 수 있다.

정리하자면, 평소 몸이 차고 소화가 잘 되지 않던 사람이 체기가 심하고 동시에 외감표증에 걸렸으며 담음과 가벼운 어혈로 인해 통증을 호소하는 경우로 볼 수 있다. 오적산을 사용할 수 있는 병리상황은 위장의 식체와 외감을 동반한 경우이므로 [함곡 임음+/여태 상양−]의 처방을 사용하면 유효하다. 또한 비양부족으로 인한 운화불량으로 일정 부분의 담음이 형성되어 있는 상황이므로 [대도 소부+]도 상당한 효과를 볼 수 있다. 이런 여러 가지 상황을 동시에 해결하기 위하여 필요에 의해 여러 가지 처방들이 합쳐져서 오적산이라는 처방을 이루고 있다.

환자의 병리적인 상황에 따라 각각의 기본처방의 배합과 용량이 달라질 수 있으므로 오적산을 특정 상황에 국한된 단순한 처방이라고 보면 곤란하다. 예를 들어 오적산 원방은 창출이 군약으로 되어 있는데, 상황에 따라서는 반하 혹은 건강이 군약으로도 사용될 수도, 마황이 군약으로 사용될 수도 있다. 이런 경우에는 주 처방으로 사용하는 침 처방도 바뀌게 된다. 이와 같이 환자의 병리상태에 따라 다양한 응용이 가능하다.

[오적산]

창출 8 진피 마황 4 후박 건강 길경 지각 복령 백작약 당귀 3.2 천궁 백지 반하 계피 2.8 감초 2.4 생강 3 총백 3

또 다른 예를 들어 보면, 흔히 후세방을 사용할 때에 십전대보탕을 이해하면 보약을 잘 사용할 수 있고, 곽향정기산을 잘 이해하면 소화기 장애의 대부분을 치료할 수 있다고 말한다.

곽향정기산은 육부를 소통시키는 대표적인 처방으로 평위산, 이진탕, 불환금정기산, 향소산 등으로 구성되어 있는 처방이다. 곽향정기산은 상한음증을 해결하는 처방으로 마황, 육계, 생강 등으로 상한 외감표증을 치료하는 방식과는 달리 곽향, 소엽, 길경, 백지 등으로 식체와 외감을 동시에 치료하는 방법을 사용한다. 여기에 위장의 식적을 해결하는 평위산과 비장의 담음을 해결하는 이진탕이 배합되었으며 대복피가 추가되어 곽향 소엽 후박과 더불어 소화기에 정체된 가스를 배출시키는 역할을 한다.

정리하자면 곽향정기산은 평진탕의 조합이 기본적으로 비위의 식적과 담음을 해결하면서 곽향, 소엽이 땀구멍을 열어서 노폐물을 배출시키고 가벼운 외감을 발산시키며 후박, 대복피와 더불어서 창만을 해결하고 가스를 배출시키는 역할을 한다. 곽향정기산 역시 환자의 병리적인 상황에 따라 군신좌사(君臣佐使)를 적절하게 배합하여 자유자재로 사용할 수 있다.

식적이 주된 병리일 때는 창출을 군약으로 하는 평위산을 군제(君劑, King formula)로 사용하며, 담음이 주된 병리일 때는 반하가 군약인 이진탕을 군제로 사용할 수 있다. 여기에 전중(Ren17)의 기울이 동반된다면 향부자를 군약으로 하여 정기천향탕이나 향소산을 군제로 사용할 수도 있다. 창만의 단계를 넘어 조시(constipation)를 배출시켜야 하는 상황이라면 승기탕류를 합방하여 사용할 수도 있다.

[곽향정기산]

곽향[1] 6 소엽 4 백출 반하 진피 복령 후박 대복피 길경 백지 감초 2

후세방을 큰 틀에서 보자면 오장육부(五臟六腑)로 나누어 이해할 수 있다. 육부(六腑)는 외감에 대처하고 입에서부터 전음과 후음에 이르기까지의 공간에서 수곡의 정미를 흡수하고 수습대사의 노폐물이 쌓이지 않도록 배출시키는 역할을 한다. 이는 곽향정기산, 정기천향탕, 오적산 위령탕, 소시호탕, 승기탕류, 당귀수산의 처방을 이해하면 대체적으로 해결이 가능하다.

오장(五臟)은 비장과 육부의 운화과정을 통해서 수곡의 정미를 흡수해서 정신기혈(精神氣血)을 저장하여 생리(生理, physiology)를 유지시키는 역할을 한다. 이는 쌍화탕, 자감초탕, 귀비탕, 군령탕, 보중익기탕, 자음강화탕, 육미지황탕, 십전대보탕 등의 처방을 이해하면 대체적으로 해결이 가능하다. 이상의 기본처방들을 이해하고 숙지하면, 총통방제에서 환자의 병리를 파악하고 그에 합당한 한약 처방을 도출하는 과정을 이해하기가 수월할 것이다.

2. 육부를 소통시키는 침 처방과 한약 처방에 대한 기본적인 개론

육부(六腑)는 입에서부터 전음과 후음으로 이어지는 비어 있는 공간을 의미한다. 육부는 수곡이 들어와서 소화, 흡수, 배출되는 공간이므로 평상시에는 비워져 있는 상태를 유지해야 한다. 육부에 노폐물이 정체되면 이는 비장의 운화를 방해하며 병리를 일으킨다. 심포에 노폐물이 정체가 되면 기울과 담음이 된다. 위장에 노폐물이 적체되면 식적이 된다. 소장에 노폐물이 정체되면 어혈이 된다. 대장에 노폐물

1　곽향 소엽은 동량으로 8g(4~max.8g) 써야 효능이 좋았다.

이 정체되면 조시와 습울이 된다. 삼초와 방광에 노폐물이 정체되면 습울이 된다. 담낭에 노폐물이 정체되면 열담이 된다.

심포의 기울(氣鬱)과 담음(痰飲)을 해결하는 총통침법 처방은 [내관 공손-][PC6 SP4-]이고 총통방제에서 사용하는 기본적인 본초는 향부자, 진피, 오약, 생강, 건강, 소엽, 창출, 목향 등이다. 이는 정기천향탕, 향소산, 보생탕, 목향육기음 등에서 확인할 수 있다.

위장의 식적과 습울을 해결하는 총통침법 처방은 [함곡 임음±/여태 상양-][ST43 GB41±/ST45 LI1-]이며 총통방제에서 사용하는 기본적인 본초는 창출, 진피, 후박, 생강, 건강, 백출, 적복령, 택사 등이다. 이는 평위산, 위령탕 등에서 확인할 수 있다.

소장의 어혈을 해결하는 총통침법 처방은 [후계 임음-][SI3 GB41-]이고 총통방제에서 사용하는 기본적인 본초는 당귀, 천궁, 도인, 목단피, 홍화, 소목, 대황, 망초 등이다. 이는 궁귀탕, 계지복령환, 도핵승기탕, 당귀수산 등에서 확인할 수 있다.

하복의 냉증과 관련해서 소장의 어혈은 [후계 임음 족삼리+][SI3 GB41 ST36+]이고 기본적인 본초는 보골지(Bu Gu Zhi), 호로파(Hu Lu Ba)이다. 이는 사신환, 호로파원 등에서 확인할 수 있다.

대장의 조시와 습울을 해결하는 총통침법 처방은 [삼간 임음/곡지 삼리-][LI3 GB41/LI11 ST36-]이고 총통방제에서 사용하는 기본적인 본초는 대황, 망초, 지실, 후박, 의이인, 백출, 적복령, 대복피 등이다. 이는 대승기탕, 소승기탕, 조위승기탕, 행습유기산 등에서 확인할 수 있다.

삼초와 방광의 습울을 배출시키는 총통침법 처방은 [중저 임음/천정 삼리-][SJ3 GB41/SJ10 ST36-]와 [위중 삼리-/지음 상양+][BL40 ST36-/BL67 LI1+]이며 총통방제에서 사용하는 기본적인 본초는 택사, 백출, 적복령, 저령, 우슬, 차전자, 방기 등이다. 이는 오령산, 우공산, 대분청음, 우차신기환 등에서 확인할 수 있다.

3. 오장의 병리를 조절하는 침 처방과 한약 처방에 대한 기본적인 개론

1) 인체의 한열편차를 조절하는 방법

총통침법에서는 인체의 한열편차를 조절하기 위하여 대표 화혈(Fire point)인 소부[HT8]를 사용한다. 체열이 높아서 병증이 발생한 사람에게는 [소부-]를 사용하며, 체열이 낮아서 병증이 생긴 사람에게는 [소부+]를 사용한다.

폐양허인 사람에게는 [어제 소부+][LU10 HT8+]를 사용하며, 심기불창인 사람에게는 [소충 대돈+][HT9 LV1+]를 사용하고, 비양허인 사람에게는 [대도 소부+][SP2 HT8+]를 사용하며, 신양허인 사람에게는 [연곡 소부+][KD2 HT8+]를 사용하고, 간양허인 사람에게는 [행간 소부+][LV2 HT8+]를 사용한다.

총통방제에서는 체열이 낮아서 문제가 생기는 사람들에게 부자, 건강, 육계, 마황, 계피, 생강, 세신, 호로파, 보골지(파고지) 등의 온열제를 사용한다. 상·중·하초로 구분해 보자면 상초의 양허에는 부자, 계지, 생강, 마황, 세신 등을 사용하며 중초의 양허에는 건강, 부자 등을 사용하며 하초의 양허에는 보골지, 호로파, 육계, 부자 등을 사용한다.

이를 다시 오장으로 구분해 보자면 심양허의 경우에는 부자를 중심으로 계지, 생강, 세신 등을 활용하며, 폐양허의 경우에는 마황을 중심으로 계지, 생강, 세신, 부자 등을 활용한다. 비양허의 경우에는 건강을 중심으로 보골지, 부자를 배오하여 사용하고, 신양허와 간양허의 경우에는 육계를 중심으로 호로파, 보골지 부자를 배오하여 활용한다.

심양허를 해결하는 기본 본초의 활용은 계지감초탕, 자감초탕, 진무탕 등에서 확인할 수 있다. 폐양허를 해결하는 기본 본초의 활용은 마황부자세신탕, 계마각반탕 등에서 확인할 수 있다. 비양허를 해결하는 기본 본초의 활용은 이중탕 사신환 등에서 확인할 수 있다. 신양허를 해결하는 기본 본초의 활용은 사역탕, 팔미환, 우귀음, 사신환, 호로파원에서 확인할 수 있다. 간양허를 해결하는 기본 본초의 활용은 난간전, 조경종옥탕 등에서 확인할 수 있다.

폐열울의 경우에는 [어제 소부-][LU10 HT8-]를 사용하며, 심열울의 경우에는 [소충 대돈-][HT9 LV1-]를 사용하고, 비열울의 경우에는 [대도 소부-][SP2 HT8-]을 사용하고, 신열울의 경우에는 [연곡 소부-][KD2 HT8-]를 사용하며, 간열울의 경우에는 [행간 소부-][LV2 HT8-]를 사용한다. 총통방제에서는 열울의 병리를 해결하기 위하여 치자, 석고, 지모, 황련, 황금, 황백, 시호, 대황, 생지황, 맥문동, 목단피, 지골피 등의 청열제를 사용한다.

상중하초로 나누어 구분하자면 상초의 열울에는 치자, 황련, 생지황, 맥문동, 석고, 지모, 황금 등을 사용한다. 중초의 열울에는 황금, 황련, 맥문동, 시호 등을 사용한다. 하초의 열울에는 황백, 지모, 대황, 황금, 목단피, 지골피 등을 사용한다.

이를 다시 오장의 병리에 따라 구분해 보면 다음과 같다. 폐열울의 경우에는 석고, 지모, 황금 등을 사용하며, 심열울의 경우에는 치자, 황련, 생지황, 맥문동 등을 사용하고, 비열울의 경우에는 황련, 황금, 맥문동 등을 사용하며 신열울의 경우에는 지모, 황백, 목단피, 택사, 지골피, 금전초 등을 사용하고, 간열울의 경우에는 시호, 대황, 목단피, 지골피 등을 활용한다.

폐열울을 해결하는 기본 본초의 활용은 백호탕에서 확인할 수 있다. 심열울을 해결하는 기본 본초의 활용은 황련탕, 도적산에서 확인할 수 있다. 비열울을 해결하는 기본 본초의 활용은 반하사심탕, 황련탕에서 확인할 수 있다. 신열울을 해결하는 기본 본초의 활용은 자신환, 지백지황탕에서 확인할 수 있다. 간열울을 해결하는 기본 본초의 활용은 사청환, 세간목명목탕, 대시호탕, 소요산에서 확인할 수 있다.

2) 인체의 조습편차를 조절하는 방법

총통침법에서는 인체의 조습편차를 조절하기 위하여 대표 수혈(Water point)인 음곡을 사용한다. 오장의 음부족 병리에는 [음곡+][KD10+]를 사용하며, 오장의 수기 병리에는 [음곡-][KD10-]를 사용한다.

폐음허의 경우에는 [척택 음곡+][LU5 KD10+]를 사용하고, 심음허의 경우에는 [소해 음곡+][HT3 KD10+]를 사용하며, 비음허의 경우에는 [음릉천 음곡+][SP9 KD10+]를 사용하고, 간음허의 경우에는 [곡천 음곡+][LV8 KD10+]를 사용하며, 신음허의 경우에는 [부류 경거+][KD7 LU8-]를 사용한다.

총통방제에서는 오장의 음허를 해결하기 위해서 생지황, 건지황, 숙지황, 맥문동, 천문동, 사삼, 대조, 감초, 산약, 연육, 구기자[2], 작약, 당귀 등을 사용한다. 이를 상중하초로 구분하자면 상초의 음허에는 생지황, 건지황, 맥문동, 천문동, 사삼, 대조, 감초 등을 사용한다. 중초의 음허에는 대조, 감초, 산약, 연육 등을 사용한다. 하초의 음허에는 숙지황, 산약, 산수유, 구기자, 작약 등을 사용한다.

이를 다시 오장으로 구분해 보자면 다음과 같다. 폐음허에는 천문동, 맥문동, 사삼, 건지황 등을 사용하고, 심음허에는 건지황, 생지황, 대조, 맥문동, 감초 등을 사용하며, 비음허에는 산약, 연육, 감초, 대조 등을 사용하고, 신음허에는 숙지황, 건지황, 생지황, 산약, 구기자, 산수유 등을 사용한다. 간음허에는 백작약, 적작약, 구기자, 당귀, 목과, 감초 등을 사용한다.

폐음허에는 사용하는 기본 본초의 활용은 자음강화탕에서 확인할 수 있다. 심음허에 사용하는 기본 본초의 활용은 자감초탕에서 확인할 수 있다. 비음허에 활용하는 기본 본초의 활용은 삼령백출산, 감초사심탕에서 확인할 수 있다. 신음허에 활용하는 기본 본초의 활용은 좌귀음과 육미지황탕에서 활용할 수 있다. 간음허에 활용하는 기본 본초의 활용은 쌍화탕 청간탕에서 확인할 수 있다.

---

2   구기자는 九竅(구규) 점액 보충에 효능이 좋지만 소화 잘 안됨에 주의해야 한다.

폐수기의 경우에는 [척택 음곡-][LU5 KD10-]를 사용하고, 심수기의 경우에는 [소해 음곡-][HT3 KD10-]를 사용하며, 비수기의 경우에는 [음릉천 음곡-][SP9 KD10-]를 사용하고, 간수기의 경우에는 [곡천 음곡-][LV8 KD10-]를 사용하며, 신수기의 경우에는 [부류 경거-][KD7 LU8-]를 사용한다.

총통방제에서는 오장의 수기를 조절하기 위하여 적복령, 백출, 택사, 저령, 우슬, 차전자, 방기, 석곡, 마황, 생강 등을 사용한다. 이 중에서 적복령, 백출, 택사는 상중하초에 배속되어 수기를 배출시키는 중요한 역할을 한다. 적복령을 군약으로 백출, 택사 등을 배합하면 심장의 수기를 배출시키는 데 효과적이고, 백출을 군약으로 적복령, 택사 등을 배합하면 비장의 수기를 배출시키는 데 효과적이며, 택사를 군약으로 적복령, 백출 등을 배합하면 신장의 수기를 배출시키는 데 효과적이다. 간의 수기를 배출시킬 때에는 백출, 적복령, 택사를 동량으로 사용한다.

폐의 수기를 배출시키기 위해서는 석고, 마황, 백출, 생강 등을 배합하여 사용한다. 심수기를 해결하는 기본 본초의 활용은 영계백출탕에서 확인할 수 있다. 폐수기를 해결하는 기본 본초의 활용은 월비가출탕에서 확인할 수 있다. 비수기를 배출시키는 기본 본초의 활용은 군령탕, 이령탕에서 확인할 수 있다. 간수기를 해결하는 기본 본초의 활용은 당귀작약산, 진무탕에서 확인할 수 있다. 신수기를 해결하는 기본 본초의 활용은 오령산, 우차신기환에서 활용할 수 있다.

3) 인체의 정신기혈(精神氣血)과 영(營)을 보강하고 담음(痰飮)과 어혈(瘀血)을 해결하는 방법

총통침법에서는 인체의 정신기혈을 보충하기 위하여 대표 토혈(Earth point)인 [태백+][SP3+]을 사용하며 담음과 어혈을 해결하기 위해서 [태백-][SP3-]를 사용한다.

폐기를 보충하기 위해서 [태연 태백+][LU9 SP3+]를 사용하고, 심신을 보충하기 위하여 [신문 태백+][HT7 SP3+]를 사용하며, 신정을 보충하기 위하여 [태계 태백+][KD3 SP3+]를 사용하고, 간혈을 보충하기 위하여 [태충 태백+][LV3 SP3+]를 사용하며, 비영을 보충하기 위하여 [대도 소부+][SP2 HT8+]를 사용한다.

　총통방제에서는 폐기(肺氣)를 보충하기 위하여 황기, 인삼, 사삼, 산약, 감초 등을 사용한다. 심신(心神)을 보충하기 위하여 용안육, 당귀, 산조인, 복신 등을 사용한다. 신정(腎精)을 보충하기 위해서 두충, 녹용, 숙지황, 산약, 산수유, 구기자, 토사자, 복분자, 호도육, 오미자 등을 사용한다. 간혈(肝血)을 보충하기 위해서 백작약, 당귀, 숙지황 등을 사용한다. 비영(脾營)을 보충하기 위하여 인삼, 백출, 산약, 적복령, 감초, 건강 등을 사용한다.
　폐기를 보충하는 기본 본초의 활용은 보중익기탕, 미맥익기탕(보중익기탕+오미자 맥문동)에서 확인할 수 있다. 심신(心神)을 보충하는 기본 본초의 활용은 귀비탕, 사물안신탕에서 확인할 수 있다. 신정(腎精)을 보충하는 기본 본초의 활용은 청아환(육미지황탕 합방으로 주로 씀), 오자연종환에서 확인할 수 있다. 간혈(肝血)을 보충하는 기본 본초의 활용은 사물탕, 보간환에서 확인할 수 있다. 비영(脾營)을 보충하는 기본 본초의 활용은 사군자탕, 육군자탕, 반하사심탕, 삼령백출산에서 확인할 수 있다.

　폐의 담음을 해결하기 위해서는 [태연 태백-][LU9 SP3-]를 사용하고, 심장의 어혈과 담음을 해결하기 위해서는 [신문 태백-][HT7 SP3-]를 사용하며, 심포의 어혈과 담음을 해결하기 위해서 [내관 공손-][PC6 SP4-]를 사용하고, 간의 어혈을 해결하기 위해서는 [태충 태백-][LV3 SP3-]를 사용하며, 신장의 담음을 해결하기 위해서는 [태계 태백-][KD3 SP3-]를 사용하고, 비장의 담음을 해결하기 위해서는 [상구 경거-][SP5 LU8-]를 사용한다.
　총통방제에서는 폐의 담음을 해결하기 위하여 길경, 지각, 패모, 천화분, 사삼, 창출, 반하, 백지 등을 사용한다. 심장의 담음을 해결하기 위하여 반하, 진피, 적복령, 죽여, 지실, 원지, 석창포 등을 사용하고, 어혈을 해결하기 위해서 단삼, 도인, 당귀미, 홍화, 소목 등을 사용한다. 심포의 담음을 해결하기 위하여 향부자,

오약, 진피, 소엽 등을 사용한다. 비장의 담음을 해결하기 위해서 의이인, 진피, 반하, 백출, 적복령, 후박, 죽여, 패모, 천화분 등을 사용한다. 간의 어혈을 해결하기 위하여 적작약, 도인, 목단피, 당귀미, 천궁, 홍화, 소목 등을 사용한다. 신장의 담음을 해결하기 위하여 녹각, 우슬, 독활, 방풍, 금전초, 해금사 등을 사용한다.

폐의 담음을 해결하는 기본 본초의 활용은 삼소음, 소청룡탕에서 확인할 수 있다. 심장의 담음을 해결하는 기본 본초의 활용은 온담탕, 성심산에서 확인할 수 있고, 어혈을 해결하는 기본 본초의 활용은 혈부출어탕, 도홍사물탕에서 확인할 수 있다. 심포의 담음을 해결하는 기본 본초의 활용은 정기천향탕, 향소산에서 확인할 수 있다.

간의 어혈을 해결하는 기본 본초의 활용은 통도산, 계지복령환, 도핵승기탕, 당귀수산에서 확인할 수 있다. 비장의 담음을 해결하는 기본 본초의 활용은 이진탕, 과루지실탕, 행습유기산, 마행의감탕에서 확인할 수 있다. 신장의 담음을 해결하는 기본 본초의 활용을 보여 주는 방제는 기존 처방에서 발견하기 어렵고, 임상에서 적용한 신장결석방[금전초 20 상기생 12 호도육 8 독활 8 우슬 8 방풍 6 생강 4]에서 확인할 수 있다.

4) 인체의 기기소통(氣機疏通)을 조절하는 방법

총통침법에서는 기기소통을 원활하게 하기 위하여 간의 소설지기를 빌려 대표 목혈(Wood point)인 대돈[LV1]을 사용한다. 기체의 경우에는 [대돈-]를 사용하며, 기허의 경우에는 [대돈+]를 사용한다. 기체와 기허는 모두 기기소통을 방해하며 병증만 봐서는 명확하게 구분하기 어렵다. 병리적으로 볼 때 기체는 기울의 전단계이며 기허는 양허의 전단계로 이해할 수 있다.

심기허의 경우에는 [소충 대돈+][HT1 LV1+]를 사용하며, 비기허의 경우에는 [은백 대돈+][SP1 LV1+]를 사용하고, 신기허의 경우에는 [용천 대돈+][KD1

LV1+]를 사용한다. 폐는 기를 주관하여 숙강을 주관하는 장부이므로 대돈을 사용하여 조절할 수 없고 폐기허의 경우에는 [태연 태백+][LU9 SP3+]를 사용하고, 간은 음혈을 저장하는 장기이므로 간기허의 경우에는 [곡천 음곡+][LV8 KD10+]를 사용한다.

총통방제에서는 심기허를 해결하기 위하여 계지, 감초, 부자, 생강 등을 사용한다. 비기허를 해결하기 위해서는 인삼, 백출, 감초, 복령, 반하, 진피 등을 사용한다. 신기허를 해결하기 위해서는 부자, 육계, 오약, 익지인, 독활, 방풍 등을 사용한다.

심기허를 해결하는 기본적인 본초의 활용은 계지감초탕, 자감초탕에서 확인할 수 있다. 비기허를 해결하는 기본적인 본초의 활용은 사군자탕, 육군자탕에서 확인할 수 있다. 신기허를 해결하는 기본적인 본초의 활용은 축천환, 팔미환에서 확인할 수 있다.

비기울체의 경우에는 [은백 대돈-][SP1LV1-]를 사용하며, 신기울체의 경우에는 [용천 대돈-][KD1 LV1-]를 사용한다. 심기울체는 [소충 대돈-][HT9 LV1-]를 사용하며 심장의 열울을 동반하는 경우가 대부분이다. 간기울결은 대부분 간의 열울로 발전하므로 [행간 소부-][LV2 HT8-]를 사용한다. 폐기울체 역시 폐의 열울로 나타나므로 [어제 소부-][LU10 HT8-]를 사용한다.

총통방제에서는 비기(脾氣)울체를 해결하기 위하여 진피, 산사, 신곡, 맥아, 사인 등을 사용한다. 신기(腎氣)울체를 해결하기 위하여 지모, 황백, 목단피, 택사, 독활, 방풍 등을 사용한다. 비기울체를 해결하는 기본 본초의 활용은 이공산, 대금음자에서 확인할 수 있다. 신기울체를 해결하기 위하여 지백지황탕에서 확인할 수 있다.

4. 기본적인 가감의 원칙

▶ [폐의 열울] = 석고 12~20 지모 4~8

▶ [폐와 비장의 담음] = 길경 반하 백지(한담) 사삼 패모 천화분(열담) 4~8

▶ [폐의 기허] = 황기 6 인삼 백출 감초 4

▶ [위장의 열울] = 석고 12~20 승마 6~8

▶ [위장의 조열] = 갈근 12 맥문동 8

▶ [위장의 식적] = 창출 4~8 진피 후박 2~6

▶ [심포의 열울] = 향부자 4~8 치자 2~6

▶ [심포의 담음] = 향부자 8~12 오약 진피 소엽 4~6

▶ [심장의 열울] = 황금 4~8 황련 2~6

▶ [심장과 심포의 어혈] = 단삼 12 도인(향부자) 8

▶ [비장의 담음] = 의이인 12~20 반하 4~8 진피 적복령 2~6

▶ [대장의 조시] = 대황 망초 지실 황금 4~6

▶ [대장의 습울] = 의이인 12~20 백출 적복령 4~8 대황 지실 후박 대복피 4~6

▶ [대장의 열울] = 대황 황금 4~8 망초 2~6

▶ [방광의 열울] = 용담초 지모 황백 2~6 / 지부자 15

▶ [방광과 삼초의 습울] = 택사 12 강황 15 백출 적복령 저령 6 계지 4

5장

총통진단과 치료

1. 어떻게 해야 한약 처방을 잘할 것인가?

▶ 환자가 호소하는 주소증에 대한 병리를 이해해야 한다.

▶ 본초를 잘 알아야 한다.

▶ 기본방제를 잘 이해해야 한다.

▶ 한약은 음식과 같다.

▶ 환자에게 한약을 무리하게 처방하려고 하지 말아야 한다.

▶ 침 · 뜸 환자와 한약 환자를 구분하지 말아야 한다.

▶ 한약 처방 실력이 좋아지려면 많은 시간이 필요하니 초조해하지 말아야 한다.

1) 환자가 호소하는 주소증에 대한 병리를 이해해야 한다

한약 처방을 하는 데 있어서 가장 중요한 것은 환자가 호소하는 주소증의 원인이 되는 병인장부의 병리를 파악하고 이해하는 것이다. 병의 원인을 알아야 치료가 가능하다. 또한 병인장부의 병리뿐 아니라 복진과 문진 등 병리구인을 통해 가능하면 환자의 전체적인 상황을 이해하는 것이 필요하다.

환자의 전체적인 상황을 정체관념(整體觀念)으로 파악해야 한약을 처방했을 때의 예후가 짐작 가능하고, 그걸 알아야 환자에게 자세히 코칭을 할 수 있다. 이런 부분들이 준비되면 3~4개월 동안 본인이 의도한 대로 환자에게 만족감을 주면서 치료를 리드할 수 있다.

그런데 가장 어려운 것이 이 진단에 대한 부분이다. 이 부분은 절대로 금방 잘할 수가 없고, 수많은 준비와 진료를 통해 서서히 늘어 가게 된다. 일단 내게 오는 환자를 정성을 다해서 자세히 진찰하고, 몸 상태를 파악하려는 노력을 끊임없이 해야 한다. 또한 진단을 잘하려면 사전 준비가 잘되어 있어야 한다. 항상 경락유주, 오행혈 조합, 장부의 생리병리와 병증, 기본적인 본초와 방제 등을 지속적으로 암기하고 숙지하고 있어야만 환자를 보면서 실력이 향상될 수 있다.

전체적인 그림을 보고 좋은 치료를 하려면, 한약 처방을 공부하는 근본을 사람의 몸 상태를 이해하는 것에 두어야 한다. 환자의 전체적인 상황을 파악하고 환자가 호소하는 주소증을 유발시킨 병인장부의 병리를 파악하는 것이 가장 중요하다.

그리고 병인장부의 병리가 결정되면 그 병리를 해결하는 주요한 기본방제를 군신(君臣)으로 하고 환자의 부수적인 상황에 따라 좌사(佐使)를 배합하여 전체적인 군신좌사(君臣佐使)를 결정하여 처방을 구성한다. 이렇게 처방을 선택하면 부작용 없이 환자의 주소증을 단기간에 감소시키는 한약 처방을 구사할 수 있다.

또한 병인 장부의 병리와 전체적인 몸 상태를 파악하고 있으면 치료의 진행에 따른 예측이 가능하므로 환자의 상태에 맞추어 한약 처방을 이어서 할 수가 있다. 보통 『동의보감』에서 원방을 찾아서 사용할 때에 많이 겪는 고민이, 처음 한제는 참 좋았는데 그다음에는 효과가 없어서 연복하기가 어렵다는 것이다. 이는 환자의 병리상태의 흐름을 파악하지 못하여 나타나는 현상이다. 환자를 치료하면서 복진을 꾸준히 하고 주소증의 변화를 체크하면서 치료하는 과정을 계속하다 보면 점점 병리의 변화에 대한 이해의 폭이 넓어지게 된다.

2) 본초를 잘 알아야 한다

환자의 몸 상태가 파악되면 이제는 한약을 잘 써야 한다. 총통침법을 제대로 구사하려면 오행혈 조합의 의미와 효능을 깊이 이해해야 한다. 또한 제대로 선혈, 취혈, 자침, 수기를 할 수 있어야만 원하는 치료를 할 수 있다. 한약을 잘 쓰려면 이와 마찬가지로 본초를 잘 알아야 한다. 비유하자면, 셰프가 요리를 잘하려면 식재료에 대하여 잘 알고 있어야 하는 것과 같다.

굳이 약초꾼으로 수년간 수련을 하지 않아도 본초학 교과서와 방제 서적에 기재되어 있는 기본적인 부분만 숙지하고 있어도 한약 처방을 하는 데 상당한 도움이 된다. 일단 한의원에 들어오는 한약재와 본초 책을 이용하여 기본적인 내용을 숙지하기 바란다. 중요한 본초는 우리가 임상에서 자주 활용하는 처방에 소속된 본초이니, 그것들을 위주로 공부하면 된다.

3) 기본방제를 잘 이해해야 한다

기본방제란 우리가 흔하게 알고 있는 한약 처방들을 말한다. 본초의 가짓수가 그리 많지 않으면서도 이해하기 쉽고 임상에서 효과를 보이는 한약 처방이다. 예를 들자면 사군자탕, 사물탕, 평위산, 이진탕, 쌍화탕 등등이다. 이런 기본적인 처방부터 이해해야 복합처방들을 이해하기가 쉽다.

다만, 기존의 기본방제들은 목표로 하는 병인장부의 병리에 대한 설명이 제대로 되어 있지 않다. 총통방제에서는 기본방제를 오장육부위 병리별로 정리하고, 가장 많이 사용하는 형태의 기본방제를 설정하고 있다. 이렇게 기본방제의 처방 구성을 이해하고 목표로 하는 병인장부의 병리를 파악하게 되면, 한약 처방을 하기가 수월해진다.

4) 한약은 음식과 같다

요즘 자주 방영된 요리 방송에서 셰프들이 정해진 레시피에 따라 식재료를 활용하여 요리를 하는 것이, 한의사가 한약 처방을 하는 것과 비슷하다는 생각을 많이 한다. 셰프들이 손님들의 입맛과 취향을 고려하여 요리하는 것이 우리 한의사가 환자의 주소증을 감소시키면서 병리를 해결하는 한약 처방을 하는 것과 비슷하다.

또한 셰프들이 가지고 있는 기본적인 레시피가 있지만 기본 레시피만을 절대적으로 따르는 것이 아니라, 상황에 따라 다양하게 응용한다. 한의사들도 환자의 병리를 해결하는 기본방제는 정해져 있지만 환자가 호소하는 주소증에 따라서 군신좌사의 본초에 포인트를 주어 효과적인 한약 처방을 해야 한다.

요리를 할 때에 중요한 것이 식재료의 질과 손질이다. 이와 마찬가지로 한의사는 시중에 유통되는 한약재 중에서 상품(high quality herbs)을 선정하여 한약 처방을 잘하는 것이 필요하다. 신선하고 좋은 재료가 음식 맛을 좌우하듯이 한약 처방 또한 약재의 품질이 약효를 좌우하는 기본이 된다. 방송에서 유명한 셰프들이 품질좋고 신선도가 좋은 음식 재료를 구하기 위해 발품을 팔아 직접 골라서 사는 장면들을 종종 보았을 것이다. 유명한 요리사들이 투자하는 노력을 생각해 보고 최소한 그와 비슷하거나 더 많은 노력을 하면 한약 처방을 잘할 수 있게 된다.

5) 환자에게 한약을 무리하게 처방하려고 하지 말아야 한다

환자에게 한약을 처방하는 이유에 대하여 생각해 보고 스스로 납득이 되어야 한다. 내가 환자에게 한약을 권하는 이유는 무엇인지, 단순히 매출을 위해서 한약을 처방하는 것은 아닌지, 정말 한약을 복용하면 빨리 병이 낫기 때문인지, 내가 처방한 한약을 복용하면 환자가 좋아진다는 확신은 있는지…. 이런 부분에 대한 고민하고 스스로 납득할 만한 상태가 되어야 한약을 편하게 처방할 수 있다. 이러한 과정 없이 한약을 무조건 처방하려는 자세는 문제가 많다.

또한 한약 처방은 환자 스스로의 의지로 선택하게 하는 것이 좋다. 환자의 몸 상태에 대한 확인과 객관적인 치료에 대한 정보를 알려 준 다음 환자의 여유 시간, 경제력 등등을 고려하여 스스로 치료 방법을 선택하도록 하는 것이 바람직하다. 한의원에서 할 수 있는 가장 강력한 치료 방법은 침 · 뜸 치료와 한약 치료 이므로 이 세 가지를 동시에 겸하면 가장 효과적이다.

환자에게도 이 사실을 알려 주는 것이 좋다. 하지만 환자 개개인의 여건에 따라서 경제적으로 여유가 없는 사람은 본인의 시간과 노력을 투자하여 침 · 뜸 치료를 자주 받으면 한약을 병행하지 않더라도 효과를 볼 수 있다는 것을 알려 주고, 시간이 부족한 사람은 한약 처방을 선택하여 복용하면 침·뜸 치료를 받지 않더라도 효과를 볼 수 있다는 것을 알려 주어야 한다. 특별한 경우를 제외하고 말이다.

6) 침·뜸 환자와 한약 환자를 구분하지 말아야 한다

보통 임상가에서 많이 회자되는 이야기 중에서 침·뜸 환자와 약 환자는 다르다는 말이 있다. 또한 약 환자는 약 환자를 데려오고, 침·뜸 환자는 침·뜸 환자를 데려온다는 말도 있다. 일견 맞는 말인 것 같기도 하지만, 그렇지 않은 부분들도 많다.

이런 인식들 때문에 한약을 처방하려고 하는 경우에는 진료실에서 상담을 열심히 하는 경향이 있고, 침·뜸 치료를 하려는 환자는 진료실에서 상담조차 하지 않고 바로 치료실로 보내는 경우도 있다. 심지어는 한약을 처방하려는 마음으로 상담을 열심히 했는데, 환자가 한약을 복용하지 않는 것으로 선택하면 서운해하거나 심지어는 화를 내는 경우도 있다. 이런 모습들은 한의사 스스로를 위해서도 좋지 않다.

환자를 상담하는 것은 환자의 몸 상태를 파악하여 치료를 잘하기 위함이고 이 과정을 통해 한의사도 공부를 하고 실력이 늘어난다. 또한 상담을 하면서 환자와의 대화를 통해 서로 간에 친밀감과 신뢰를 쌓을 수 있는 좋은 기회가 된다. 따라서 한의원의 진료 수준 향상과 환자군의 질적인 성장을 위해서는 침·뜸 환자와 약 환자를 구분하지 말아야 한다.

모든 환자는 초진으로 왔을 때에 진료실에서 전체적인 진찰을 하여 병의 원인을 확인하고 전체적인 몸 상태를 진단하여 알려 줄 필요가 있다. 또한 치료를 진행하면서 정기적인 중간 진찰과 상담을 통해서 진행 상태를 알려 줄 필요가 있다. 여력이 있다면 모든 환자들에게 정성을 다해 진료하는 것이 좋다. 이런 정성과 관심 어린 진료가 환자분들에게 전달되어 원장님이 믿을 만하고 내 몸 상태를 잘 알고 있는 한의사라는 생각이 들면 침·뜸 환자가 자연스럽게 약 환자로 변신한다. 또한 한약을 복용하고 효과를 본 환자들은 가족과 주위의 지인들을 데려온다.

새롭게 개원을 하여 한의원을 시작해야 하는 개원의들은 어쩔 수 없이 침·뜸 환자부터 시작해서 한약 환자를 만들어 내야 한다. 처음부터 한약 환자가 새로 개원한 한의원의 한의사를 찾아가서 한약 처방을 원할 리가 없는 것은 너무도 당연하다. 모든 침·뜸 환자들에게 정성을 다하고 언제든지 한약을 복용할 수 있는 예비 후보군이라는 생각으로 환자의 몸 상태를 파악하기 위해서 노력하는 것이 중요하다.

7) 한약 처방 실력이 좋아지려면 많은 시간이 필요하니 초조해하지 말아야 한다

말 그대로 한약 처방의 실력이 좋아져서 주위의 환자들에게 인정받을 만한 수준이 되기까지는 많은 시간이 필요하다. 그러니 실력이 금방 늘지 않는다고 초조해하지 말고 한결같이 꾸준한 마음으로 진료하면서 노력하여야 한다. 꾸준한 노력과 시간이 반드시 아주 많이 필요하다. 너무 많은 시간과 노력이 들면 지치고 힘이 든다. 같은 길을 추구하는 동료들과 함께 공부하며 실력 향상을 시키면서 진료를 하는 것이 좋은 방편이 될 것이다.

침·뜸 환자와 한약 환자에 대한 구분을 두지 말고 모든 환자들과 자주 상담하면서 병의 원인과 치료 방법에 대해 대화를 하고 침·뜸 치료를 통해서 꾸준한 효과를 보여 준다면, 침·뜸 환자가 한약 환자로 전환되는 비율이 점차 높아진다. 또한 모든 환자들에게 이런 설명을 해 주려면 한의사 본인 스스로도 항상 열심히 공부해야 한다.

이렇게 언젠가 이 환자가 침 치료를 받다가 한약을 처방받을 것이라는 생각을 가지고 미리 대비하고 준비하는 과정을 계속한다면, 한약 처방 실력도 점점 좋아질 것이다. 그리고 이런 준비 과정에서 실제로 한약을 처방하여 효과를 본 케이스가 축적된다. 또한 효과를 보지 못한 경우에 대한 교정이 진행되다 보면, 한약을 처방받고자 하는 많은 환자분들이 어느 순간 주위에 생기게 될 것이다.

2. 총통침법과 총통방제의 공통점과 차이점

1) 침 처방과 한약 처방의 공통점

진단 과정을 통해 병인 장부의 병리가 확인되면 이를 개선하기 위한 침 처방과 한약 처방을 선택하게 된다. 환자가 호소하는 주소증을 해결하기 위하여 병인장부의 병리를 진단하고 이를 해결한다는 점에서는 침 처방과 한약 처방의 의의는 같다. 그리고 이런 경우라야 침 처방과 한약 처방을 같은 원리로 사용한다고 말할 수 있다. 그런데 침 처방과 한약 처방은 실제 활용에 있어서는 여러 가지 차이점이 있어서 이 부분에 대한 이해가 선행되어야 침 처방과 한약 처방을 잘 사용할 수 있다.

2) 침 처방과 한약 처방의 차이점

첫째, 한약 처방은 음식이다. 소화가 되어야 먹을 수 있다.

환자가 오장의 병리로 병증을 호소하는 경우에 침 치료는 그 병리에 맞는 침 처방을 사용하면 효과를 볼 수가 있다. 예를 들자면 환자가 어깨 뭉침을 호소하는데 원인이 간음허로 인한 경우라면 [곡천 음곡+][LV8 KD10+]를 사용하면 효과를 보게 된다.

그런데 한약 처방으로 효과를 보기 위하여 간음을 보충하는 쌍화탕 계열의 약을 사용하려면, 반드시 환자의 소화 상태를 확인해야 한다. 보통 음액을 보충하는 한약들은 중탁(high density)하고 소화가 잘 안되는 경우가 많으므로 소화장애가 있는 사람은 쌍화탕 계열의 약을 먹기에 어려움이 있다.

속이 더부룩하고 설사를 한다는 불평을 종종 듣게 된다. 그래서 임상가에서는 쌍화탕에 불환금정기산을 합방한 쌍금탕을 종종 사용한다. 불환금정기산은 평위산에 곽향, 반하를 배오한 처방이다. 위장의 식적과 비장의 담음으로 소화장애가 있는 경우에 이를 개선하는 처방이다.

결국 쌍금탕 처방은 환자의 소화장애가 이렇게 획일적이지 않고 다양하므로 환자의 육부소통 상태가 어떤 상황인지를 전체적으로 평가하여 이를 해결하는 적합한 처방을 같이 사용해야 한다. 이는 신음을 보충하는 좌귀음, 육미지황탕류의 처방이나 폐음을 보충하는 자음강화탕류의 처방을 쓸 때에도 공통적으로 적용된다.

항상 한약 처방을 사용할 때에는 육부의 소통과 소화 상태에 대한 배려를 해야 하기에 침 치료에 비해서 많은 정성이 필요하다. 하지만 총통복진법과 맥진법을 함께 사용하여 진단을 하면 육부의 소통과 소화 상태를 직관적으로 파악할 수 있으므로 공부를 하고 실제로 임상에 적용해 보면 그리 어렵지 않고 굉장히 효과적이라는 것을 알 수 있다.

둘째, 침 처방은 포괄적인 병리상태를 정상적인 생리상태로 회복시키는 능력이 있지만 한약 처방은 그렇지 않다.

오행혈을 사용하는 침 치료는 인체의 자연치유력을 극대화시켜 병을 치료하는 방법이다. 또한 오행혈은 장부유주 지배영역에서 나타난 특정 부위의 병리상태를 정상으로 회복시키는 능력이 있다. 한열 편차를 해결하는 화혈(fire point)의 활용 예를 살펴보자.

평소에 추위를 많이 타고 더운 물을 선호하며 냉증을 나타내는 폐양허의 경우에 [어제 소부+]의 처방을 사용하고, 평소에 더위를 많이 타고 찬물을 선호하며 열증과 염증을 나타내는 폐열증의 경우에는 [어제 소부-]의 처방을 사용한다.

실제로 이렇게 정확하게 한열편차를 구분하여 사용하면 별문제가 없지만, 폐양허의 환자에게 폐허라고 막연한 진단을 하여 사암침법의 폐정격을 사용하면 [어제 소부-]의 처방을 쓰게 된다. 원칙적으로는 폐양이 부족하여 몸이 차고 냉증을 호소하는 환자에게 폐의 양기를 줄여 주는 [어제 소부-]를 쓰면 큰 문제가 될 것 같지만, 결과는 그렇지 않다.

왜냐하면 [어제 소부]라는 화혈 조합은 정상에서 벗어난 한열편차를 정상으로 회복시켜 주는 역할을 하기 때문이다. 아무리 시술자가 열울을 해소하고 양기를 줄여 주려고 노력하여도 환자의 인체가 그리 만만하지가 않다. 이런 부분이 바로 침 치료에 대한 인체의 관용성(tolerability)[1]이라는 효력이다.

정확하게 진단하지 못하더라도 폐의 한열편차가 있는 폐양허, 폐열울의 환자에게 [어제 소부]의 처방은 탁월한 효과를 보인다. 또한 폐의 조습편차가 있는 폐음허, 폐수기의 환자에게 [척택 음곡]의 처방도 좋은 효과를 보이는 이유도 같은 맥락이다.

그런데 한약 처방은 이런 관용성이 없다. 폐열울의 환자에게 폐양을 보충하는 처방을 사용하거나 폐양허의 환자에게 폐의 열울을 해소하는 처방을 사용하면, 한약을 복용한 지 며칠도 되지 않아서 난리가 난다. 당장에 한약을 들고 찾아오는 사태가 벌어진다. 따라서 병리를 정확하게 판별하는 눈이 굉장히 요구된다. 이런 이유로 총통침법에서는 오행혈 조합을 사용할 때 병리에 대한 숙지를 정확히 할 수 있도록 오행혈 조합을 사용할 때에 반드시 보사를 사용하도록 하는 것이다.

이렇게 총통방제와 총통침법을 동시에 같이 공부하면, 환자의 병리상태를 이해하고 파악하는 능력이 점점 향상된다.

셋째, 침 처방은 특정부위의 병증이라도 병리만 해결하면 효과를 볼 수 있지만 한약 처방은 병리를 해결하면서 특정 부위에 대한 지정을 해 주어야만 효과를 볼 수 있다.

침 치료의 아주 큰 장점은 병인 장부의 병리를 치료하는 한 가지 처방으로 병인 장부의 다양한 증상을 모두 치료할 수 있다는 것이다. 예를 들자면 간음부족의 환자는 간 계통의 다양한 증상을 호소할 수 있다. 어깨의 뭉침, 안구 건조증, 안면경련과 떨림, 복부의 긴장과 복통, 허벅지의 저림, 종아리에 쥐가 나는 것 등의 여러 가지 증상이 있을 수 있다.

이런 경우에 간음을 보충하는 [곡천 음곡+]를 사용하면 대부분의 병증에 모두 효과를 볼 수 있다. 이런 점이 병인 장부의 병리를 해결하는 총통침법의 장점이다. 어깨, 눈, 얼굴, 복부, 허벅지, 종아리 등의 환부를 따라다니면서 침 치료를 하지 않

---

1 필자의 그동안 15년 이상 침 치료 임상경험을 바탕으로 침 보사법에 대한 정의이다.

아도 효과를 볼 수 있는 아주 효율적인 방법이다.

그런데 이런 장점이 한약 처방에는 적용되지 않는다. 예를 들어서 간음을 보충하는 대표적인 처방인 雙和湯을 보자. 雙和湯은 [백작약 10 숙지황 당귀 천궁 황기 4 계지 감초 생강 대조 3]으로 이루어진 처방이다.

雙和湯은 백작약을 군약으로 하는 사물탕이 군신으로 배치되어 간음을 보충하며 황기, 계지, 생강, 대초, 감초의 황기계지탕(계지황기탕)이 좌사약으로 배오되어 가벼운 외감과 표양허를 개선시키는 구조로 되어 있다. 그래서 보통 간계통의 근육통을 호소하는 경우에 雙和湯을 많이 사용한다.

그런데 [곡천 음곡+][LV8 KD10+]가 모든 간계통 증상에 효과를 보듯이 雙和湯이 여러 가지 질환에 즉효를 보이지는 않는다. 왜냐하면 雙和湯이 간음을 보충해 주는 효과가 있지만, 원하는 목표지점으로 전해지지 않으면 즉효를 보기에 많은 시간이 걸리기 때문이다.

雙和湯은 복부 근육과 허리 근육의 뭉침에 효과적이지만 어깨와 종아리 근육을 풀어 주는 효과는 좀 떨어진다. 그래서 어깨를 풀어 주기 위해서는 간음을 위쪽으로 상승시키는 갈근을 군약으로 사용하면 더욱 효과적이며, 종아리를 풀어 주기 위해서는 간음을 아래쪽으로 하강시키는 우슬, 목과 등의 약을 신약(臣藥)으로 배오하면 더욱 효과적이다.

또한 안구건조증을 치료하기 위해서는 사물지제만 사용하는 것보다는 간음을 보충하는 약 중에서도 눈에 더욱 효과가 좋은 구기자, 복분자, 토사자 등의 한약을 군신으로 사용하는 것이 더욱 효과적이다. 이와 같이 한약 처방을 사용하여 주소증을 단기간에 효과적으로 해결하기 위해서는 병증 부위에 대한 고려와 병증에 적합한 본초에 대한 고려가 있어야 한다.

넷째, 환자들의 인식이 한의원에 오면 침 치료는 당연히 받는 것으로 생각하지만 한약 치료는 쉽게 받으려 하지 않는다.

다행히도 환자들의 인식이 한의원에 내원하면 침 치료는 당연히 받는다고 생각하는 경우가 대부분이다. 따라서 침 치료를 잘하기만 하면 침 환자를 많이 보는 것에는 큰 어려움이 없다. 이것도 쉬운 일이 아니긴 하다.

그런데 한약 치료는 이야기가 조금 다르다. 일단 경제적인 부담이 많이 되며, 양방의사들의 한의학에 대한 지식 결여와 이해 부족으로 꾸준하고 지속적인 한방에 대한 부정적 홍보로 인하여 한약에 대한 인식이 좋지 않다. 그래서 별다른 기반 없이 신규로 개업한 한의사들이 한약 처방을 사용하는 데는 상당한 어려움이 따른다. 이런 상황은 너무나도 당연한 것이며, 특별한 계기가 있지 않은 이상 전체적인 분위기가 바뀌기는 어려울 것 같다.

하지만 전통적인 한국계·중국계 사람들은 한약에 대한 우호적인 마음이 있으며, 아직까지도 한약의 수요층은 의외로 굉장히 많다. 또한 요즘 젊은 환자들은 예전 환자들에 비하여 병에 대한 원인과 건강관리에 대하여 관심이 많다. 환자들에게 원인 설명을 잘해 주고 공감을 얻어서 한약 처방 플랜을 맞게 처방하여 원하는 효과를 보게 되면 한약 치료에 우호적이 되는 경우도 상당히 많다.

따라서 한약으로 효과를 볼 수 있도록 처방을 할 수 있는 실력만 있다면 얼마든지 가능성은 있다고 할 수 있다. 하지만 침 환자를 늘리는 것보다 한약 환자를 늘리는 것은 훨씬 더 어려우며, 더 많은 시간과 노력을 장기적으로 지속해야만 가능하다.

3. 총통진단과 치료에 대한 간단한 소개

환자를 치료할 때에는 사진(Four diagnosis technique)이 중요하다. 사진은 망(seeing)·문(Listening)·문(Hx.taking)·절(palpating)의 진단 방법을 의미하며, 이 네 가지 방법을 총동원하여 우리가 원하는 정보를 얻어 내야 한다.

그렇다면 우리가 원하는 정보는 무엇일까? 진료의 결론은 환자의 주소증과 몸 상태를 개선시킬 수 있는 침·뜸 처방과 한약 처방을 선택하여 효과를 보는 것이다.

그리고 좋은 처방을 선택하기 위해서는 환자의 전체적이고도 구체적인 병리상태를 알아야 한다. 따라서 환자의 주소증이 나타나게 만든 병인장부를 선택하고 그 장부의 병리를 파악하는 것이 중요하다.

망진은 환자가 들어올 때부터 시작된다. 환자의 키, 몸무게 등의 체형과 안색과 분위기를 확인하고 설진을 한다. 기본적인 설진을 통해 어혈, 담음, 음액의 상태를 어느 정도 짐작할 수 있다. 그다음 문진(Listening)과 문진(Hx.taking)을 한다. 문진(Listening)과 문진(Hx.taking)이란 환자가 불편해하는 주소증에 대해서 들어 보고 내가 필요한 정보를 얻기 위해 추가적인 질문을 해서 확인하는 것이다. 일단 문진(Hx.taking)을 할 때에는 주소증에 대한 부분만 먼저 물어보고, 추가적인 문진은 절진을 마친 다음에 하는 것이 좋다.

절진(Palpation diagnosis)은 맥진(Pulse diagnosis), 복진(Percussion / Abdominal diagnosis), 압진(Pression diagnosis) 등을 말하는데 병인장부를 확인하기 위한 중요한 사진합참을 적용한 방법이다.

맥진[2]은 설진(Tongue Dx)과 동시에 시행하며 부침지삭(Floating, Deep, Slow, Rapid) 정도만을 확인하고 압진과 복진을 최대한 자세히 한다.

압진은 육부의 경락병을 확인하기 위한 것으로 어깨에서는 천종(SI 11), 견정(GB 21), 거골(LI 16)을 확인하며 무릎에서는 위중(BL 40), 위양(BL 39), 족삼리(ST 36), 양릉천(GB 34)을 확인한다. 대부분의 경락병은 위해서 언급한 경혈에서 압통반응을 나타내는 경우가 많으며, 환자의 호소 증상에 적합한 오행혈 조합을 사용하여 치료하면 압통과 주소증의 감소를 확인할 수 있다. 또한 환자가 아프다고 호소하는 부위가 어느 장부의 경락 소속인지 파악하는 것이 중요하다.

요통 환자가 왔을 때 환자의 통증 부위가 대장수(BL25)인지, 신수(BL23)인지, 소장수(BL27)인지, 방광수(BL28)인지 등을 확인하는 것은 치료에 큰 도움이 된다.

2　필자는 맥진기를 사용하며 맥진에 비중을 많이 두고 사진합참을 한다.

견비통 환자의 통증부위가 견우(LI15)인지 견료(SJ14)인지 노수(SI10)인지 확인하는 것도 마찬가지이다.

그다음 장부의 내상병을 확인하기 위하여 복진을 한다. 복진은 장부의 전체적인 상황과 환자의 한열조습 상태를 알 수 있는 아주 유효한 방법이다. 일단 육부의 상태를 확인하기 위하여 전중(Ren17), 심하(epigastric region), 중완(Ren12), 천추(ST25), 관원(Ren 4), 석문(Ren5), 중극(Ren 3), 일월(hypochondriac regions)을 확인한다. 육부의 복진을 확인하는 것은 경락병과 내상병의 연관관계를 확인하고 환자의 소화 상태를 확인하기 위함이다.

예를 들어 환자가 항강(neck pain)을 호소하며 내원하였는데 압진을 해 보니 거골의 압통이 확인되었는데 복진을 해 보니 천추의 압통은 없고 엉뚱하게 중완의 압통만 있는 경우가 종종 있다. 이런 경우에 대한 해석은 어떻게 해야 할까?

이 경우, 항강은 일시적인 대장의 경락병으로 나타난 것이고 중완(Ren12)의 압통은 평소 위장의 병리를 가지고 있는 사람이라는 것을 의미한다. 따라서 대장의 오행혈을 조절하여 항강을 먼저 치료해 주고 환자에게 위장병의 증상에 대한 문진을 해 보고 차후에 위장 치료를 하면 된다.

만약에 위의 항강 환자에게 거골(LI15)과 천추(ST25)의 압통이 동시에 나타났다면 이 경우에는 평소에 대장의 병리를 가지고 있던 사람이 지배영역인 특정 부위에 경락병을 호소하게 된 것으로 이해하면 된다. 따라서 대장의 병리와 병증에 대한 문진을 자세히 하고 환자를 이해시켜서 경락병과 내상병에 대한 부분을 동시에 치료하면 된다.

이런 경우에 보통 최근에 나타난 항강 이외에도 견우(LI15) 주위의 견비통, 곡지(LI11) 주위의 주통(肘痛elow pain), 양계(LI5) 주위의 완통(wrist pain), 대장수(LI25) 주위의 요통을 같이 호소하는 경우도 많다. 이런 경우에 발병 시기가 얼마 되지 않는 항강이 먼저 해결되며 대장의 병리가 해결됨에 다라 다른 부위의 병증들도 같이 좋아지게 된다.

환자의 항강이 대장으로 인한 것이 확인되었다면, 환자의 호소 증상에 따라서 침 처방을 선택한다. 환자가 굴신자통과 굴신불리를 호소하며 통증이 심한 경우에는 [삼간 임읍-/양계 양곡 · 지구-][LI3 GB41-/LI5 SI5 · SJ6-]를 선택하면 되고, 굴신불리와 목과 어깨 주위의 뻐근함을 호소한다면 [삼간 임읍±/곡지 삼리±][LI3 GB41±/LI11 ST36±]를 선택하면 된다. 혹은 통증이 너무 심하여 가만히 있어도 뒷목과 어깨가 욱신거린다고 하면 [양계 양곡 · 지구-/이간 통곡+][LI5 SI5 · SJ6-/LI2 BL66+]를 선택해서 치료하면 된다. 환자의 주소증에 따라 가장 효과적인 처방을 선택해서 즉효를 보이는 것이 핵심이라고 생각하면 된다.

또한 육부의 복진을 확인하면 환자의 소화 상태를 좀 더 명확하게 확인할 수 있다. 전중[Ren17]에 압통을 호소하는 사람은 기울, 담음, 어혈이 있을 확률이 높고, 일월3의 압통이 있는 사람은 기울, 열울, 담음이 있을 확률이 높으며, 중완에 압통이 있는 사람은 식적이 있을 수 있다. 또 관원에 압통이 있는 사람은 어혈이 있을 확률이 높고, 천추에 압통이 있는 사람은 조박과 습울의 정체가 있을 확률이 높으며, 석문과 중극에 압통이 있는 사람은 습울이 있을 확률이 높다.

문진(Hx.taking)을 할 때에 소화 상태에 대한 질문을 해서 여러 가지 정보를 얻을 수 있는데, 육부의 복진과 문진(H.taking)을 종합해서 참고하면 좀 더 실제에 가까운 구체적인 정보를 얻을 수 있다. 우리가 처방하는 한약은 먹어서 제대로 흡수가 되어야 효과를 볼 수 있기 때문에 소화 상태를 고려하여 처방을 구성하는 것이 상당히 중요하다. 위와 같은 방법을 사용하면 소화가 안 되거나 속이 불편해서 한약을 먹기 힘들다는 환자들의 불만을 최소화하고 한약 처방의 효과를 극대화할 수 있다.

이와 같이 육부의 상태를 파악한 다음에는 오장의 상태를 파악하기 위하여 중부

---

3 일월(GB24)은 담경락의 모혈이다. 총통복진법에서의 일월은 늑하부(hypochondriac region) 영역을 의미한다.

(LU 1), 전중(Ren 17), 거궐(Ren 14), 장문(LV 13), 황수(KD 16), 소복(both Low Quadrants)을 확인한다. 오장의 복모혈을 복진해 보면 압통의 강도[4]에 따라 환자의 주소증을 유발하는 병인장부를 파악할 수 있다. 이렇게 병인장부를 파악한 다음에 병인장부의 병리상태를 파악하기 위한 목표를 가지고 문진을 해야 한다.

문진을 자세하게 하는 것은 상당히 중요한 일이지만 목적의식을 가지고 문진을 하지 않으면 분류가 잘 되지 않고 어떤 의미인지도 모를 수많은 정보들 속에서 제대로 판단하기가 어려워진다. 이렇게 병인장부를 확인한 다음에 병리를 파악하기 위하여 목표를 가지고 문진을 하는 것이 매우 중요하다.

예를 들자면 환자가 호소하는 증상이 손 저림이고, 중부의 압통이 가장 뚜렷하여 병인장부가 폐라고 생각된다면 폐의 병리를 확인하기 위한 문진(Hx. taking)[5]을 시작한다. 일단은 한열편차에 대한 문진을 한다. 폐란 교장(嬌臟, The organ sensitive to cold & hot)으로 한열의 편중에 의해서 병리가 쉽게 발생하므로 이에 대한 확인이 중요하다. 한열편차란 양허와 열울을 의미한다. 이와 같이 한열편차가 뚜렷하게 나타나는 경우에는 전중(Ren17)과 거궐(Ren14)의 복진이 같이 나타나는 경우가 많다. 왜냐하면 심장과 심포의 군화·상화가 제대로 운행되지 않아 한열편차가 생기기 때문이다.

폐양허는 몸이 차다는 뜻이며, 평상시에 추위를 타고 따뜻한 음료를 선호하며 찬 음료를 싫어하는 경향을 말한다. 혹은 손이 시리면서 저리다든가 차가운 데 노출되거나 접촉할 때 저린 증상이 더욱 심해진다고 하면 폐양허라고 진단할 수 있다. 이런 경우에는 침 처방으로 [어제 소부·노궁+][LU10 HT8·PC8]를 사용해야 하며 계지, 마황, 생강, 세신, 부자 등의 온열제를 적절히 사용하여 폐양허를

---

4 압통강도는 1〈 2〈 3으로 표시한다. 3이 압통이 가장 심하다고 정의한다.

5 여성 환자 경우에는 생리 관련 문진을 해야 하며 모든 환자에게 소화 상태와 대소변 상태를 우선 확인해야 한다.

해결해야 한다.

폐열울은 몸에 열이 많다는 뜻이며, 평상시에 더위를 타고 차가운 음료를 선호하며 뜨거운 음료를 싫어하는 경향을 말한다. 손이나 얼굴이 붉은 경우가 많으며 보통 손에 열이 나면서 저리다고 하는 경우가 많다. 이런 경우에 폐열울이라고 진단할 수 있다. 이런 경우에는 침 처방으로 [어제 소부 · 노궁-][LU10 HT8 · PC8-]를 사용하면서 석고, 지모, 황금 등의 청열제를 적절히 사용하여 폐열울을 해결해 주어야 한다.

그다음에는 음액편차를 확인한다. 음액편차란 음허(체액부족, body flue deficiency)와 수기(body flue overflow or dampness)를 말한다. 이런 경우에 중부(LU1)의 복진과 함께 차순위로 황수(KD16), 신수(BL23)의 복진이 같이 나타나는 경우가 많다. 왜냐하면 신장의 개합 작용이 제대로 작동되지 않아서 음액편차가 생기기 때문이다.

폐음허를 확인하기 위하여 눈, 코, 입, 얼굴 피부 등의 건조한 증상이 있는지 상열감, 관홍, 도한 등의 증상이 있는지 문진(Hx.taking)을 한다. 이미 복진을 할 때에 피부상태와 복부의 비수(비만과 야윔)를 파악하여 조습을 어느 정도 짐작할 수 있으므로, 이 두 가지가 일관성을 보이면 폐음허를 확인할 수 있다. 폐음허의 경우에는 [척택 음곡+][LU5 KD10+]를 사용하며 맥문동, 천문동, 사삼, 건지황, 백작약, 당귀 등의 보음제를 적절히 사용하면 된다.

폐의 수기를 확인하기 위해서 평상시의 부종 경향과 역기에 해당하는 천증(숨참증상), 기침 등에 대해서 확인한다. 이런 경우에는 [척택 음곡-][LU5 KD10-]를 사용하며 석고, 마황, 백출, 복령, 택사, 생강 등의 이수제를 적절히 사용한다.

그다음에는 폐기허와 담음을 확인한다. 이런 경우에 중부(LU1)의 복진과 함께 심하(Ren14), 장문(LV13)의 복진이 같이 나타나는 경우가 많다. 왜냐하면 비장의 운화장애가 폐기허와 담음을 유발시키는 경우가 많기 때문이다. 폐기는 폐의 원활한 생리 작용이 가능하게 하는 기본적인 에너지원으로 폐기가 부족해지면 모든 문제가 시작된다. 오풍(바람이 싫음), 자한(저절로 땀이 남), 소기(호흡이 짧음), 나언(말하기 귀찮아함), 성저(목소리가 작고), 이감모(쉽게 감기 걸림) 및 구부정한 자세 등의 대표적인 증상들을 확인하여 폐기허를 확인한다. 폐기허에는 [태연 태백+]를 사용하며 황기, 인삼, 백출, 감초, 사삼, 산약 등의 보기제를 적절히 사용한다.

폐의 담음은 폐기의 순행을 방해하며 정상적인 폐기의 충전을 방해하여 일시적인 폐기허 상태를 만드는 원인이 된다. 따라서 눈곱, 콧물, 가래, 백태 등의 문진을 통해 폐의 담음을 확인한다. 폐의 담음을 해결하기 위하여 [태연 태백-][LU9 SP3-]를 사용하며 길경, 지각, 패모, 천화분, 사삼, 반하, 창출, 백지 등의 거담제를 적절히 활용한다.

이상의 내용들을 종합하여 손 저림이라는 병증이 나타나게 만든 폐의 병리를 확인하게 되면 육부의 소통상태를 고려하여 가장 효과적인 침 처방과 한약 처방을 구성하면 된다.

예를 들어서 폐의 열울과 기허로 손 저림이 나타난 것이라면 침 처방으로 [어제 소부-/태연 태백+][LU10 HT8-/LU9 SP3+]를 사용하면 효과를 확인할 수 있다. 또한 한약 처방 역시 이와 마찬가지로 폐열울과 폐기허를 해결하면서 주소증인 손 저림을 해결하기 위한 처방 구성을 하여야 한다. 보통 이런 경우에는 [석고 20 계지 12 지모 황기 8 인삼 백출 감초 6 강황 강활 방풍 세신 4] 정도의 처방을 사용한다.

만약 폐의 양허와 담음으로 인해서 손 저림이 발생된 것이라면 침 처방으로는 [어제 소부+/태연 태백-]를 사용하며, 한약 처방으로는 [계지 12 생강 마황 부자 반하 창출 백지 6 강황 강활 방풍 세신 4] 정도의 처방을 사용하면 효과적이다.

물론 환자의 열울, 양허, 기허, 담음의 정도와 체형에 따라 처방의 총량과 구성 비율은 적적히 조절하여야 한다.

위해서 말한 방법은 모든 질환을 치료하는 데 적용되며 결국에는 환자의 병리적인 상태를 조금이라도 더 구체적으로 파악하기 위한 노력이다. 환자의 주소증(chief complaint)에 대한 병리를 알아야 좀 더 자신 있게 치료를 할 수 있으며 예후 파악이 용이해진다. 또한 환자의 병리를 해결하기 위한 처방 구성도 중요하지만, 가장 중요한 것은 주소증이 좋아져야 한다는 것이다. 따라서 환자의 병리를 해결하기 위한 기본처방과 더불어서 주소증을 해결하는 지표 본초들을 적당하게 배합하는 것이 아주 중요하다.

이렇게 환자의 전체적인 상황을 파악하려는 노력을 하면서 가능하면 즉효를 보일 수 있는 침·뜸 처방과 한약 처방을 찾아내는 노력을 계속적으로 해 주면 조금씩 실력이 늘어 간다. 처음에는 너무 다양한 변수와 정보에 혼란스럽겠지만, 병인장부와 병리, 치료 효과를 일순위로 생각하고 자꾸 노력하다 보면 뭔가 흐릿하고 안개 낀 것처럼 잘 보이지 않던 것이 조금씩 선명해지는 경험을 할 수 있다. 그리고 이런 노력의 과정이 진료에 반영되어 환자에게 성실하게 노력하는 한의사, 내 몸 상태를 알고 있는 한의사라는 느낌으로 전해지게 된다. 자연히 복진을 하고 문진을 하고 환자의 상태를 이해하는 과정에서 서로 간에 신뢰와 믿음이 생기게 되고 이는 좀 더 좋은 치료 효과로 이어진다.

2부

각론 : 육부
各論 六腑

1장

소장(小腸)

1. 소장경락유주

소장수태양지맥, 기어소지지단, 순수외측, 상완, 출과중, 직상순비골하렴, 출주내측양골지간, 상순노외후렴, 출견해 요견갑, 교견상, 입결분, 향액, 락심, 순인, 하격, 저위, 속소장. 기지자, 종결분, 관경상협, 지목예자 각입이중. 기지자, 별협, 상졸, 저비, 지목내자, 사락어관.

手太陽之脈, 起於小指之端[少澤穴], 循手外側[本節前前谷穴, 本節後後谿穴], 上腕[腕前腕骨穴, 腕中陽谷穴], 出踝中, 直上循臂骨下廉, 出肘內側兩骨之間[小海穴], 上循臑外後廉, 出肩解, 繞肩胛, 交肩上, 入缺盆, 向腋, 絡心, 循咽, 下膈, 抵胃, 屬小腸. 其支者, 從缺盆, 貫頸上頰, 至目銳眥, 却入耳中. 其支者, 別頰, 上䪼, 抵鼻, 至目內眥, 斜絡於顴[顴, 頰骨也. 自此交入足太陽].《靈樞》

수태양맥은 새끼손가락 끝[소택혈]에서 일어나 손의 바깥쪽을 따라가다가[본절의 앞이 전곡혈, 뒤가 후계혈이다] 손목으로 올라와[손목의 앞이 완골혈, 손목부위가 양곡혈이다] 복숭아뼈처럼 튀어나온 곳으로 나온 뒤, 곧바로 팔뚝의 척골 아래쪽으로 따라 올라와 팔꿈치 안쪽 두 뼈의 사이[소해혈(小海穴)]로 나온다. 팔죽지 바깥쪽 뒤를 따라 올라 어깨관절로 나와 견갑골을 둘러가다가 어깨 위에서 교차하며 결분으로 들어간다. 겨드랑이를 향하여 가다가 심에 이어지고, 목구멍을 따라 횡격막 아래로 내려가 위(胃)에 도달하고 소장에 닿는다. 그 가지는 결분에서 목을 관통하여 뺨으로 올라가 눈초리로 갔다가 귓속으로 들어간다. 다른 가지는 뺨에서 갈라져 코뼈로 올라가 코를 지나 눈 안쪽 구석에 도달한다. 이어서 비스듬히 내려와 관골로 이어진다[관골은 뺨의 뼈이다. 여기서 족태양과 만나면서 들어간다].

The small intestine meridian originates from the tip of the little finger (SI1) and follows along the lateral aspect of the hand (distal to the 5th metacarpophalangeal joint is SI2 and the proximal is SI3, and passes upward to the wrist (distal to the wrist is SI4, and in the wrist area SI5), comes out to the head of the ulnar bone, and then immediately follows along the posteromedial aspect of the forearm. Then it comes out between the two bones (olecranon and the medial epicondyle of the humerus bone) in the medial aspect of the elbow (SI8). Then it passes upward along the posterior aspect of the upper arm to the shoulder joint, circles the scapula, and crosses with other meridians on the shoulder. Then enters into the supraclavicular fossa, going toward to armpit, and connects to the heart. It descends along the esophagus to the diaphragm, reaches to the stomach, and then to the small intestine. The collateral vessel branches out from the supraclavicular fossa, goes through the neck, rising to the cheek, then to the corner of the eye, and enters into the ear. Another branch departs out from the cheek, rises up to the nose bone, passing by the nose, and reaches to the inner corner of the eye. And it moves downward diagonally and connects to the zygomatic bone. (Zygomatic bone is the bone in the cheek. Here, it meets with the bladder meridian and enters).

2. 소장생리

수성지관, 화물출언, 소장주액, 비별청탁, 좌신우명문 혈맥(어혈 혈허) 독맥(양허 열울)

受盛之官, 化物出焉, 小腸注液, 泌別淸濁, 左腎右命門

3. 소장의 병리상황

1) 소장경근소통방 [후계 임읍 ±][SI3 GB41]

[후계 임읍+]는 소장을 온양하고 혈맥을 추동하여 어혈을 해소하며, 수성화물을 촉진하여 혈(blood)을 생성하는 역할을 한다. 소장을 온양하고 혈맥을 추동하는 의미로는 생강, 계지, 세신, 부자, 육계, 호로파, 파고지를 사용하며, 생혈(blood invigorate)의 의미로는 당귀, 천궁, 숙지황, 백작약 등을 사용한다.

2) 상열하한방 [후계 임읍+/전곡 통곡+][SI3 GB41+ / SI2 BL66+]

[후계 임읍+]는 소장을 온양하여 생혈하고 한성어혈을 해결하는 역할을 한다. [전곡 통곡+]는 체열이 낮은 사람의 상열감을 해결하는 효과가 있다.

음혈의 부족으로 상열증상을 보이는 경우, 소장의 수성화물을 촉진하여 하초를 온양하고 생혈하는 대영전 처방으로 적용하는 것이 더욱 합당하다. 대영전의 숙지황, 당귀의 군약 조합은 생혈의 기본 재료가 되고 이를 두충으로 하복부로 모아 준다. 하초로 인경하여 온양하는 우슬, 육계, 호로파, 파고지 등을 좌사약으로 배합한다. 하한이 심한 경우 부자 육계를 군신약으로 배오한다.

3) 소장실열방 [후계 임읍-/전곡 통곡-][SI3 GB41-/SI2 BL66-]

혈맥을 소통시켜서 열성어혈과 실열을 해결하는 처방이다. 목단피, 도인, 적작약, 생지황, 당귀미, 천궁 등을 군신으로 사용하고 황금, 황련, 황백, 치자 등을 신약으로 배합한다.

4) 소장피모소통방 [소택 상양-/후계 입읍±][SI2 BL66-/SI3 GB41±]

소장의 경락과 경근을 소통시키면서 피모를 조절하여 외사를 발산시킨다. 팔 저림을 호소하는 병리에 효과적이다.

4. 소장의 병리와 총통기본처방

1) [후계 임읍+][SI3 GB41+]

[후계 임읍+]는 소장을 온양하고 혈맥을 추동하여 어혈을 해소하며, 수성화물을 촉진하여 혈을 생성하는 역할을 한다. 소장을 온양하고 혈맥을 추동하는 의미로는 생강, 계지, 세신, 부자, 육계를 사용하고, 활혈거어의 의미로는 도인, 목단피, 적작약, 홍화, 소목등을 활용하며, 생혈의 의미로는 당귀, 천궁, 숙지황, 백작약 등을 사용한다.

- 소장혈허방: ① 숙지황 당귀 20 백작약 천궁 두충 12 우슬 8 부자 육계 6
　　　　　　　② 당귀 24 천궁 16 숙지황 백작약 두충 12 우슬 8 부자 육계 6
- 한성어혈방: 당귀 24 천궁 16 도인 8 적작약 목단피 계지 적복령 부자 육계 6
- 혈맥소통방: ① 생강 16 대조 12 목통 8 계지 세신 당귀 백작약 6 감초 오수유 4
　　　　　　　② 생강 16 계지 대조 12 세신 부자 6 당귀 천궁 적작약 감초 4
　　　　　　　③ 생강 16 계지 12 숙지황 당귀 8 세신 부자 백작약 천궁 6 감초 4

2) [후계 임읍+/전곡 통곡+][SI3 GB41+/SI2 BL66+]

[후계 임읍+]는 소장을 온양하여 생혈하고 한성어혈을 해결하는 역할을 한다.
[전곡 통곡+]는 자음강화를 통해 체열이 낮은 사람의 상열감을 해결하는 효과가 있

다. 황금, 황련, 황백, 치자, 시호, 목단피 등을 좌사약(佐使藥)으로 배합한다.

3) [후계 임읍-/전곡 통곡-][SI3 GB41-/SI2 BL66-]

[후계 임읍-]는 소장혈맥을 소통시켜서 열성어혈을 해결하고, [전곡 통곡-]는 청열사화로 실열을 해결하는 처방이다. 목단피, 도인, 적작약, 생지황, 당귀미, 천궁 등을 군신으로 사용하고 황금, 황련, 황백, 치자 등의 청열제를 신약(臣藥)으로 배합한다.
 - 혈허실열: 적작약 생지황 당귀 천궁 6 황금 황련 황백 치자 6~8
 - 열성어혈: 적작약 목단피 8 도인 계지 복령 6 황금 황련 황백 치자 6~8

4) [후계 임읍±/소택 상양-][SI3 GB41-/SI1 BL67-]

소장의 경락과 경근을 소통시키면서 피로를 조절하여 외사를 발산시킨다. 소장혈맥소통방에 형개, 방풍, 강황, 강활, 독활, 마황 등을 병증호소 부위에 따라 적절히 좌사약(佐使藥)으로 배오한다.

5. 소장의 기본방제

계지복령환, 도홍사물탕, 당귀수산, 통도산, 옥촉산, 증미도적산, 당귀사역가오수유생강탕, 대영전.

1) 계지복령환
[계지 복령 적작약 목단피 도인 6]

계지복령환은 어혈에 사용하는 고방의 기본방이다. 적작약, 목단피, 도인이 어혈을 풀어 주며 염증을 없애 주고 계지, 복령이 기상충(氣上衝)을 내려 주고 이수(利水) 작용을 촉진시킨다. 총통침법 처방의 [후계 임읍-]와 비슷한 의미이다.

2) 도홍사물탕

[도인 당귀 생지황 8 적작약 천궁 홍화 4]

도홍사물탕(桃紅四物湯)은 혈허를 보충하는 사물탕에 어혈을 해결하는 도인, 홍화를 배합한 처방이다. 사물탕을 열성어혈을 해결하기 위한 용도로 사용할 때에는 숙지황을 생지황으로 백작약을 적작약으로 바꾸고 어혈제를 배합하여 사용한다. 보혈과 활혈거어를 겸한 방의가 총통침법의 [후계 임읍-] 혹은 [태충 태백-][LV3 SP3-]와 유사하다.

3) 당귀수산

[당귀미 6 적작약 향부자 오약 소목 4 홍화 3.2 도인 2.8 계심 2.4 감초 2](주수상반酒水相半, 어혈이 뭉쳐서 변비가 생긴 경우에는 대황을 4~12g 가한다)

당귀수산(當歸鬚散)은 어혈을 해결하는 후세방의 기본방제다. 당귀미, 적작약, 도인, 소목, 홍화 등의 활혈거어제(活血祛瘀劑)가 어혈을 풀어 주며 향부자, 소목, 오약, 계심 등의 이기제(理氣劑)가 순환을 촉진시킨다. 이는 총통침법의 [후계 임읍+]와 비슷한 방의이다.

4) 통도산

[당귀 대황 망초 6 지실 지각 진피 후박 목통 홍화 소목 감초 4]

통도산(通道散)은 당귀승기탕과 지각, 진피, 목통 등의 이기제와 홍화, 소목 등의 활혈거어제가 합쳐져 있는 처방이다. 당귀가 군약(君藥)이므로 혈허와 어혈의 증후가 뚜렷하며, 경결이 심하고 변비 경향이 있는 사람에게 활용한다. 총통침법의 [후계 임읍+/곡지 삼리-]와 비슷하다.

5) 옥촉산

[숙지황 당귀 천궁 백작약 대황 망초 감초 4]

옥촉산(玉燭散)은 사물탕과 조위승기탕이 합방된 처방이다. 혈허로 인한 변비를 치료하는 것이다. 간이나 소장의 혈허와 대장의 조시를 동시에 해결하는 의미이다. 총통침법의 [후계 임읍+/곡지 삼리-][SI3 GB41+/LI11 ST36-] 혹은 [태충 태백+/곡지 삼리-][LV3 SP3+/LI11 ST36-]와 비슷한 방의이다.

6) 증미도적산

[생/건지황 목통 차전자 황금 치자 적작약 천궁 감초 4]

증미도적산(增味導赤散)은 하초의 어혈, 열울로 인한 혈림(血淋)을 치료하는 처방이다. 생/건지황, 적작약, 천궁이 활혈거어의 의미로 배합되었고 황금, 치자가 열울을 해결하며 목통, 차전자로 이뇨를 촉진시킨다. 생지황, 목통, 감초, 등심으로 구성되어 있는 도적산에 여러 가지 보완을 하였다. 총통침법의 [후계 임읍-/전곡 통곡-][SI3 GB41-/SI2 BL66-]와 비슷한 의미이다.

7) 당귀사역가오수유생강탕

[생강 16 대조 12 목통 감초 8 계지 세신 작약 당귀 6 오수유 4]

당귀사역가오수유생강탕(當歸四逆加吳茱萸生薑湯)은 생강, 목통, 계지, 세신, 오수유가 혈맥을 온통(溫通)시키며 대조, 감초, 작약, 당귀가 영혈(營血)을 보충한다. 반드시 혈맥순환을 촉진시키면서 온양하기 위해서는 영혈(營血: 혈액)과 양기(陽氣) 두 가지가 모두 필요하다. 총통침법의 [후계 임읍+]와 같다.

8) 대영전

[숙지황 12~28 당귀 8~20 구기자 두충 8 우슬 6 육계 감초 4~8]

대영전(大營煎)은 소장의 수성화물을 촉진하여 하초를 온양하고 생혈(生血)하는 의미의 처방으로 이해하는 것이 합당하다. 소장에서 혈의 생성이 과도하게 부족해진 상황에 사용하는 방제로 주로 여성의 생리양이 많이 줄어들거나 생리주기가 많이 늦어지는 상황에서 주로 사용된다. 숙지황, 당귀가 소장의 혈을 보충하는 군신제(君臣劑)이며 구기자가 이를 보좌한다. 두충이 보충된 혈을 모아서 자궁에 집중시키는 역할을 하며, 우슬과 육계가 하초를 순환시키는 역할을 한다. 소장의 양기가 부족한 경우에는 부자, 육계를 8~12g으로 증량하여 군신제(君臣劑)로 사용한다.

6. 소장의 총통활용처방

1) 수족냉증 [후계 임읍+][SI3 GB41+]
주로 혈허와 혈맥의 양기부족으로 발생되는 경우가 많다. 어혈의 정체로 인해 혈허가 유발되는 경우도 상당하다.
- 상지>하지: 생강 16 계지 대조 12 부자 세신 6 당귀 천궁 적작약 숙지황 감초 4(음허성 양허)
- 상지>하지: 생강 16 계지 12 당귀 숙지황 8 백작약 천궁 부자 세신 6 감초 4(혈허성 양허)
- 하지>상지: 생강 계지 12 당귀 숙지황 8 적작약 도인 목단피 부자 세신 6 감초 4(어혈성 양허)
- 하지>상지: 부자 육계 16 생강 우슬 12 계지 숙지황 당귀 8 세신 백작약 천궁 6 감초 4(한증 심함)

2) 한포진 [후계 임읍±/전곡 통곡±][SI3 GB41± SI2 BL66±]
대부분 혈허나 어혈로 인한 혈열에 의하여 손발에 수포성 포진이 발생된다. 치료의 핵심은 혈열을 유발시킨 원인을 해결해 주는 것이며, 수포를 없애는 것이 아니다. 수포는 혈열을 해결하기 위한 인체의 정상적인 반응이다. 피부질환의 실열과 허열은 열감과 통증과 소양감으로 구분한다.
열증과 통증이 심하게 호소하는 경우는 실열이므로 독맥과 소장의 열울을 소통시키고 청열사화의 효능으로 소장과 혈맥의 열을 적극적으로 내리기 위한 [후계 임읍-/전곡 통곡-][SI3 GB41-/SI2 BL66-]를 활용하며, 소양감을 호소하는 경우에는 허열이므로 소장과 독맥을 추동하고 자음강화의 효능으로 [후계 임읍+/전곡 통곡+]를 활용한다.

- 혈허성 혈열: 적작약 목단피 생지황 8 당귀미 천궁 6 백출 적복령 택사 황금 황련 황백 치자 4

- 어혈성 혈열: 적작약 목단피 8 도인 계지 적복령 6 백출 택사 황금 황련 황백 치자 4

참고 〈간과 심장의 병리로 인한 한포진〉

▶ **간의 병리**

- 간음허열: 생지황 36 갈근 적작약 12 당귀 구기자 목단피 8

- 간수기 열울: 백출 적복령 택사 6 시호 황금 황련 황백 치자 4~8

▶ **심장 · 심포의 병리**

- 심장 · 심포 음허열울: 생지황 36 맥문동 적복령 12 계지 대조 목단피 8 백출 황련 6 생감초 치자 4

---

3) 하복부 냉증 [후계 임읍+][SI3 GB41+]

- 소장허한방 어혈성: 당귀 24 천궁 16 부자 육계 12 두충 우슬 8 숙지황 백작약 파고지 호로파 6

- 소장허한방 혈허성: 당귀 숙지황 20 부자 육계 12 두충 우슬 8 백작약 천궁 파고지 호로파 6

4) 혈허, 어혈, 혈열과 관련된 제반증상

소장은 어혈을 해결하고 생혈하는 관점에서는 간과 연관성이 있다. 수성화물하여 액을 흡수하는 관점에서는 비장과 관련이 많다. 코와 관련하여 조열성 코질환을 유발하는 면에 있어서는 폐와 연관된다. 혈맥을 소통시키는 관점에서는 심장과 관련이 많다. 혈허, 어혈, 혈열과 관련된 제반증상들은 관련 장부 병리를 감안하여 적절히 배오해서 활용하면 된다.

- 혈허: 당귀 숙지황 20 천궁 백작약 12
- 어혈: 적작약 도인 목단피 적복령 계지 6 홍화 소목 4
- 혈열: 적작약 생지황 목단피 8 당귀 6 황금 황련 황백 치자 4

2장

방광(膀胱)

1. 방광경락유주

방광족태양지맥, 기어목내자, 상액, 교전상. 기지자, 종전, 지이상각. 기직자, 종전 입락뇌, 환출별하항, 순견박내, 협척, 저요중, 입순려, 락신, 속방광. 기지자, 종요중, 하관둔 입괵중. 기지자, 종박내좌우, 별하관갑, 협척내, 과비추, 순비외후렴, 하합괵중, 이하관천내, 출외과지후, 순경골, 지소지외측단.

足太陽之脈, 起於目內眥[睛明穴], 上額, 交巓上[百會穴]. 其支者, 從巓[頂爲中, 頂前曰顙, 頂後曰腦, 頂左右曰角], 至耳上角. 其直者, 從巓入絡腦, 還出別下項, 循肩髆內, 挾脊, 抵腰中, 入循膂, 絡腎, 屬膀胱. 其支者, 從腰中, 下貫臀, 入膕中 [膕謂膝解之後, 曲脚之中也. 卽委中穴]. 其支者, 從髆內左右, 別下貫胛[胛謂兩髀骨下竪起肉也], 挾脊內, 過髀樞[髀骨節也. 卽環跳穴], 循髀外後廉, 下合膕中, 以下貫腨內[足肚曰腨], 出外踝之後[崑崙穴], 循京骨[穴名也], 至小指外側端[至陰穴也. 自此交入足少陰].

족태양맥은 안쪽 눈초리[정명혈]에서 일어나 이마로 올라가 정수리[백회혈]에서 만난다. 그 가지는 정수리[정수리는 가운데다. 정수리 앞을 신(顙)이라 하고, 정수리 뒤를 뇌(腦)라 한다. 정수리의 좌우를 각(角)이라 한다]에서 귀 위쪽으로 간다.

곧게 내려오는 가지는 정수리에서 들어가 뇌와 이어졌다가 돌아 나온다. 갈라져서 목 뒤로 내려가고, 어깻죽지 안쪽, 척추를 따라가 허리 가운데에 도달하여 등골을 따라 들어가 신(腎)에 이어지고 방광에 닿는다. 그 가지는 허리 가운데에서 엉덩이를 뚫고 오금으로 들어간다[오금이란 무릎관절의 뒤쪽이며 다리가 굽어지는 곳이니, 위중혈이다]. 다른 가지는 어깻죽지 안쪽에서 좌우로 갈라져 등심을 뚫고 내려가서[등심은 양쪽 넓적다리뼈로 내려가며 솟아오른 근육이다] 척추 안쪽을 따라 비추[넓적다리뼈의 관절이니, 환도혈이다]를 지난다. 넓적다리의 바깥쪽 뒤를 따라 내려가 오금에서 합쳐진 뒤 장딴지[종아리의 불룩한 부분을 장딴지라 한다] 안쪽을 뚫고 내려가 바깥쪽 복숭아뼈의 뒤[곤륜혈]로 나온다. 경골[혈명이다]을 따라 새끼발가락 바깥쪽 끝[지음혈이다. 여기서 족소음과 만나며 들어간다]에 이른다.

   The bladder meridian originates from the inner canthus of the eye (BL1) and ascends to the forehead and meets at the vertex (GC20). Its collateral vessel branches out from the vertex (Vertex means the most superior point of the head; forehead means GV24; occiput means GV17; left and right mean the frontal angle.) and goes above the ear. Another branch that descends straight goes into the vertex and is connected to the brain then comes out to the nape, moves along the medial aspect of the shoulder and the spine, reaches the midline of the back, enters into the backbone, connects to the kidney, and reaches to the urinary bladder. Its collateral penetrates throughout the buttocks from the midline of the back, and enters into the popliteal region (the popliteal region is located in the back of the knee joint, where the leg bends, which is BL40). A second branch descends from the shoulder, divides into two on the left and right side, penetrates into the thigh muscle, (here, thigh muscle implies the muscle that is elevated as it goes down on both sides of the thigh), goes along the inside of the spine and passes the hip joint – the joint of the femur, which is GB30. It then moves along the posterolateral side of the thigh and joins at the popliteal fossa with the other branch. Then it penetrates through the calf, which is the elevated part of the leg, then descends downward and comes out to the posterior aspect of the lateral malleolus (BL60). It moves along BL64 and reaches to the tip of the little toe (BL67; here the meridian meets with the kidney meridian and enters).

2. 방광의 생리

주도지관, 진액장언, 기화즉능출언근, 방광주근, 골 태양병외감

膀胱者 洲都之官 津液藏焉 氣化卽能出矣, 膀胱主筋, 腎主骨 膀胱主骨, 太陽病

3. 방광의 병리상황

1) 방광외감해기방 [지음 상양-/위중 삼리+][BL67 LI1-/BL40 ST36+]

[지음 상양-]는 방광이 주관하는 후면부의 피모에 감촉된 외사를 발산시키는 처방이다. 계지, 마황, 생강 등과 같은 발산풍한의 효능이 있는 약들을 배오하여 사용한다. 계지각반탕이 그런 종류의 처방이다. [위중 삼리+]는 뭉친 기육에 진액을 보충하여 해기시키는 처방이다. 외감초기에 오한발열에 의해 기육의 진액이 모손되면 몸살이 생겼을 때에도 유효하며, 과도한 근육사용으로 기육이 뭉친 경우에도 효과적이다. 갈근, 백작약, 대조, 감초 등의 약들을 배오하여 사용한다. [BL67 LI1-/BL40 ST36+]의 방의는 갈근탕과 비슷하다.

- 갈근탕: 갈근 12 마황 생강 대조 6 계지 백작약 감초 4

2) 방광수습배출방 [지음 상양+/위중 삼리-][BL67 LI1+/BL40 ST36-]

방광에 정체된 수습을 배출시키는 처방이다. 수습이 정체될 수 있는 방광의 영역

은 뇌, 안구(眼球), 귀(耳), 항부(項部), 배부(背部), 둔부(臀部), 방광, 하지(下肢) 등의 후면부이다. 위와 같은 후면부의 수습정체로 인한 모든 질환에 응용이 가능하다. 이는 오령산을 사용하는 것과 같다.

　- 오령산: 택사 10 백출 적복령 저령 6 계지 4

3) 방광습열방 [위중 삼리-/곤륜 양곡-][BL40 ST36-/BL60 SI5-]

방광에 정체된 습열을 해소시키는 처방이다. 방광의 수습을 배출시키는 사령산과 함께 열울을 해결하는 지모, 황백 등을 배오하여 사용한다.

　- 방광습열방: 택사 10 지모 황백 8 백출 적복령 저령 6

4) 방광경근소통방 [위중 삼리+/속골 임읍±][BL40 ST36+/BL60 GB41±]

방광의 기육(肌肉)을 해기(解肌)시키고 경근(經筋)을 소통시키는 처방이다. 계지탕, 계지가갈근탕, 계지가작약탕의 의미와 비슷하다.

　- 계지탕: 계지 백작약 생강 대조 6 감초 4
　- 계지가갈근탕: 갈근 12 계지 백작약 생강 대조 6 감초 4
　- 계지가작약탕: 백작약 12 계지 생강 대조 6 감초 4

5) 방광한열방 [속골 임읍±/곤륜 양곡±][BL65 GB41±/UB40 SI5±]

방광의 경락과 경근을 소통시키면서 한열편차를 조절하는 의미로 침 치료에 특화되어 있는 처방이다.

4. 방광의 병리와 총통기본처방

[지음 상양-/위중 삼리+][BL67 LI1/BL40 ST36+]
　- 방광외감방: 갈근 12 마황 생강 대조 6 계지 작약 감초 4

[지음 상양-/위중 삼리-][BL67 LI1-/BL40 ST36-]

– 방광습울방: 택사 10 백출 복령 저령 6 육계 2

[위중 삼리-/곤륜 양곡-][BL40 ST36-/BL60 SI5-]

– 방광습열방: 택사 10 지모 황백 8 백출 적복령 저령 6

[위중 삼리+/속골 임읍][BL40 ST36+/BL65 GB41±]

– 방광경근소통방 : 갈근 12 백작약 계지 8생강 대조 6 감초 4

5. 방광의 기본방제

오령산, 계마각반탕, 갈근탕, 우공산, 대분청음.

1) 오령산

[택사 10 백출 적복령 저령 6 육계 2]

오령산은 방광의 습울을 배출시키는 기본방제로 태양증이 속으로 들어간 번갈이 있고 소변이 잘 나오지 않는 경우를 치료한다. 방광의 습울을 이수(利水)시키는 사령산과 육계가 배합된 처방이다. 육계는 가볍게 온양하여 전음(前陰)을 열어 주는 역할을 한다. 좌사약으로 배합된 육계는 [지음 상양+][BL67 LI1+]의 방의와 같으며 사령산은 [위중 삼리-][BL40 ST36-]와 같은 의미이다.

2) 계마각반탕

[① 마황 6 행인 계지 백작약 4 생강 대조 감초 3

② 계지 6 백작약 생강 대조 감초 마황 행인 4]

계마각반탕은 방광의 표부가 풍한의 외감에 대처하는 모습을 보여 주는 처방이다. 총통침법의 [지음 상양-/위중 삼리+]와 비슷하다. 마황, 계지, 생강이 외감의 풍한을 발산시키는 의미로 [지음 상양-]와 유사하다. 또한 백작약, 대조, 감초가 방광기육의 진액을 보존하는 의미로 사용되어 [위중 삼리+]와 비슷하다.

3) 갈근탕

[갈근 12 마황 생강 대조 6 계지 백작약 감초 4]

갈근탕은 풍한의 외사가 견항부(肩項部)에 감촉되어 오한발열이 생기고 그로 인해 기육의 진액이 소모되어 항배강기(項背强肌)가 된 상황을 치료한다. 방광기육의 진액을 견정부로 끌어올려 해기(解肌) 작용을 하는 갈근이 군약으로 배합되었다. 총통침법의 [지음 상양-/위중 삼리+/속골 임읍-]와 비슷한 의미이다.

4) 우공산

[반하 진피 적복령 백출 택사 저령 목통 황금 치자 4 승마 1.2 감초 0.8]

우공산(禹功散)은 이진탕과 사령산이 합방되고 황금, 치자, 승마 등의 청열제(清熱劑)가 배합된 처방이다. 오령산에 육계가 배합된 것과 상반된 조합이다. 담음(痰飲)과 습열울(濕熱鬱)로 인한 모든 소변불통을 치료한다. 총통침법의 [곤륜 양곡-/위중 삼리-][BL60 SI5-/BL40 ST36-]와 방의와 같다.

5) 대분청음

[택사 저령 적복령 목통 차전자 치자 지각 4]

대분청음(大分淸飮)은 습열로 소변이 잘 안 나오는 경우에 사용한다. 방광의 습울을 해소하는 처방이다. 오령산에서 비위에 작용하는 백출이 빠지고 방광에 작용하는 목통, 차전자 등이 배합된 것을 볼 수 있다. 또한 열울과 기체(氣滯)를 해결하기 위하여 치자와 지각이 배합되었다. 총통침법 처방의 [곤륜 양곡-/위중 삼리-]와 비슷한 방의를 가진다.

6. 방광의 총통활용처방

1) 한성 소변불통 [지음 상양+/위중 삼리-][BL67 LI1+/BL40 ST36-]

– 오령산: 택사 10 백출 적복령 저령 6 육계 2

오령산은 태양증이 속으로 들어간 번갈이 있고 소변이 잘 나오지 않는 경우를 치료한다. 방광의 습울을 배출시키는 기본방제다. 방광의 습울을 이수(利水)시키는 사령산과 육계가 배합된 처방이다. 육계는 가볍게 온양하여 전음(前陰)을 열어 주는 역할을 한다. 좌사약으로 배합된 육계는 [지음 상양+]의 방의와 같으며 사령산은 [위중 삼리-]와 같은 의미이다.

2) 풍한외감 [지음 상양-/위중 삼리+][BL67 LI1-/BL40 ST36+]

– 계마각반탕: ① 마황 6 행인 계지 백작약 4 생강 대조 감초 3

② 계지 6 백작약 생강 대조 감초 마황 행인 4

계마각반탕은 방광의 표부가 풍한의 외감에 대처하는 모습을 보여 주는 처방이다. 총통침법의 [지음 상양-/위중 삼리+]와 비슷하다. 마황, 계지, 생강이 외감의 풍한을 발산시키는 의미로 [지음 상양-]와 유사하다. 또한 백작약, 대조, 감초가 방광경기육의 진액을 보존하는 의미로 사용되어 [위중 삼리+]와 비슷하다.

3) 풍한외감 근육통 [지음 상양-/위중 삼리+/속골 지음-][BL67 LI1-/BL40 ST36+/BL65 GB41-]

– 갈근탕: 갈근 12 마황 생강 대조 6 계지 백작약 감초 4

갈근탕은 풍한의 외사가 견항부(肩頂部)에 감촉되어 오한발열이 생기고 그로 인해 기육의 진액이 소모되어 항배강기(項背强肌)가 된 상황을 치료한다. 방광기육의 진액을 견정부로 끌어올려 해기(解肌) 작용을 하는 갈근이 군약으로 배합되었다. 총통침법의 [지음 상양-/위중 삼리+/속골 임읍-]의 복합처방과 비슷한 의미이다.

4) 열울성 소변불통 [곤륜 양곡-/위중 삼리-][BL60 SI5-/BL40 ST36-]

① 우공산: 반하 진피 적복령 백출 택사 저령 목통 황금 치자 4 승마 1.2 감초 0.8

우공산은 이진탕과 사령산이 합방되고 황금, 치자, 승마 등의 청열제(淸熱劑)가 배합된 처방이다. 오령산에 육계가 배합되는 것과 상반된 조합이다. 담음(痰飮)과 습열울(濕熱鬱)로 인한 모든 소변불통을 치료한다. 총통침법의 [곤륜 양곡-/위중 삼리-]와 방의와 같다.

② 대분청음: 택사 저령 적복령 목통 차전자 치자 지각 4

대분청음은 습열로 소변이 잘 안 나오는 경우에 사용한다. 방광의 습울을 해소하는 처방이다. 오령산에서 비위에 작용하는 백출이 빠지고 방광에 작용하는 목통, 차전자 등이 배합된 것을 볼 수 있다. 또한 열울과 기체(氣滯)를 해결하기 위하여 치자와 지각이 배합되었다. 총통침법 처방의 [곤륜 양곡-/위중 삼리-]와 비슷한 방의를 가진다.

3장

담낭(膽囊)

1. 담경락유주

담족소양지맥, 기어목예자, 상저두각, 하이후, 순경, 행수소양지전, 지견상, 각교출수소양지후, 입결분. 기지자, 종이후, 입이중, 출주이전, 지목예자후, 하대영, 합어수소양, 저어졸, 하가협거, 하경, 합결분, 이하흉중, 관격, 락간, 속담, 순협리, 출기가, 요모제, 횡입비염중. 기직자, 종결분, 하액, 순흉중, 과계협, 하합비염중, 이하순비양, 출슬외렴, 하외보골지전, 직하저절골지단, 하출외과지전, 순족부상, 출소지차지지단. 기지자, 별부상, 입대지지간, 순대지기골내, 출기단, 환관조갑, 출삼모.

足少陽之脈, 起於目銳眥, 上抵頭角, 下耳後, 循頸, 行手少陽之脈前, 至肩上, 却交出手少陽之後, 入缺盆. 其支別者, 從耳後, 入耳中, 出走耳前, 至目銳眥後, 下大迎, 合于手少陽, 抵於頗, 下加頰車, 下頸, 合缺盆, 以下胸中, 貫膈, 絡肝, 屬膽, 循脇裏, 出氣衝[穴名], 繞毛際, 橫入髀厭中[卽環跳穴]. 其直者, 從缺盆, 下腋, 循胸中, 過季脇[脇骨曰肋, 肋盡處曰季脇], 下合髀厭中[腹下腿上節處, 是也], 以下循髀陽, 出膝外廉[陽陵泉穴], 下外輔骨之前[輔骨, 謂輔佐行骨, 在骱之外骨], 直下抵絕骨之端[陽輔穴], 下出外踝之前[丘墟穴], 循足跗上, 出小指次指之端[本節前, 俠谿穴, 本節後, 臨泣穴, 末乃竅陰穴]. 其支者, 別跗上, 入大指之間, 循大指岐骨內,出其端, 還貫爪甲, 出三毛[自此交入足厥陰].

족소양맥은 눈초리에서 일어나 두각(頭角)으로 올라갔다가 귀 뒤쪽으로 내려가고, 목을 따라 수소양맥의 앞으로 지나간다. 어깨 위에서 교차하여 수소양의 뒤로 나오고 결분으로 들어간다. 그 갈라진 가지는 귀 뒤에서 귀 가운데로 들어갔다가 귀 앞으로 나와 눈초리에 도달한 뒤, 대영으로 내려가 수소양과 만나고, 관골에 도달하였다가 협거로 내려가고, 목을 따라 내려가 결분에서 합쳐진다. 여기서 흉중으로 내려가 횡격막을 뚫고 간에 이어지고 담에 닿는다. 옆구리 속을 따라가다가 기충[혈명]으로 나와 털 가장자리를 돌아 넓적다리 관절[환도혈]로 들어간다. 곧게 내려가는 가지는 결분에서 겨드랑이로 내려가 흉중을 따라 계협[갈비뼈를 늑(肋)이라 하고, 늑골의 아래쪽 부위를 계협(季脇)이라 한다]을 지나 넓적다리 관절[배 아래, 넓적다리 위의 마디가 이곳이다]에서 합쳐진다. 여기서 넓적다리 바깥쪽, 무릎 바깥쪽 모서리[양릉천혈]를 따라 비골(腓骨)[보골(輔骨)이라고도 하는데, 경골(脛骨)의 바깥쪽에서 경골을 보좌하는 모양을 말한 것이다]의 앞쪽으로 내려간다. 절골의 끝[陽輔穴]까지 곧게 내려가 바깥쪽 복숭아뼈 앞[丘墟穴]으로 나온 뒤, 발등 위를 지나 넷째 발가락 끝[본절의 앞이 협계혈, 본절의 뒤가 임읍혈, 끝은 규음혈이다]으로 나온다. 그 가지는 별도로 발등에서 나와사 엄지발가락과 검지발가락 사이로 들어가 엄지발가락 안쪽을 순행하여 그 끝으로 나와 발톱을 뚫고 삼모(三毛)부위[여기서 족궐음과 만나며 들어간다]로 나온다.

The gallbladder meridian originates at the outer canthus of the eye. It ascends to the corner of the forehead and descends along the posterior aspect of the ear. From there, it proceeds along the neck in front of the triple energizer meridian, then at the top of the shoulder, descends diagonally, and runs behind the triple energizer meridian. Finally, the meridian turns downward into the supraclavicular fossa. One branch emerges behind the auricle and enters the ear. Emerging in front of the ear, it reaches the outer canthus, and proceeds downward to ST5.

Then crossing the triple energizer meridian, it returns upward to the infraorbital region before descending again to the neck along ST6, where it joins the original meridian in the supraclavicular fossa. From here, it descends further into the chest, crossing the diaphragm, and connects with the liver before joining the gallbladder. Continuing along the inside of the ribs, it emerges in the inguinal region of the lower abdomen at ST30 and winds around the genitals, and submerges again in the hip at GB30. Yet another vertical branch runs downward from the supraclavicular fossa to the axilla and the lateral aspect of the chest joining GB30. Its joint is located between the abdomen and the thigh. It continues down the lateral side of the thigh and knee, passing along the anterior aspect of the fibula (GB38) to its lower end. Here, it runs in front of the lateral malleolus GB40, goes further to the dorsum of the foot, and ends at the tip of the 4th toe. Distal to the 4th metatarsophalangeal is GB43, proximal to the proximal phalanx is GB42, and the tip of the toe GB44. Another branch starts from the dorsum of the foot, runs between the 1st and 2nd metatarsal bones to the tip of the great toe, then turns back to the hairy region of the great toe (from here it connects with the liver meridian).

2. 담의 생리

중정지관 결단출언, 기항지부, 중정지부, 담주소설, 담주골 현종-수회, 양릉천-근회

中正之官 決斷出焉, 寄恒之府, 中精[1]之府, 膽主疏泄, 膽主骨, 懸鐘-髓會, 陽凌

---

1   정(精): 1. 뼛속에 있는 골수 2. 천지만물을 생성하는 원천이 되는 기운.

泉-筋會

3. 담의 병리상황

1) 담음허방 [협계 통곡+][GB43 BL66+]

담음(膽陰)을 보충하는 처방이다. 담음(膽陰)은 골수를 보충하고 안정시키는 역할을 한다. 광의적 의미로는 정신정지계통에 작용하여 신지(마음)를 안정시키는 역할과 골수를 보충하여 소관절을 부드럽게 하고 영양하는 역할을 한다. 첫 번째 경우는 보혈안신(補血安神) 하는 처방과 비슷하며, 두 번째 경우는 골수를 보충하는 처방과 비슷하다. 담음을 보충하는 처방은 이 두 가지 경우에 준해서 사용한다. 인삼, 대조, 감초, 작약이 담음(膽陰)을 보충하는 본초에 해당한다.

2) 담열울 외감방 [양보 지구-/규음 상양-][GB38 SJ6-/GB44 LI1-]

담의 열울과 외감, 담음 등을 해결하는 처방이다. 방의가 소시호탕과 유사하다. 대상포진 병리가 소양경 변증이라면 활용할 처방이다.

3) 담경근 한열방 [임읍 중저±/양보 지구·양곡±][GB41 SJ3±/GB38 SJ6·SI3±]

담의 경락과 경근을 소통시키고 한열편차를 조절하는 처방이다.

4) 담경근 외감방 [임읍 중저±/규음 상양-][GB41 SJ3± GB44 LI1-]

담의 경락과 경근을 소통시키고, 가벼운 부종과 멍울, 피부의 감각이상을 해결하는 처방이다.

4. 담의 병리와 총통기본처방

1) 담열담방 [양보 양곡 · 지구-/규음 상양-][GB38 SI5 · SJ6-/GB44 LI1-]

담의 열울을 해소하고, 풍습열을 흩어 주는 처방이다. 시호, 황금으로 담의 열울을 해소하고 반하, 생강으로 담음을 해결하는 소시호탕이 기본방이다.

- 담열담방: ① 시호 반하 12 황금 인삼 생강 대조 감초 6

② 시호 12 황금 8 반하 인삼 생강 4 대조 감초 2

③ 생지황 36 시호 12 황금 8 생강 대조 감초 6 반하 천화분 패모 4

2) 담음허열방 [협계 통곡+/양보 양곡 · 지구-][GB43 BL66+/GB38 SI5 · SJ6-]

담음(膽陰)을 보충하고 담(膽)의 열울을 내리는 처방이다. 시호, 지실은 간담이 열로 인한 가벼운 열담을 해결하며 작약, 감초는 간담음을 보충한다. 열담이 심한 경우에는 황금, 치자, 청호, 용담초 등의 청열제와 반하, 생강 등 거담제를 배오한다. 시호와 작약은 소간해울(시호), 보간음(작약)의 효능이 있는 중요한 조합이다. 방의가 사역산과 유사하다.

5. 담의 기본방제

소시호탕, 시진탕, 인진대황탕, 시평탕, 갈근해기탕, 사역산, 소요산, 대시호탕, 용담사간탕.

1) 소시호탕

[① 시호 반하 12 황금 인삼 생강 대조 감초 6
② 시호 12 황금 8 반하 인삼 생강 4 대조 감초 2]

소시호탕은 담열에 의한 담음(痰飮)과 한열왕래를 해결하는 대표 기본방제다. 시호, 황금은 담의 熱鬱(열울)을 해소하며 반하, 생강은 담음(痰飮)을 해결하고 인삼, 대조, 감초가 진액을 보충한다. 반하사심탕과의 차이점은 황련 대신에 시호를 군약으로 사용한다는 것과 건강을 생강으로 사용한다는 것뿐 거의 대동소이한 처방이다. 시호가 군약으로 사용되었으므로 담의 열울이 비장의 운화불량과 담음을 유발시키는 경우에 사용하는 처방으로 이해하는 것도 가능하다.

반하사심탕을 사용할 경우에는 심하부(心下部)의 경결과 압통이 보조적으로 같이 나타난다. 방약합편의 처방에는 황금이 신약(臣藥)으로 배오되어 담열(膽熱)로 인한 병리를 강조하였고, 고방에서는 반하가 군약(君藥)으로 사용되어 열담의 병리를 강조했다. 환자의 상황에 따라 구별하여 사용하는 것이 필요하다.

총통침법의 [양보 양곡 · 지구-/규음 상양-][GB38 SI5 · SJ6-/GB44 LI1-]와 비슷하다.

2) 시진탕
[시호 반하 8 황금 생강 인삼 진피 복령 4 대조 감초 2]

시진탕은 소시호탕과 이진탕이 합방된 처방으로 소시호탕에 비하여 담음의 해결에 좀 더 비중을 두고 있는 처방이다. 12g으로 군약으로 사용되던 시호의 용량이 8g으로 줄었으며 담음의 해결을 위해서 복령과 진피가 추가되었다. 또한 비음을 보충하는 인삼, 대조, 감초의 용량이 모두 줄어들어 있다. 약물의 가감으로만 생각해보자면 소시호탕 원방에 진피, 적복령만 추가된 처방이다. 소화기 장애를 좀 더 해결하기 위한 처방 구성이라고 볼 수 있다. 상황에 따라서 군신좌사를 조절하여 다양한 용량으로 사용할 수 있다.

[① 시호 12 반하 황금 8 생강 진피 6 인삼 대조 감초 4

② 시호 반하 8 황금 생강 진피 적복령 6 인삼 대조 감초 4

③ 시호 반하 12 진피 적복령 8 황금 생강 6 인삼 대조 감초 4]

3) 인진대황탕

[인진 치자 시호 황백 황금 승마 대황 4 초룡담 2]

상한으로 담열이 심하여 황달이 된 경우를 치료한다. 인진[2]은 우리나라에서 더위지기라고 부르는 쑥을 말하며, 습열이나 한습에 의한 황달 모두에 좋은 약물이다. 총통침법에서 담열울을 해소를 위한 [양보 양곡 · 지구−]와 청열사화를 해 주는 [협계 통곡−]를 배오하는 처방과 비슷하다.

4) 시평탕

[시호 창출 8 진피 후박 황금 반하 생강 4 인삼 대조 감초 2]

시평탕(柴平湯)은 소시호탕과 평위산이 합방된 처방이다. 담열(膽熱)에 의한 한열왕래와 담음(痰飮)이 있는 사람이 식적을 겸한 경우에 사용한다. 이 경우에도 시호의 용량을 줄이고 식적의 해결에 중점을 두고 있다. 담(膽)의 병리가 우선이라면 [양보 양곡 · 지구−][GB38 SI5 · SJ6−]를 사용하며, 위장의 병리가 우선이라면 [함곡 임읍−/해계 양곡 · 지구−][ST43 GB41−/ST41 SI5 · SJ6−]를 사용한다.

5) 갈근해기탕

[시호 황금 석고 갈근 승마 적작약 길경 백지 생강 4 대조 감초 2]

갈근해기탕(葛根解肌湯)은 담의 열을 해결하는 시호, 황금과 위음(胃陰)을 보충하고 해기발표(解肌發表)하는 승마갈근탕에 위열을 내리는 석고를 더하고 흉부에 생긴 담음(phlegm)을 해결하기 위하여 길경, 백지를 더한 처방이다. 소양 · 양명의 합병으로 위장과 담의 열울로 인해 열담(phlegm heat)이 생긴 상황에서 사용하는 처방이다. 총통침법 처방의 [내정 통곡+/해계 지구−/여태 상양−][ST44 BL66+/ST41 SJ6−/ST45 LI1−]와 비슷한 방의이다.

이와 같이 군신좌사 없이 동량으로 배오된 처방은 병리상황에 따라 알맞게 군신

---

2 인진은 청호와 다르다. 청호는 개똥쑥이라 부르며 여름 더위를 먹거나 허열에 활용한다.

좌사를 정하라는 의미이다. 담의 열과 위장의 열이 착잡된(혼합된) 상태이므로 복진을 통해 우위를 확인한 다음에 군신을 정해서 사용하면 된다.

담의 열울이 위주이며 위장의 열울이 보조적으로 착잡된 상태라면 [시호 12 황금 석고 갈근 8 승마 적작약 생강 길경 백지 4 대조 생감초 2] 정도로 처방을 사용한다.

위장의 열울이 위주이며 담의 열울이 같이 있는 상태라면 [석고 16 갈근 12 시호 승마 8 황금 적작약 길경 백지 4 대조 생감초 2] 정도로 처방을 활용한다.

6) 사역산

[시호 작약 지실 감초 6~8]

사역산(四逆散)은 간담(肝膽)의 겸병에 사용하는 기본방제다. 시호, 지실은 간담의 열로 인한 가벼운 열담을 해결하며 작약, 감초는 간음을 보충한다. 시호와 작약은 소간해울(시호), 보간음(작약)의 효능이 있는 중요한 조합이다. 이 경우는 일월(GB24), 천추(ST25), 소복(Lower abdominal quadrant/ST27&ST28)의 복진이 동시에 나타나는 경우가 많다. 대략 간담의 음부족과 허열, 대장의 복만이 합쳐진 상황으로 볼 수 있으며, 상황이 심각해지면 대시호탕을 사용해야하는 병리로 발전한다. [곡천 음곡+/곡지 삼리-][LV8 KD10+/LI11 ST36-]와 비슷한 의미이다. 사역산은 실제 임상에서의 활용보다는 시호와 작약이 배합된 기본방제로서의 의미가 크다. 사역산은 상황에 따라 소요산이나 청간탕으로 발전된다.

7) 소요산

[① 시호 적작약 당귀 맥문동 백출 적복령 4 감초 박하 2(『의학입문』)
 ② 시호 적작약 당귀 백출 적복령 6 건강 감초 박하 2(『화제국방』)]

소요산(逍遙散)은 간음허와 허열로 인한 간양상항과 위장의 소화장애를 동반한 경우에 사용하는 처방이다. 시호, 적작약은 간음허열을 해결하며, 적작약, 당귀는 간음혈을 보충한다. 맥문동, 감초는 음액을 보충하며, 박하는 시호의 청열 작용을 돕는다. 백출, 적복령은 소화장애를 해결한다. 맥문동 대신 건강을 배합되는 경우는 이중탕의 의미로 평소 체열이 낮은 비양허 환자의 운화를 돕기 위해서이다. 간의 병리는 위장의 강탁에 영향을 주는 경우가 많다. 간의 유주가 위장을 지나간다는 것을 생각하자. 총통침법의 [곡천 음곡+/함곡 임읍±][LV8 KD10+/ST43 GB41±]와 비슷한 의미이다.

13) 대시호탕

[① 시호 16 황금 백작약 10 대황 8 지실 6 반하 4
② 시호 12 반하 8 황금 백작약 대조 6 생강 대황 지실 4]

대시호탕(大柴胡湯)은 담의 열담이 간과 대장에 영향을 미쳐서 간음부족과 대장의 복만, 조시를 형성한 경우에 사용한다. 이는 소시호탕, 사역산, 소승기탕 등의 기본방제들이 합쳐진 개념으로 이해할 수 있다. 담의 열울과 담음, 간음부족, 대장의 복만과 조시의 상태를 고려하여 처방을 구성하여 사용하는 것이 효과적이다.

소시호탕과 마찬가지로 담의 열울을 해결하는 시호, 황금과 담음을 해결하는 반하, 생강이 배합되어 담의 열담을 해결하는 것은 동일하다. 하지만 인삼, 대조, 감초를 대신하여 백작약, 대황, 지실이 들어가서 대장의 조시(변비)와 복만을 해결한다.

총통침법의 [양보 지구-/곡천 음곡+/곡지 삼리-][GB38 SJ3-/LV8 KD10+/LI11 ST36-]와 비슷하다.

14) 용담사간탕

[시호 용담초 택사 4 목통 차전자 적복령 생지황 당귀 치자 황금 감초 2]

용담사간탕(龍膽瀉肝湯)은 간담의 열울이 음부의 습열을 조장하여 음정(陰精)[3]과

---

3   부인과(婦人科) 질환의 하나. 여자의 음중(陰中)에 어떤 물질이 돌출되어 나오는 병증. 자궁탈수(子宮脱垂), 음도벽팽출(陰道壁膨出), 음치(陰痔), 음탈(陰脱) 등을 포괄한다.

음양창(陰痒瘡)[4]을 유발한 경우에 사용한다. 간담의 열울을 해결하기 위하여 시호, 용담초, 치자, 황금, 생지황 등이 사용되고 간혈을 보충하며 간의 수기를 배출하기 위하여 생지황, 당귀, 택사, 복령, 목통, 차전자가 배합되었다.

충통침법 처방의 [행간 소부-/곡천 음곡-][LV2 HT8-/LV8 KD10-]와 비슷하다.

용담사간탕은 간담의 열울을 해결하는 본초인 시호, 황금, 용담초, 치자, 생지황 등과 수기를 배출시키는 목통, 차전자, 택사, 적복령 등과 간혈을 보충하는 생지황, 당귀가 비슷한 용량으로 배합되어 있다. 구체적인 상황에 따라 처방을 자유롭게 구사할 수 있다. 간의 병리를 중심으로 보자면 당귀작약산에 청열제를 가감한 처방으로도 이해할 수 있다.

[적작약 생지황 시호 12 백출 적복령 택사 황금 8 당귀 천궁 6치자 용담초 4]

6. 담의 충통활용처방

1) 대상포진 치료방 [양보 양곡 · 지구-/규음 상양-][GB38 SI5 · SJ6-/GB44 LI1-]

- 소양경 대상포진 처방[5]: 생지황 36 시호 12 황금 8 생강 대조 생감초 6 반하 천화분 패모 4
- 시진탕: 시호 반하 8 황금 생강 인삼 진피 복령 4 대조 감초 2

시진탕은 소시호탕과 이진탕이 합방된 처방으로, 소시호탕에 비하여 담음의 해결에 좀 더 비중을 두고 있는 처방이다. 12g으로 군약으로 사용되던 시호의 용량이 8g으로 줄었으며 담음의 해결을 위해서 복령과 진피가 추가되었다. 또한 비음을 보

---

4   음부가 가렵고 부스럼이 생기는 피부질환이다.

5   탁리소독음보다 좋은 처방이 된다.

충하는 인삼, 대조, 감초의 용량이 모두 줄어들어 있다. 약물의 가감으로만 생각해 보자면 소시호탕 원방에 진피, 적복령만 추가된 처방이다. 소화기 장애를 좀 더 해결하기 위한 처방 구성이라고 볼 수 있다. 상황에 따라서 군신좌사를 조절하여 다양한 용량으로 사용할 수 있다.

[①시호 12 반하 황금 8 생강 진피 6 인삼 대조 감초 4

② 시호 반하 8 황금 생강 진피 적복령 6 인삼 대조 감초 4

④ 시호 반하 12 진피 적복령 8 황금 생강 6 인삼 대조 감초 4]

2) 황달(Jaundice) [양보 양곡 · 지구-/협계 통곡-][GB38 SI5 · SJ6-/GB43 BL66-]

– 인진대황탕: 인진 치자 시호 황백 황금 승마 대황 4 초룡담 2

상한으로 담열이 심하여 황달이 된 경우를 치료한다. 인진은 우리나라에서 더위지기라고 부르는 쑥을 말하며, 습열이나 한습에 의한 황달 모두에 좋은 약물이다. 총통침법에서 담열울을 해소를 위한 [양보 양곡 · 지구-]와 청열사화를 해 주는 [협계 통곡-]를 배오하는 처방과 비슷하다.

4장

삼초(三焦)

1. 삼초경락유주

삼초수소양지맥, 기어소지차지지단, 상출양지지간, 순수표완, 출비외양골지간, 상관주, 순노외, 상견, 이교출족소양지후, 입결분, 포전중, 산락심포, 하격, 편속삼초. 기지자, 종전중, 상출결분, 상항, 협이후, 직상출이상각, 이굴하협, 지졸. 기지자, 종이후, 입이중, 출주이전, 과객주인전, 교졸, 지목예자.

手少陽之脈, 起於小指次指之端外側[關衝穴], 上出兩指之間[本節前, 液門穴. 本節後, 中渚穴], 循手表腕[陽池穴], 出臂外兩骨之間[支溝穴], 上貫肘[天井穴], 循臑外上肩, 而交出足少陽之後, 入缺盆, 布膻中, 散絡心包, 下膈, 遍屬三焦. 其支者, 從膻中上出缺盆, 上項, 挾耳後, 直上出耳上角, 以屈下頰, 至頔[頻, 頰骨也]. 其支者, 從耳後, 入耳中, 出走耳前, 過客主人前[穴名], 交頰, 至目銳眥[自此交入足少陽].

수소양맥은 넷째 손가락 끝 바깥쪽[관충혈]에서 일어나 넷째 손가락과 새끼손가락의 사이[본절의 앞이 액문혈, 본절의 뒤는 중저혈이다]로 나와 손목의 손등쪽[양지혈]을 지나 팔뚝 바깥쪽 두 뼈의 사이[지구혈]로 나온다. 팔꿈치[천정혈(天井穴)]를 뚫고 올라와 팔죽지 바깥쪽을 따라 올라가서 견료를 지나 족소양담경의 뒤쪽에서 교차되어 나와 천료를 지나서 결분으로 들어가며 전중에서 퍼져 흩어져서 심포에 낙하며 횡격막 아래로 내려가서 차례로 삼초에 속한다. 그 분지는 전중에서 올라가 결분으로 나오고 뒷목으로 올라가 귀 뒤쪽(예풍)을 끼고 곧바로 귀의 꼭대기(각손)로 나오며, 그곳에서 뺨으로 돌아 내려가 관골[광대뼈]에 이른다. 그 지맥은 귀 뒤(예풍)에서 귓속으로 들어간 다음, 귀 앞(이문)으로 나와 객주인[상관혈명] 앞쪽을 지나 뺨에서 앞의 지맥과 교차한 다음 눈초리/눈 바깥쪽 모서리[사죽공 여기서 족소양과 만나며 들어간다]에 이른다.

The triple energizer meridian originates from the lateral end of the tip of the fourth finger (TE1), comes through the margin between the ring finger and little finger – distal to the metacarpophalangeal joint is TE2 and proximal is TE3 – passes the posterior aspect of the wrist (TE4), and comes throughout the interosseous space between the radius and the ulna in the posterior aspect of the forearm (TE6). It ascends through the elbow (TE10), follows along the posterior aspect of the upper arm, moves in order of the nape, posterior to the ear lobe, and to the auricular apex. From there it circles and descends to the cheek and reaches the zygomatic process (zygomaric process is the cheekbone). Its branch comes out from the posterior aspect of the ear, enters the inner ear, and comes out to the anterior aspect of the ear. Then passes the front of GB3, intersects at the cheek, and reaches the outer canthus of the eye – here it meets with the gallbladder meridian and enters.

2. 삼초의 생리

결독지관 수도출언, 상초여무 중초여구 하초여독 원기지별사좌 신우명문, 상화(전중자신사지관 희락출언)

決瀆之官 水道出焉, 上焦如霧 中焦如漚 下焦如瀆, 原氣之別使, 左腎 右命門, 相

火(膻中者 臣使之官 喜樂出焉)

3. 삼초의 병리상황

1) 삼초열울방 [액문 통곡±][SJ2 BL65±]

삼초의 열울로 인후염과 구설생창이 생긴 것을 치료하는 회춘양격산이 기본방이다. 연교는 인후와 구설의 열을 내리는 데 특화되어 있다. 군약이며 황금, 연교, 치자의 청열약과 배합되어 삼초의 열울을 해소한다. 길경, 지각은 흉부의 담음을 해결하며, 생지황, 적작약, 당귀는 음액을 보충한다. 이는 삼초의 열울을 자음강화와 청열사화의 방법으로 해결하는 것으로 총통침법 처방으로는 [액문 통곡+/지구 양보-][SJ2 BL66+/SJ6 GB38-]와 같은 의미이다.

- 회춘양격산: 연교 4.8 황금 황련 치자 생지황 적작약 당귀 길경 박하 감초 2.8

2) 삼초수습 배출방 [천정 삼리-][SJ10 ST36-]

곽향정기산은 후세방에서 육부 소통의 의미를 담고 있는 중요한 처방이다. 곽향과 소엽은 땀구멍을 열어 노폐물을 배출하고, 대복피와 더불어 위장의 중만을 해결한다. 길경과 백지가 흉부의 담음을 해소하며, 이진탕과 평위산의 의미가 배합되어 비장의 담음과 위장의 식적을 해결한다. 따라서 곽향정기산의 작용범위는 중초에 집중되어 있으며, 상초와 하초의 일부를 아우르고 있다고 볼 수 있다.

- 곽향정기산: 곽향 6 소엽 4 길경 백지 반하 진피 복령 백출 후박 대복피 감초 2

3) 삼초피모 소통방 [관충 상양-][SJ1 LI1-]

곽향정기산의 구성약제중 곽향은 소엽과 함께 외감과 중만의 습울에 사용하는 중요한 본초이다. 또한 부인과 질환에 빈용된다. 곽향, 소엽은 모두 따뜻한 약으로 발한해표(發汗解表)하는 효능이 있으나 강하지 않아서 본격적인 외감의 치료에는 상용되지 않는다. 중만(中滿)의 소화장애와 가벼운 외감(外感)이 동반된 경우에 주로 상용된다.

삼초의 소통과 외감을 중시한다면 [중저 임읍-/관충 상양-]와 비슷하며, 위장의 식적과 외감을 중시한다면 [함곡 임읍-/여태 상양-]와 비슷하다. 비장의 담음과 외감을 중시한다면 [대도 소부+/상구 경거-]와 같은 의미이다. 결국 삼초를 소통시키고 외감을 해결하며, 위장의 식적과 습울을 해결하고, 비장의 담음을 해결하는 것과 비슷한 의미이다.

4. 삼초의 병리와 총통기본처방

정기천향탕, 향소산, 보생탕은 향부자가 군약으로 사용된 대표적인 후세방이다. 향부자는 이기지통(理氣止痛)하는 대표적인 본초로 보통 간(肝)으로 귀경하여 소간이기해울(疏肝理氣解鬱)의 효능이 있다고 하는데, 총통방제에서는 향부자를 심포-삼초의 약으로 본다. 향부자는 전중의 기울과 담음을 풀어 주는 데 매우 효과적이다.

1) 삼초외감방 [관충 상양-/중저 임읍+][SJ1 LI1-/SJ3 GB41+]

향소산은 외감과 중만을 치료하는 처방이다. 향부자, 진피에 창출, 생강을 더하여 심포와 위장의 담음(phlem)을 제거하고 소엽이 외감과 중만에 두루 작용한다. 소엽이 8g으로 군약으로 사용되었다는 것은 향소산이 중만보다 외감에 더 치중한 처방이라는 의미이다.

- 향소산: 향부자 소엽 8 창출 6 진피 4 생강 감초 2
- 삼초외감방: 향부자 백작약 8 소엽 갈근 계지 6 강활 독활 방풍 감초 2

2) [관충 상양-/천정 삼리-][SJ1 LI1- SJ10 ST36-]

– 삼초외감중만 치료방: 향부자 창출 8 소엽 진피 후박 생강 택사 백출 복령 6 감초 총백 2

중만을 해결하기 위하여, 향소산에 평위산의 개념을 더해 [향부자 소엽 창출 8 진피 후박 생강 6 감초 총백 2]와 같은 형태로 사용한다면 [관충 상양-/천정 삼리-][SJ1 LI1-/SJ10 ST36-]와 비슷한 개념이 된다.

3) 삼초열울방 [액문 통곡+/양보 지구-][SJ2 BL66+/GB38 SJ6-]

– 회춘양격산: 연교 4.8 황금 황련 치자 생지황 적작약 당귀 길경 지각 박하 감초 2.8

회춘양격산(回春凉膈散)은 삼초의 열울로 인후염과 구설생창이 생긴 것을 치료한다. 연교는 인후와 구설의 열을 내리는 데 특화되어 있는 군약이며 황금, 황련, 치자의 청열제와 배합되어 삼초의 열울을 해소한다. 길경, 지각은 흉부의 담음을 해결하며, 생지황, 적작약, 당귀는 음액을 보충한다. 이는 삼초의 열울을 자음강화와 청열사화의 방법으로 해결하는 총통침법 처방으로는 [액문 통곡+/양보 지구-]와 같은 의미이다.

5. 삼초의 기본방제

향소산, 곽향정기산, 궁지향소산, 향갈탕, 정기천향탕, 보생탕, 길경지각탕, 향사평위산, 향소육군자탕, 회춘양격산.

1) 향소산

[향부자 소엽 8 창출 6 진피 4 생강 감초 2 총백 2본]

향소산(香蘇散)은 사시사철 감기와 두통몸살과 한열한습에 상한 것과 계절온역을 치료한다. 향소산은 외감과 중만을 치료하는 방제이다. 향부자와 진피에 창출과 생강을 더하여 심포와 위장의 담음(phlegm)을 제거하고 소엽이 외감과 중만에 두루 작용한다. 소엽 8g을 군약으로 사용되었다는 것은 향소산이 중만보다 외감에 더 치중한 처방이라는 의미이다. 외감과 중만을 동시에 치료하는 방제 중 외감보다 중만에 치중한 처방은 곽향정기산이다.

곽향정기산에는 중만을 해결하기 위해서 향소산에는 사용되지 않은 평진탕이 배합되어 있다. 향소산에서 식적을 해결하는 평위산의 군약인 창출이 6g으로 배합되었고 후박과 같은 소비제창(消痞除脹: 배 속이 답답하고 결리는 것을 없애고 창만을 제거함)약이 빠진 것은 중만과 식적이 그다지 심하지 않다는 것을 의미한다. 창출은 건비제습의 효과도 탁월하지만 거풍제습, 산한해표와 같이 외습과 풍한을 발산시키는 효능도 탁월하므로 소엽, 생강, 총백 등과 배합되면 외감을 치료하는 용도로도 활용된다. 신출산(神朮散)[1]에서는 창출이 군약으로 사용된다.

생강은 발한해표, 온위지토(위장을 따뜻하게 하고 구토를 멈춤)의 효능을 가진 약으로 2~6g 정도로 사용하면 땀을 내서 외감을 발산시키는 역할을 하며, 6~8g 정도로 사용하면 강역지토(구토와 헛구역질을 멈추게 함)하는 효능이 뛰어나고 8~16g 정도로 사용하면 혈맥을 통창시키고 온양하는 효과가 탁월하다. 계지탕, 생강사심탕, 당귀사역가오수유생강탕 등을 참고하면 이를 알 수 있다. 총백은 발한해표, 통양산한(通陽散寒)의 효능을 가진 약으로 외감에 생강과 배합하여 사용되는데 약성이 약하므로 보조약의 개념으로 사용된다.

2) 곽향정기산

[곽향 6 소엽 4 길경 백지 반하 진피 복령 백출 후박 대복피 감초 2]

곽향정기산(藿香正氣散)은 후세방에서 육부 소통의 의미를 담고 있는 중요한 처

---

[1] 안개나 이슬로 생긴 산람장기를 받아서 머리가 아프고 목덜미가 **뻣뻣한** 경우를 치료한다. 창출 3돈, 천궁 · 백지 · 세신 · 고본 · 강활 · 감초 각 1돈. 이 약들을 썰어 1첩으로 하여 생강 3쪽, 총백 2줄기를 넣어 물에 달여 먹는다(『입문』).

방이다. 곽향과 소엽은 땀구멍을 열어 노폐물을 배출하고, 대복피와 더불어 위장의 중만을 해결한다. 길경과 백지가 흉부의 담음을 해소하며, 이진탕과 평위산의 의미가 배합되어 비장의 담음과 위장의 식적을 해결한다. 따라서 곽향정기산의 작용범위는 중초에 집중되어 있으며 상초와 하초의 일부를 아우르고 있다고 볼 수 있다.

삼초의 소통과 외감을 중시한다면 [중저 임읍-/관충 상양-][SJ3 GB41-/SJ1 LI1-]와 비슷하며, 위장의 식적과 외감을 중시한다면 [ST43 GB41-/ST45 LI1-]와 비슷하다. 비장의 담음(한담)과 외감을 중시한다면 [SP2 HT8+/SP5 LU8-]와 같은 의미이다. 결국 삼초를 소통 시키고 외감을 해결하며, 위장의 식적과 습울을 해결하고, 비장의 담음(한담)을 해결하는 것과 비슷한 의미이다.

향소산은 총통침법의 [관충 상양-/중저 임읍+][SJ1 LI1-/ SJ3 GB41+]와 비슷한 방의이다. 중만을 해결하기 위하여 향소산에 평위산의 개념을 더하여 [향부자 소엽 창출 8 진피 후박 생강 6 감초 총백 2]와 같은 형태로 사용한다면 [관충 상양-/천정 삼리-]와 비슷한 개념이 된다.

3) 궁지향소산

[향부자 소엽 8 창출 6 진피 천궁 백지 4 생강 감초 2 총 3본]

궁지향소산(芎芷香蘇散)은 향소산에 천궁, 백지를 배오(配伍)한 처방이다. 전면부에 발생한 가벼운 풍한습의 외감을 발산시키는 의미로 이해하면 쉽다. 천궁과 백지는 족양명위경에 발생하는 한성동통을 치료하는 인경약이다. 따라서 평위산과 배합하면 훨씬 더 궁합이 잘 맞는다. 총통침법의 침 처방으로는 [여태 상양-]와 비슷한 방의이다. [여태 상양-]는 위장의 외감을 발산시키며, 가벼운 비증과 통증을 해결하는 역할을 한다. 천궁, 백지 4g을 배오하는 것은 이와 비슷한 개념이다.

천궁은 대표적인 활혈거어(invigorate blood, remove blood clots)약으로 활혈행기, 거풍지통의 효과가 있다. 천궁은 2~4g 정도로 사용하면 혈액순환을 촉진하여 가벼운 두통, 통증을 제어하는 효과가 있으며, 4~8g 정도 사용하면 사물탕에서처럼 혈중의 기약으로 활혈행기하는 효과가 있으며, 8~20g 정도로 대량으로 사용하면 궁귀탕, 불수산에서처럼 활혈거어, 활혈행기하는 효능이 극대화된다.

백지는 발산풍한(發散風寒), 거풍지통(祛風止痛), 선통비규(宣通鼻竅), 소종배농(消腫排膿), 조습지대(燥濕止帶)의 효능이 있다. 위장경락의 땀구멍에 작용하여 발산풍한, 거풍지통하는 효과를 발휘해 가벼운 외감, 두통, 통증 등을 치료하며, 선통비규, 소종배농, 조습지대의 효능으로 위장의 습울로 발생한 콧물, 축농, 대하 등의 불순물을 해결하는 능력이 탁월하다. 가벼운 외감, 두통, 통증에 사용할 때에는 4g 정도를 활용하며 적극적으로 콧물, 축농, 대하 등을 치료하는 경우에는 8~12g 정도로 사용한다.

4) 향갈탕

[향부자 소엽 창출 진피 승마 갈근 백작약 4 천궁 백지 감초 2]

향갈탕(香葛湯)은 궁지향소산과 승마갈근탕의 합방이다. 궁지향소산은 삼초와 위장의 중만과 외감을 치료를 하며, 승마갈근탕은 위장의 조열로 인한 온병을 치료한다. 따라서 음증, 양증, 양감상한(兩感傷寒)[2]을 불문하고 두통과 한열(오한)이 있는 경우에 사용한다고 하였다.

이는 전중, 중완의 압통을 호소하는 상황에서 위장과 삼초의 병리에 사용할 수 있다. [해계 지구-][ST41 SJ6-]를 하여 위장과 삼초의 한열편차를 조절하며, [함곡 임읍-][ST43 GB41-]를 하여 식적을 내리고, [내정 통곡+][ST44 BL66+]를 하여 위장의 조열을 해결해야 하는 경우이다. 상황에 따라 위장의 조열이 우세하면 갈근, 승마가 군신으로 올라가고, 식적이 우세하면 창출을 군약으로 사용하며, 삼초의 기울과 외감이 우세하면 향부자, 소엽을 군신으로 사용한다.

갈근은 생진지갈, 해기발표, 투진 등의 효능으로 위장에 진액을 공급하면서 열을 내리는 작용을 하고 승마는 발표투진, 청열해독의 효능으로 위열을 내리는 역할을

---

2   양감상한(兩感傷寒): 표리(表裏) 관계에 있는 양경(陽經)과 음경(陰經)이 동시에 병드는 것. 오한, 발열 따위의 표증(表症)과 변비, 구갈 따위의 이증(裏症)이 함께 나타나는 경우를 이른다.

한다. 따라서 갈근과 승마의 조합은 위장의 조열증과 외감표증을 해결하는 좋은 조합이다. 위음(胃陰)을 보충한다는 측면에서 갈근과 맥문동을 배합해서 사용하며, 위열을 해소한다는 측면에서는 승마와 석고를 배합하여 사용한다.

5) 정기천향탕, 보생탕, 길경지각탕, 향사평위산, 향소육군자탕, 회춘양격산

상기방제는 심포의 기본방제를 참고하면 된다.

6. 삼초의 총통활용처방

삼초의 병리는 기울체에 따른 심리적인 병리가 주를 이루어 심포병리와 중복되는 부분이 많다. 식적에 따른 중만과도 관련이 많으므로 해당 장부의 활용처방과 삼초 기본방제의 내용을 참고하면 된다.

5장

위장(胃腸)

1. 위장경락유주

위족양명지맥, 기어비지 교알중, 방납태양지맥, 하순비외, 입상치중, 환출협구 환순, 하교승장, 각순이후하렴, 출대영, 순협거, 상이전, 과객주인, 순발제, 지액 로. 기지자, 종대영전하인영, 순후롱, 입결분, 하격 속위, 락비. 기직자, 종결분 하유내렴, 하협제, 입기가중. 기지자, 기어위구, 하순복리, 하지기가중이합, 이하 비관, 저복토, 하입슬빈중, 하순경외렴, 하족부, 입중지내간. 기지자, 하슬삼촌이 별, 하입중지외. 기지자 별부상 입대지간 출기단.

足陽明之脈, 起於鼻之交頞中, 傍約太陽之脈, 下循鼻外[迎香穴], 入上齒中, 還出 挾口環脣, 下交承漿[穴名], 却循頤後下廉, 出大迎[穴名], 循頰車[穴名], 上耳前, 過客主人[穴名], 循髮際, 至額顱. 其支者, 從大迎前下人迎[穴名], 循喉嚨, 入缺 盆, 下膈, 屬胃, 絡脾. 其直者, 從缺盆下乳內廉, 下挾臍, 入氣衝中[穴名]. 其支者, 起於胃口, 下循腹裏, 下至氣衝中而合, 以下髀關[穴名], 抵伏兔[穴名], 下入膝臏中 [腿下脛上接處曰膝臏, 謂膝之盖骨也], 下循經外廉[卽上廉, 下廉, 解谿穴也], 下足 跗[足面曰跗, 衝陽穴也], 入中指內間[陷谷穴]. 其支者, 下膝三寸而別, 下入中指外 間[內庭穴]. 其支者, 別跗上, 入大指間, 出其端[厲兌穴也. 自此交入足太陰].

족양명맥은 코에서 일어나 콧마루에서 교차한 뒤에 옆으로 태양맥을 감아 돌며 코 바깥쪽[영향혈]으로 내려간다. 윗니로 들어갔다가 다시 나와 입을 따라 입술을 돌고 아래로 내려가 승장과 만난다. 물러나 턱 뒤쪽 아래 모서리를 따라가다 대영으로 나오고, 협거를 지나 귀 앞쪽으로 올라가 객주인을 지나 발제를 따라 이마에 이른다. 다른 가지는 대영 앞에서 인영으로 내려가 숨구멍을 따라 결분으로 들어간다. 격막 아래로 내려가 위(胃)에 닿고 비(脾)에 이어진다. 곧게 내려가는 가지는 결분에서 젖꼭지 안쪽, 배꼽 옆으로 내려가 기충의 가운데로 들어간다. 다른 가지는 위(胃)의 하구(下口)에서 일어나 배 속을 따라 내려가 기충의 가운데에서 합쳐지고, 비관·복토를 지나 슬빈의 가운데로 들어간다[넓적다리 아래, 정강이 위쪽이 만나는 곳을 슬빈이라 하는데, 슬개골이다]. 정강이 바깥쪽을 돌아 내려가[상렴·하렴·해계혈이다] 발등을 따라[발등을 부(趺)라고도 한다. 충양혈이다] 가운데 발가락 안쪽[함곡혈]으로 들어간다. 다른 가지는 무릎 아래 3촌에서 갈라져 내려가 가운데 발가락 바깥쪽[내정혈]으로 들어간다. 다른 가지는 발등 위에서 갈라져 엄지발가락 사이로 들어가 발가락 끝[여태혈이다. 여기서 족태음과 만나며 들어간다]으로 나온다.

The stomach meridian originates in the nose, then ascends to the root of the nose and intersects, and then curves around the small intestine meridian. It descends to the lateral side of the nose (LI20). It enters into the middle of the upper gum, curves along the mouth, and then meets at CV24 under the lip. The meridian then runs laterally to the mandibular angle, comes out through ST5, circles around ST6, ascends to the front part of the ear, passes through GB3, follows the hairline, and then to the forehead. Another branch of the meridian moves from the front of ST5, descends toward ST9, follows along the air passage, and enters into ST12. The meridian then descends to reach the stomach and connects to the spleen. A straight branch begins from ST12, following the medial aspect of the nipple, descending to the side of the umbilicus, and then enters into the middle of ST30. Another branch starts at the pyloric orifice, descends along the inside of the abdomen, unites at the middle of ST30, passes through ST31 and ST32, and then enters into the center of the patella. ("Seulbin", knee cap, is where lower part of the thigh and the upper part of the calf meet, and it is also known as "Seulgaegol"). It curves around the lateral side of the tibia (LI9, LI8, and ST41), and along the dorsum of the foot (the dorsum of the foot is also known as "Bu." It is ST42). It enters the medial aspect of the middle toe, ST43. Another branch descends 3 chon below the knee, branches out, and enters into the lateral side of the middle toe, ST44. Another branch divides in the dorsum of the foot, enters into the big toe, and then comes out of the tip of the toe at ST45. (Here it meets with the spleen meridian and enters into it).

2. 위장의 생리

위장은 입을 통해 체내로 들어온 수곡(水穀)을 받아들여서 일차적으로 소화를 수행한다. 위장은 운화를 하는 장소가 아니며 입에서 들어온 수곡을 소장으로 보내주는 역할을 한다(胃主受納腐熟, 胃主降濁).

3. 위장의 병리상황

1) 위장식적해소방 [함곡 임읍-][ST43 GB41-]
- 평위산: 창출 8 진피 6 후박 4 대조 감초 2
평위산(平胃散)은 중완의 압통을 확인하고 식적을 해소하기 위하여 사용하는 기본방제다. 총통침법의 [함곡 임읍-]와 비슷하다.

창출은 건비조습, 발한해표하며 위장운동을 촉진하여 식적을 내리는 대표 본초이다. 진피는 이기제로서 위장을 흔들어서 조습화담하는 역할을 하며, 후박은 조습화위, 행기소창(行氣消脹)하여 식체를 내리고 습을 말리며 가스를 없애는 역할을 한다. 생강은 강역지구하며 대조, 감초가 조화제약하며 보비위한다.

2) 위장습울방 [여태 상양-][ST45 LI1-]

- 위령탕: 창출 후박 진피 택사 적복령 백출 저령 백작약 생강 4 육계 대조 감초 2

위령탕은 위장의 식적과 습울에 사용되는 대표방으로 총통침법의 [함곡 임읍-/여태 상양-][ST43 GB41-/ST45 LI1-]와 방의가 같다. 습울을 해소하기 위하여 식적을 해결하는 평위산에 습울을 이뇨로 배출시키는 백출, 복령, 택사를 배오하였다. 평위산의 창출과 오령산의 백출이 겹치므로 동량으로 상용하고 어느 하나를 군약(君藥)으로 세우지 않았다.

택사가 군약인 오령산은 주로 신방광(腎膀胱)에 작용하는데 택사가 다른 약들과 동량으로 내려와서 본격적인 이수 작용보다는 가볍게 위장의 습울을 배출하는 용도로 사용되고 있다. 상황에 따라서 방광삼초의 습울이 뚜렷하다면 오령산을 군제로 사용해야 하며, 식적이 뚜렷하다면 평위산을 군제(君劑)로 사용해야 한다.

3) 위장열울방 [해계 양곡 · 지구-][ST41 SI5 · SJ6-]

- 백호탕: 석고 20, 지모 8, 감초 3, 멥쌀 15

백호탕(白虎湯)은 양명병으로 땀이 많고 번갈이 있으며 맥이 홍대(洪大)한 경우를 치료하는 대표방이다. 열이 심하고 땀을 많이 흘리며 입안이 건조하고 얼굴이 붉고 두통이 있는 등 번갈이 심한 경우에 사용되는 대표 처방이다. 위장의 열울에 승마 8을 배오하고 멥쌀 대신 산약 6으로 대체함이 좋다.

4. 위장의 병리와 총통기본처방

1) 위장식적경근소통방(胃腸食積/胃腸 經筋疏通)
- 창출 8 진피 후박 6 생강 대조 감초 4 [함곡 임읍-][ST43 GB41-]
- 창출 8 진피 후박 6 생강 대조 감초 천궁 백지 4 [함곡 임읍±][ST43 GB41±]

2) 식적습울방(食積+濕鬱) [함곡 임읍-/여태 상양-][ST43 GB41-/ST45 LI1-]
- 창출 8 진피 후박 백출 적복령 택사 6 생강 대조 감초 4

3) 식적외감방(食積+外感) [함곡 임읍-/여태 상양-][ST43 GB41-/ST45 LI1-]
- 창출 12 진피 후박 계지 생강 마황 6 대조 감초 4
- 창출 12 천궁 백지 세신 고본 강활 감초 4 생강 2편 총백 2본

4) 식적열울방(食積+熱鬱) [함곡 임읍-/해계 양곡-][ST43 GB41-/ST41 SI5-]
- 석고 12 창출 승마 8 진피 후박 6 치자 황금 황련 생강 대조 생감초 4

5) 위장조열방(燥熱:熱鬱+陰虛) [해계 양곡-/내정 통곡+][ST41 SI5-/ST44 BL66+]
- 석고 갈근 12 맥문동 승마 8 창출 6 진피 후박 4 생강 대조 감초 2

6) 위장한성경근방 [함곡 임읍+/해계 양곡+][ST43 GB41+/ST41 SI5+]
- 창출 8 진피 후박 6 생강 대조 감초 천궁 백지 계지 세신 마황 부자 4

5. 위장의 기본방제

평위산, 신출산, 대금음자, 사군자탕, 평진탕, 불환금정기산, 위령탕, 오적산, 승마갈근탕, 승마황련탕, 사위탕, 향사평위산.

1) 평위산

[① 창출 8 진피 5.6 후박 4 대조 감초 2

② 창출 8 진피 후박 6 생강 4 대조 감초 2]

평위산(平胃散)은 중완의 압통을 확인하고 식적을 해소하기 위하여 사용하는 기본방제다.

창출은 건비조습, 발한해표하며 위장운동을 촉진하여 식적을 내리는 대표 본초이다. 진피는 이기제로서 위장을 흔들어서 조습화담하는 역할을 하며, 후박은 조습화위, 행기소창(行氣消脹)하여 식체를 내리고 습을 말리며 가스를 없애는 역할을 한다. 생강은 강역지구하며 대조, 감초가 조화제약하며 보비위한다.

평위산은 위장의 식적을 해소하는 기본방제며 총통침법의 [함곡 임읍-][ST43 GB41-]와 비슷하다. 여기에 습울이 더해지게 되면 외습일 경우에는 창출이 군약으로 올라가거나, 내습일 겨우에는 오령산이 배합되며 총통침법의 [함곡 임읍-/여태 상양-][ST43 GB41-/ST45 LI1-]와 같은 의미가 된다. 혹은 열울이 더해지게 되면 상황에 따라 황금, 황련, 승마, 석고 등이 배합되며, 총통침법의 [함곡 임읍-/해계 양곡·지구-][ST43 GB41-/ST41 SI5·SJ6-]와 같은 의미로 사용된다.

총통방제에서는 중완의 압통이 3인 경우에 평위산을 [창출 8 진피 후박 6 생강 4 대조 감초 2]의 용량으로 사용하는 것을 기본으로 한다. 중완(Ren12)의 압통이 2 정도이며 식적의 정도가 약하고 가벼운 소화장애를 호소하는 경우에는 [창출 6 진피 후박 4 생강 대조 감초 2]의 용량으로 배오되어 사용한다.

평위산에 건강을 배오한 것을 후박탕이라고 하는데, 이는 이중탕의 의미와 같이 비양을 보충하는 의미를 갖는다. 비양허의 정도에 따라 건강을 4~8g 정도 배합한다. 평위산에 오령산을 합방한 것을 위령탕이라고 하며, 위장의 식적과 습울의 경우에 활용한다. 평위산에 곽향, 반하를 배오한 처방을 불환금정기산이라고 하며 식적과 가벼운 외감의 경우에 사용한다. 평위산에 신곡, 맥아, 산사, 사인을 배합하면 가미평위산으로 식욕을 증진시키고 소화력을 향상시킨다. 평위산에 향유산을 합방하면 향평산으로 더위 먹어서 체한 서체에 활용한다.

2) 신출산
[창출 12 천궁 백지 세신 강활 고본 감초 4]

신출산(神朮散)은 무로산풍에 의한 두통과 항강을 치료하는 처방이다. 무로산풍이란 산중에서 생기는 안개, 이슬 등의 음습한 외사를 말한다. 신출산을 구성하고 있는 본초의 구성을 보면 무로산풍의 실체를 쉽게 짐작할 수 있다. 신출산에서는 창출이 12g으로 군약으로 사용된 것이 포인트이다. 이 경우에는 외감에 의한 습울과 한사로 보았기에 평위산을 중심으로 가감하지 않고 창출만 군약으로 부각된 것이다. 창출은 피모에 작용하여 외습을 발산시키는 작용이 있다.

천궁과 백지는 양명경의 인경약이며 두통과 가벼운 한습을 치료한다. 세신은 말초순환을 촉진하며 한습을 치료한다. 고본과 강활은 거풍습하여 두통을 치료한다. 고본은 따뜻한 성질로 풍한습의 외사를 발산시키며, 두정통(頭頂痛)을 치료하는 효과가 있다. 신출산의 군약인 창출과 좌사약으로 배합된 천궁, 백지, 세신, 고본, 강활 등은 모두 따뜻한 성질을 가진 한약재이다. 이리하여 무로산풍이란 차가운 습기가 있는 바람이라는 것을 알 수 있다.

이와 대비하여 흔히 두통에 많이 사용하는 만형자는 서늘한 성질로 습비경련을 치료하고, 청리두목(淸利頭目)하는 효능이 있다. 두통을 해결하는 좌사약으로 사용되는 본초들은 한열을 구분하여 숙지할 필요가 있다. 신출산에서 사용되는 천궁, 백지, 세신, 강활, 고본은 모두 따뜻한 성질의 약으로 풍한습을 발산시키는 효능을 가진다. 반면에 만형자, 박하, 감국, 시호, 승마, 갈근 등은 서늘한 성질을 가진 약으로 소산풍열(疏散風熱)하는 효능을 가진다. 환자가 호소하는 두통의 원인에 따라 한열을 구별하여 좌사약을 사용해야 한다. 신출산은 총통침법의 [여태 상양-]와 같다.

3) 대금음자

[진피 12 창출 후박 감초 생강 2.8(치 주식상 가 갈근 8 적복령 사인 신곡 4)]

대금음자(對金飲子)는 평위산의 변형 처방으로 식적보다는 주상을 치료하는 데 특화되어 있다. 과음한 다음 날의 속 상태는 모두가 경험해 본 바와 같이 아주 예민하고 쓰리고 힘든 상태이다. 따라서 습을 말리는 건조한 성질의 창출 용량이 줄어들고, 이기 작용이 있으면서도 약성이 순한 진피가 군약으로 사용되었다. 또한 생진지갈(生津止渴)의 효능이 있는 갈근(葛根)을 신약(臣藥)으로 배합하면 더욱 효과가 좋다. 진액(津液)을 보충하는 갈근을 사용해야 하는 경우에는 [내정 통곡+][ST44 BL66+]를 사용하면 효과가 좋다.

보통 주상(酒傷)을 목표로 숙취 해소방으로 대금음자를 사용하는 경우에는 다음과 같은 용량과 구성으로 사용한다.

[진피 12 갈근 8 산약 오적골 6 백출 후박 적복령 생강 사인 신곡 감초 4]

4) 사군자탕

[인삼 백출 백복령 감초 5]

사군자탕(四君子湯)은 비위(脾胃)에 작용하는 대표적인 기본방제다. 인삼, 감초가 보비위(補脾胃)하며 백출, 복령이 행승이수(行濕利水)의 역할을 한다. 보통 정경침법 오수혈에서 사용되는 [족삼리+/음릉천-][ST36+/SP9-]와 유사하다. 인삼, 감초를 사용하여 비기(脾氣)를 보충하는 것은 [은백 대돈+][SP LV+]의 방의와 같고 백출, 복령을 사용하여 거담, 이수의 작용을 하는 것이 [상구 경거-][SP5 LU8-]와 유사하다. 사군자탕은 음식을 먹었을 때 생기는 모든 질환을 해결하는 기본처방으로 사용한다.

5) 평진탕

[창출 반하 8 진피 후박 적복령 5 생강 4 대조 감초 2.8]

평진탕(平陳湯)은 평위산과 이진탕을 합방한 처방으로 위장의 식적(食積)과 비장의 담음(痰飮)을 동시에 치료하는 처방이다. 심하(心下)와 중완의 복진을 확인하고 사용하며 복진의 강도에 따라 창출, 반하 중에서 군신(君臣)을 차등 구분하여 사용하면 더욱 효과적이다. [함곡 임읍-/대도 소부+][ST43 GB41-/SP2 HT8+]와 같은 의미이다.

6) 불환금정기산

[① 창출 8 진피 후박 곽향 반하 감초 4 생강 대조 2

② 창출 8 진피 후박 반하 6 곽향 생강 4 대조 감초 2]

불환금정기산(不換金正氣散)은 평위산에 반하, 곽향을 배합한 처방이다. 반하는 심하(心下)의 담음을 해결하고, 곽향은 가벼운 외감(外感)을 발산시키며 식적과 담음의 소실을 돕는다. 이는 식적과 가벼운 담음, 외감을 겸했을 때에 사용하는 처방으로 [함곡 임읍-/여태 상양-][ST43 GB41-/ST44 LI1-]와 비슷하다. [여태 상양-][ST45 LI1-]는 위장의 습울을 해결하는 역할도 하지만, 위장경락의 피모에 작용하여 외감을 발산시키는 역할도 한다. 심하의 압통이 약하고 중완의 압통이 뚜렷하고, 전중 혹은 중부의 가벼운 압통이 있는 경우에는 곽향을 6g 정도로 신약(臣藥)으로 올리고 반하를 제거해도 좋다.

7) 위령탕

[① 창출 진피 후박 백출 적복령 택사 저령 백작약 생강 4 육계 대조 감초 2

② 창출 8 진피 후박 택사 백출 적복령 6 저령 백작약 생강 육계 4 대조 감초 2]

위령탕(胃苓湯)은 평위산에 오령산을 합방한 처방이다. 평위산의 창출과 오령산의 백출이 겹치므로 동량으로 상용하고 어느 하나를 군약(君藥)으로 세우지 않았다. 택사가 군약인 오령산은 주로 신방광(腎膀胱)에 작용하는데 택사가 다른 약들과 동량으로 내려와서 본격적인 이수 작용보다는 가볍게 위장의 습울을 배출하는 용도로 사용되고 있다. 작약감초탕이 좌사약(佐使藥)으로 배합되어 있는데, 이는 습울과 수기를 모아 주는 역할을 하며 동시에 지나친 습의 배출로 인한 진액부족을 보완하는 의미가 있다. 삼백탕(三白湯)에서도 작약감초탕이 이런 의미로 배합되어 있다.

위령탕은 위장의 식적과 습울에 사용되는 대표방으로 총통침법의 [함곡 임읍-/ 여태 상양-][ST43 GB41-/ST45 LI1-]와 방의가 같다. 상황에 따라서 방광삼초의 습울이 뚜렷하다면 오령산을 군제로 사용해야 하며, 식적이 뚜렷하다면 평위산을 군제(君劑)로 사용해야 한다.

[택사 10 백출 적복령 저령 창출 6 진피 후박 백작약 생강 4 육계 대조 감초 2]

이는 오령산을 군(君)으로 하는 위령탕으로 방광의 습울을 개선하는 것을 주 목표로 처방을 구성하였다. 복진으로 볼 때에는 중극(中極)의 복만과 압통이 우세하며 중완(Ren12)의 압통이 약하게 나타나는 경우에 해당된다. [위중 삼리-/지음 상양+][BL40 ST36-/BL67 LI1+]의 방의와 비슷하다.

8) 오적산(五積散)

[창출 8 진피 마황 4 후박 건강 저령 길경 지각 백작약 당귀 3.2 천궁 백지 반하 계피 2.8 감초 2.4 생강 3 대조 2]

① 위장의 식적이 주요병리인 경우

창출 8 진피 후박 마황 6 건강 계지 생강 반하 적복령 길경 지각 천궁 백지 당귀 백작약 4대조 감초 2

② 비장의 담음(痰飮)이 주요병리인 경우

반하 8 진피 적복령 마황 창출 6 후박 건강 계지 생강 길경 지각 천궁 백지 당귀

백작약 4 대조 감초 2

③ 폐의 표양허가 주요병리인 경우

마황 계지 생강 8 창출 반하 6 적복령 진피 후박 건강 길경 지각 백지 당귀 백작약
4 대조 감초 2

④ 간음부족(肝陰不足)이 주요병리인 경우

백작약 12 당귀 구기자 창출 8 반하 건강 진피 후박 적복령 6 천궁 백지 계지 생
강 마황 4 강활 방풍 4

오적산은 다섯 가지 적취(積聚)를 해결한다는 의미이다. 오적(五積)이 무엇인지
뚜렷하게 알 수 없지만 오적산을 구성하는 처방을 보면 대강의 짐작이 가능하다.
오적산은 궁지평위산, 이중탕, 계마각반탕, 소청룡탕, 길경지각탕, 이진탕, 삼소
음, 사물탕 등으로 구성되어 있다.

식적을 치료하는 평위산의 창출이 군약으로 사용된 것으로 보아 식적이 가장 큰
비중을 차지하고 있다고 볼 수 있다. 비장의 담음(痰飮)을 해결하는 이진탕과 비양
(脾陽)을 보충하는 건강이 신약과 좌사약으로 배치되어 있는 것으로 보아 비양부족
으로 인한 담음이 어느 정도 깔려 있는 것으로 보여 진다. 따라서 평소 소화가 잘
안되는 사람이 상태가 심각해져서 식적이 생긴 것임을 알 수 있다.

계마각반탕, 소청룡탕의 마황이 신약으로 배합되어 있는 것으로 보아 이 사람은
태양표허증에 해당되는 외감에 걸린 상태로 볼 수 있다. 길경지각탕과 백지가 배합
된 것으로 보아 폐에 생긴 담음으로 인해 결흉증도 있는 것으로 보인다. 숙지황을
제외한 사물탕이 배합된 것으로 볼 때, 어혈로 인한 동통을 치료하려는 의도도 가
지고 있음을 알 수 있다.

이를 정리하자면 몸이 찬 사람이 식체와 외감표실증으로 인해 콧물, 가래 등의
담음과 몸살, 동통 등을 호소하는 경우에 오적산을 사용하면 효과적이라는 것을 알

수 있다. 이는 오적산 원방의 기본 개념이며 상황에 따라 비장의 담음이 우세하면 이진탕을 군제로, 외감표증이 우세하면 마황각반탕을 군제로, 간음부족이 우세하면 청간탕이나 사물탕을 군제로 사용할 수 있다.

총통침법의 처방과 비교해 보자면 위장의 식적과 외감을 해소하는 [함곡 임읍-/여태 상양-][ST43 GB41-/ST45 LI1-]와 비양을 보충하여 운화를 촉진시키고 담음을 해소하는 [대도 소부+/상구 경거-][SP2 HT8+/SP5 LU8-]를 동시에 사용하는 것과 비슷하다고 할 수 있다. 이는 오적산이 여러 가지 처방으로 이루어진 복합처방이기 때문이다.

9) 승마갈근탕

[갈근 8 승마 백작약 감초 4 생강 총백 2]

승마갈근탕(升麻葛根湯)은 온병을 치료하는 기본방제로 알려져 있지만 처방의 구성을 보면 위장의 열을 내리고 음액을 보충하는 처방이라는 것을 알 수 있다. 갈근은 생진지갈하며 해기발표하는 효능을 가지므로 백작약, 감초와 함께 진액을 보충하여 해기하고 승마, 생강, 총백과 함께 풍열의 온사를 해표시킨다. 승마는 발산풍열약으로 서늘한 성질을 갖는다. 발표투진, 청열해독하는 효능이 있으며 위장의 열독을 해결하는 대표적인 본초이다. 위열이 항성한 경우에는 석고와 배합하여 사용하면 효과적이다. 승마와 갈근은 위열을 내리고 진액을 보충하며 발표투진작용을 하는 대표적인 조합이다.

승마갈근탕은 총통침법의 [내정 통곡+/여태 상양-][ST44 BL66+/ST45 LI1-]와 비슷하다.

갈근의 생진해표투진의 효능은 위장과 대장에 작용하는데 위장의 경우에는 갈근, 석고, 승마를 배합하여 사용하고 대장의 경우에는 갈근, 황금, 대황을 배합하여 사용하면 효과적이다. 또한 갈근은 육부의 기육에 광범위하게 작용하며 간이 주관하는 상부 근육에 작용하는 것으로 생각된다. 안면부, 항배부의 근육경결과 뭉침이 있을 때에 갈근을 군약으로 하고 간음을 보충하는 처방을 배오하면 효과적이다.

10) 승마황련탕

[승마 갈근 4 백지 2.8 백작약 감초 2 황련 1.6 서각방(서각을 곱게 빻은 가루) 형개수 천궁 박하 1.3]

승마황련탕(升麻黃連湯)은 승마갈근탕의 변형처방으로 위열(胃熱)에 의한 면열(面熱)증을 치료하는 처방이다. 승마갈근탕을 기본으로 하고 위장의 열울을 해결하기 위하여 황련, 서각방, 형개수, 박하 등이 배오되었으며 양명경의 대표적인 인경약이 천궁, 백지가 배합되어 있다. 이 처방은 면열(面熱) 뿐만이 아니라 위열(胃熱)로 발생하는 안면부의 제반 질환에 사용하면 효과적이다.

보통 위열로 인한 치통, 두통, 축농증, 등을 치료할 때에는 [갈근 석고 12 승마 6 적작약 생감초 황련 박하 천궁 백지 4]를 기본 활용한다. 서각(犀角)방, 형개수는 잘 사용하지 않는다.

승마황련탕은 총통침법의 [내정 통곡+/해계 양곡 · 지구-][ST44 BL66+/ST41 SI5 · SJ6-]의 방의와 같다.

11) 사위탕

[생지황 적작약 당귀 천궁 황련 목단피 치자 박하 방풍 감초 4]

사위탕(瀉胃湯)은 치통에 사용되는 처방으로 황련해독탕과 비슷한 구조로 되어 있으나 방의가 다르다. 자음강화의 개념으로 숙지황을 생지황으로, 백작약을 적작약으로 바꾼 사물탕을 사용하고 있으며, 청열사화의 개념으로 황련, 치자, 목단피, 박하, 방풍 등을 사용하고 있다. 이는 흡사 사물탕과 황련해독탕이 합방된 형태의 해독사물탕 혹은 온청음과 비슷한 형태이다.

승마갈근탕의 승마, 갈근은 위장에 작용하는 약이 뚜렷하지만 사물탕은 혈분에 작용하는 기본방제다. 따라서 사위탕이라고 이름 붙여진 이 처방은 간, 심, 소장 등의 혈열을 내려 주는 처방으로 보는 것이 더욱 합당하다. 또한 임상적으로는 아통(牙痛: 치아통증)뿐만 아니라 건조성, 열성 피부질환에 사위탕이 효과적이라는 것을 생각해 보면 이런 내용이 더 쉽게 이해될 것이다.

사위탕의 방의는 총통침법에서의 [후계 임읍-/전곡 통곡-][SI3 GB41-/SI2 BL66-]와 비슷하다. [후계 임읍-]로 열울을 빼고 [전곡 통곡-]로 청열사화한다.

12) 향사평위산

[창출 8 진피 향부자 4 곽향 지실 3.2 후박 사인 2.8 목향 감초 2]

향사평위산(香砂平胃散)은 위장의 식적을 주요 병리로 하며, 심포의 담음과 기울을 겸한 사람에게 사용하는 처방이다. 중완(Ren12), 전중(Ren17)의 압통을 확인하고 사용한다. 향부자, 진피, 곽향은 심포의 담음과 기울을 해결하기 위한 조합이다. 또한 평위산을 기본으로 지실, 사인, 목향이 추가된 것으로 보아 중만으로 인한 더부룩함이 더욱 심한 상황으로 볼 수 있다. 총통침법 처방으로는 [함곡 임읍-/여태 상양-][ST43 GB41-/ST45 LI1-]를 주처방으로 하고, [내관 공손-][PC6 SP4-]를 배오한 것과 비슷하다.

6. 위장의 총통활용처방

1) 안구건조증(眼球乾燥症)

[함곡 임읍-/해계 양곡-/내정 통곡+][ST43 GB41-/ST41 SI5-/ST44 BL66+]

① 석고 20 갈근 12 맥문동 8 승마 창출 6 진피 후박 감초 감국 결명자 청산자 박하 4

안구 건조증은 위장의 조열(열울+음허)에 의해서 발생할 수 있다. 위장의 열울과 음허는 대부분 위장의 식적에서 발전한다. 석고와 승마가 위장의 열울을 해소하며, 갈근과 맥문동이 위음(胃陰)을 보충한다. 평위산은 기본적인 위장의 식적(食積)을 해결하며 감국, 결명자, 박하는 두목(頭目)을 청량하게 한다.

2) 두통(濕鬱, 熱鬱)

① [함곡 임읍-/여태 상양-] ② [해계 양곡-/함곡 임읍-]

위장의 식적으로 인한 열울과 습울은 앞머리와 옆머리의 두통 원인이 된다. 열울로 인한 두통은 주로 콕콕 쑤시는 통증이며, 습울로 인한 두통은 뻐근하고 무거운 느낌이 많다.

① 습울두통

- 창출 천마 8 진피 후박 백출 적복령 택사 6 천궁 백지 마황 방풍 감초 4

습울을 해소하기 위하여 식적을 해결하는 평위산에 습울을 이뇨로 배출시키는 백출, 복령, 택사를 배오하였다. 천마는 뇌로 연결되는 통로를 열어 주는 역할을 한다. 천궁, 백지는 위장경락을 소통시키며 방풍, 마황은 습사를 발산시킨다.

② 열울두통

- 석고 12 갈근 창출 천마 8 승마 진피 후박 6 천궁 백지 방풍 만형자 감초 4

열울을 해소하기 위하여 석고, 승마, 갈근을 군신으로 사용하였다. 위장의 식적을 해결하는 평위산을 기본으로 사용하고 위장의 경락을 소통시키는 천궁, 백지와 위장의 풍열을 흩어 주는 방풍, 만형자를 배오하였다.

3) 안면부종, 하안검 부종, 줄줄 흐르는 맑은 콧물

위장의 습울로 인해 발생한다. 주로 라면이나 야식을 먹고 자면 아침에 경험할 수 있으며 식적이 만성화되어 습울로 발전하면 빈발한다.

[함곡 임읍-/여태 상양-][ST43 GB41-/ST45 LI1-]

① 창출 8 진피 후박 백출 복령 택사 저령 6 계지 감초 4

위장의 식적을 해소하는 평위산을 기본으로 하며, 이수(利水) 작용을 촉진하여 습울을 빨리 배출시키기 위하여 오령산을 합방하였다.

② 창출 백지 8 진피 후박 백출 복령 택사 저령 6 계지 마황 생강 세신 감초 4

위장의 식적과 습울(濕鬱)을 해소하면서 특히 콧물을 말릴 수 있는 백지, 마황, 생강, 신이를 배오하여 줄줄 흐르는 콧물에 대처한다.

4) 구안와사

– 이기거풍산: 남성 반하 진피 청피 오약 천마 길경 지각 강활 독활 형개 방풍 백
   작약 감초 2.4 생강 5편

이기거풍산(理氣祛風散)은 일반적으로 구안와사에 처방하는 통치방이다. 처방의 구성에서 알 수 있듯이 안면부에 생긴 담음(痰飮)을 풀고, 풍습(風濕)을 발산시키며, 안면근육을 진정시키는 단순한 처방이다. 이는 구안와사의 원인이 되는 장부의 병리는 고려하지 않는 처방으로, 단순한 표치(標治)를 목표로 처방이 구성되어 있으므로 효과가 제한적이다. 이기거풍산은 장부적인 병인이 없는 단순 구안와사에서만 유효하며 그 외의 경우에는 효과적이지 않다.

위장의 병리상황에 맞게 처방을 구성하고 방풍, 천궁, 백지, 강활, 독활, 형개 등을 배합한다.

[함곡 임읍-][ST43 GB41-]
– 식적: 창출 방풍 8 진피 후박 6 감초 천궁 백지 강활 독활 형개 4

[함곡 임읍-/여태 상양-][ST43 GB41-/ST45 LI1-]
– 습울: 창출 12 방풍 8 진피 후박 적복령 택사 6 감초 천궁 백지 강활 독활 형개 4

[해계 양곡-/함곡 임읍-][ST41 SI5-/ST43 GB41-]
– 열울: 석고 갈근 12 창출 방풍 8 진피 후박 승마 황금 6 감초 천궁 백지 황련
   치자 4

5) 축농증, 구취(口臭)

[함곡 임읍-/해계 양곡-/내정 통곡+][ST43 GB41-/ST43 SI5-/ST44 BL66+]

– 조열성 축농증: 석고 갈근 12 맥문동 승마 8 백지 창출 6 진피 후박 천궁 길경
　신이 박하 감초 4

조열성(燥熱性) 축농증은 끈적끈적하고 누런 건조성 콧물이 코와 부비동에 차 있
는 것을 말한다. 식적에 의해 발생된 콧물이 열울과 음허의 병리에 의해 졸아붙은
상황이다. 이런 경우에는 식적을 해결하면서 열울과 음허를 모두 해결해 주어야 한
다. 석고, 승마를 사용하여 열울을 해소하고 갈근, 맥문동을 사용하여 음액을 보충
한다. 평위산을 용량을 낮추어 사용하면서 천궁, 백지, 길경, 신이, 박하와 같이
콧물을 줄이고 소통시키는 약을 배오한다.

[함곡 임읍-/해계 양곡-/여태 통곡-][ST43 GB41-/ST41 SI5-/ST45 BL66-]

– 습열성 축농증: 석고 의이인 12 승마 백지 창출 8 진피 후박 복령 택사 6 천궁
　길경 신이 감초 4

습열성 축농증은 끈적끈적하고 누런 콧물이 가득 차 있고 자주 풀어야 되는 상황
을 말한다. 위장의 식적과 습울에 의해 발생된 콧물이 열울에 의해 끈적끈적하고
누렇게 돼서 불편해진 상황이다. 식적과 습울을 해결하면서 열울을 같이 풀어 주어
야 한다. 석고, 승마를 사용하여 열울을 해소하고 평위산에 의이인, 복령, 택사를
배오하여 습울을 치료한다. 선통비규(宣通鼻竅), 소종배농(消腫排膿) 효과가 있는
백지를 군신(君臣)으로 사용하고 천궁, 길경, 신이 등을 배오한다.

6) 소화불량, 식체

– 평위산: 창출 8 진피 후박 생강 6 대조 감초 2

평위산은 식적의 기본방이다. 침 처방으로는 [함곡 임읍-][ST43 GB41-]와 비슷
하다. 소화불량과 식체에는 평위산에 한열조습(寒熱燥濕)의 상태를 고려하여 가감
한다. 한증(寒症)인 경우에는 건강을 배오하며 ① [함곡 임읍-/해계 양곡+][ST43

GB41-/ST41 SI5+]와 비슷하고, 열증(熱症)인 경우에는 석고, 승마, 황련을 배오하며, ② [함곡 임읍-/해계 양곡-][ST43 GB41-/ST41SI5-]와 비슷하다. 조증(燥症)인 경우에는 갈근, 맥문동을 배오하고, ③ [함곡 임읍-/내정 통곡+][ST43 GB41-/ST44 BL66+]를 활용한다. 습증(濕症)인 경우에는 의이인, 백출, 복령, 택사를 배오하며, ④ [함곡 임읍-/여태 지음-][ST43 GB41-/ST45 BL67-]와 비슷하다.

① [함곡 임읍-/해계 양곡+][ST43 GB41-/ST41 SI5+]
- 한증소화불량 식체방: 창출 8 건강 진피 후박 6 생강 대조 감초 4

② [함곡 임읍-/해계 양곡-][ST43 GB41-/ST41SI5-]
- 열증소화장애방: 석고 12 창출 승마 8 진피 후박 6 생강 대조 감초 4 황련 2

③ [함곡 임읍-/내정 통곡+][ST43 GB41-/ST44 BL66+]
- 조증소화장애방: 갈근 12 맥문동 8 창출 6 진피 후박 생강 대조 감초 4

④ [함곡 임읍-/여태 지음-][ST43 GB41-/ST45 BL67-]
- 습증소화장애방: 의이인 12 창출 8 진피 후박 백출 적복령 택사 6 생강 대조 감초 4

⑤ [곡천 음곡+/함곡 임읍-][LV8 KD10+/ST43 GB41-]
- 간위불화(肝胃不和)소화장애방: 백작약 12 당귀 계내금 창출 8 목과 감초 진피 후박 6 강활 방풍 4

간음부족의 원인으로 위장의 운동이 저하되어 소화장애와 위경련을 호소하는 경우에 사용하는 기본처방은 다음과 같다. 간음(肝陰)을 보충하여 뭉친 근육을 풀어 주는 백작약, 목과, 당귀를 군신(君臣)으로 평위산과 배합한다. 계내금(鷄內金)은 위장의 연동운동을 촉진시키므로 창출과 함께 신약(臣藥)으로 배오한다.

7) 슬통(膝痛), 하지저림

① [함곡 임읍-/여태 상양-][ST43 GB41-/ST45 LI1-]
- 부종성 슬통: 창출 우슬 8 진피 후박 백출 적복령 택사 저령 6 방기 빈랑 천궁 백지 독활 방풍 4

위장의 식적과 습울을 해결하는 위령탕을 기본처방으로 삼고, 무릎으로 인경 작용을 위해 우슬을 군약(君藥)으로 배오(配伍)한다. 하지의 부종을 효과적으로 배출시키는 방기, 빈랑을 배오하고 경락과 경근을 소통시키는 천궁, 백지, 독활, 방풍을 배오한다.

② [여태 지음-/해계 양곡-][ST45 BL67-/ST41 SI5-]
- 습열성 슬통방: 석고 12 승마 우슬 8 창출 황백 6 진피 후박 적복령 택사 방기 빈랑 홍화 현호색 4

③ [내정 통곡+/해계 양곡-][ST44 BL66+/ST41 SI5-]
- 조열성 슬통방: 석고 갈근 12 맥문동 승마 우슬 8 창출 황백 6 진피 후박 홍화 현호색 황련 생감초 4

부종을 해결하는 처방을 사용하면서 상황에 따라 열울을 해소하기 위해 석고, 승마, 황백을 배합하고, 통증을 해결하기 위해 홍화, 현호색, 독활, 방풍을 배오한다.

④ [곡천 음곡+/함곡 임읍-][LV8 KD10+/ST43 GB41-]
- 간위불화(肝胃不和)슬통방: 백작약 12 우슬 목과 8 당귀 창출 6 진피 후박 천

궁 백지 독활 방풍 4

간음부족으로 인해 위장 경근이 수축되어 발생하는 무릎의 통증과 저림 증상을 해결하는 기본처방이다. 백작약, 우슬, 목과, 당귀를 군신으로 사용하여 간음을 보충하여 하지의 근육경결을 풀어 주며 평위산의 용량을 줄여 사용하면서 위장의 경락과 경근을 소통시키는 천궁, 백지, 독활, 방풍을 배오하여 사용한다.

8) 유방의 멍울

[함곡 임읍-/여태 지음-/태연 태백-][ST43 GB41-/ST45 BL67-/LU9 SP3-]

– 유방멍울방: 창출 백지 패모 8 진피 후박 길경 지각 6 생강 대조 감초 4

위장의 식적과 습울로 발생한 유종(乳腫)을 해결하는 기본처방이다. 평위산을 기본으로 하며 유방의 멍울을 풀어 주는 데 특화되어 있는 지패산(芷貝散)을 배오한다. 또한 흉부의 담음과 기체를 풀어 주는 길경지각탕을 배오한다. 침법으로는 폐의 담음과 기울을 해소하는 복합처방을 활용한다.

6장

대장(大腸)

1. 대장경락유주

대장수양명지맥, 기어대지차지지단, 순지상렴, 출합곡양골지간, 상입양근지중, 순비상렴, 입주외렴, 상노외전렴, 상견, 출우골지전렴, 상출어주골지회상, 하입결분, 락폐, 하격, 속대장. 기지자, 종결분, 상경관협, 입하치중, 환출협구, 교인중, 좌지우, 우지좌, 상협비공.

手陽明之脈, 起於大指次指之端[商陽穴], 循指上廉[本節前二間穴, 本節後三間穴], 出合谷兩骨之間[合谷穴], 上入兩筋之中[陽谿穴], 循臂上廉[偏歷穴], 入肘外廉[曲池穴], 上臑[1]外前廉, 上肩, 出髃骨之前廉[肩髃穴], 上出於柱骨之會上[2][天鼎穴], 下入缺盆, 絡肺, 下膈, 屬大腸. 其支者, 從缺盆, 上頸貫頬, 入下齒中, 還出挾口, 交人中[穴名], 左之右, 右之左, 上挾鼻孔[迎香穴, 自此交入足陽明].

수양명맥은 둘째 손가락 끝 안쪽[상양혈]에서 일어나 손가락 위쪽[본절의 앞이 이

---

1 상노(上臑)는 상완을 의미한다. 上臑*外前廉 上肩(상완외측 앞쪽을 따라 어깨로 올라가…)

2 주골지회상(柱骨之會上): 견갑골 위에 목뼈(경골)가 솟은 곳으로 대추혈을 가리킨다. 모든 양맥은 대추에서 회합하므로 "회상(會上)"이라 하였다.

간혈이고 뒤가 삼간혈이다]을 지나 2개의 뼈 사이[합곡혈]로 나온다. 2개의 근 가운데[양계혈]로 들어가 팔뚝 위쪽[편력혈]을 돌아 팔오금 바깥쪽[곡지혈]으로 들어간다. 상완외측(팔쭉지 바깥) 앞쪽을 따라 어깨로 올라가 견봉(우골)의 앞쪽[견우혈]으로 나와 대추혈에서 여러 양경과 모이고, 다시 나와 올라갔다가[천정혈] 내려와 결분으로 들어가 폐에 이어지고, 횡격막 아래로 내려가 대장에 닿는다. 다른 줄기는 결분에서 목 앞쪽으로 올라가 뺨을 뚫고 아랫니 잇몸으로 들어간 다음 입을 따라 돌아 나와 인중[혈명]에서 교차한 후 좌측은 우측으로 우측은 좌측으로 올라가 콧구멍 옆[영향혈이다. 여기서 족양명과 만나 들어간다]으로 올라간다.

The large intestine meridian originates from the medial corner of the index finger (LI1), passes through the radial side of the finger (anterior to the base of the proximal phalanx is LI2) and its posterior is the location of LI3, and comes out between the 1st and 2nd metacarpal bones, LI4. It enters into LI5 between the two sinews, circles around the radial side of the forearm (LI6), enters into the radial side of the posterior surface of the forearm, and to the radial side of the elbow crease (LI11). It goes around the anterolateral side of the upper arm, then upward on the shoulder, and then it comes out through the front side of the acromium (LI15). It moves to GV14 and gathers there, moves up (to TE10) again, then down to enter into the supraclavicular fossa, connects to the lungs, moves down the diaphragm, and reaches the large intestine. Another branch of the meridian goes up to the front of the neck from the supraclavicular fossa, through the cheek, and then enters into the middle of the lower gingiva. It goes around along the mouth, then crosses from the left to the right and vice versa in GV26, and then goes up to the side of the nostril. (This point is LI20. Here, the meridian meets the stomach meridian and enters)

2. 대장의 생리

전도지관 변화출언 대장주진 전도조박 대장사혼문

傳道之官 變化出焉, 大腸主津, 傳道糟粕, 大腸司魄門

3. 대장의 병리상황

1) [곡지 삼리-/삼간 임읍±][LI11 ST36-/LI3 GB41±]

　[곡지 삼리-]는 대장의 습울(濕鬱) 혹은 조시(燥屎)를 해소하는 처방이다. 대장의 습울로 인하여 비습(肥濕)하고 연변(軟便) 경향을 보이는 사람에게는 습울을 해결하는 효과가 있다. 이런 경우에는 의이인을 군약으로 하며 위령탕과 승기탕류를 배합하여 사용한다. 또한 대장의 조시로 인하여 천추[ST25]에 딱딱한 경결과 압통을 나타내는 변비 경향을 보이는 사람에게도 효과적이다. 이런 경우에는 대승기탕이나 통도산 등의 처방을 배합하여 활용한다.

　[삼간 임읍]은 대장과 대장의 경락경근을 소통시키는 처방이다. 대장의 자체 운동을 촉진시키는 경우에는 [곡지 삼리-]에 해당되는 처방에 작약감초탕과 같은 약을 배오하여 활용할 수 있다. 대장의 경락과 경근을 소통시키는 의미로는 팔, 다리, 어깨 등으로 처방이 작용하게 하는 인경약(引經藥)을 배오하여 사용한다.

2) [곡지 삼리-/양계 양곡-]

　대장의 습열 혹은 조시와 열울을 겸한 병리에 사용하는 처방이다. [곡지 삼리-]의 상황을 해결하면서 대장의 열울을 해결하는 석고, 황금, 황련 등을 적절히 배오하여 사용한다.

3) [곡지 삼리+/삼간 임읍±][LI11 ST+/LI3 GB41±]

[곡지 삼리+]는 대장의 조열 병리를 치료하는 처방이다. 대장이 진액을 흡수하는 능력을 향상시키며 기육을 해기시키는 역할을 한다. 팔물탕에서 산약을 군약으로 하고 사군자탕을 증량하여 사용한다. 조시(燥屎)를 동반한 변비 경향이 뚜렷하면 승기탕류를 배오한다.

4) [삼간 임읍±/양계 양곡±][LI3 GB41±/LI5 SI5±]

대장의 경락과 경근을 소통시키며 한열편차를 조절하는 처방이다. 이런 상황은 일차적인 침 치료로 효과를 보는 경우가 대부분이며, 한약 처방이 필요한 경우에는 상황에 맞는 처방을 사용한다.

5) [양계 양곡-/이간 통곡+][LI5 SI5-/LI2 BL66+]

대장의 열울이 극심한 상황을 의미한다. 대장의 기본적인 병리를 해결하면서 열울을 해소하는 것이 필요하다. 석고, 황금, 대황, 황련, 황백, 치자, 시호, 승마 등을 상황에 맞게 배합한다.

4. 대장의 병리와 총통기본처방

1) [곡지 삼리-][LI11 ST36-]
- 대장습울: 의이인 12~30 백출 적복령 8 대황 지실 후박 대복피 6

2) [곡지 삼리+][LI11 ST36+]
- 대장조습: 산약 12 인삼 백출 감초 8 숙지황 당귀 백작약 천궁 4

3) [양계 양곡-][LI5 SI5-]

상황에 따라 황금, 황련을 기본으로 석고, 시호, 승마, 황백, 목단피, 치자 등을 배합하여 사용한다.

4) [양계 양곡+][LI5 SI5+]

상황에 따라 계지, 세신, 생강, 부자, 마황 등을 배합하여 사용한다.

5) [삼간 임읍±][LI3 GB41±]

대장이 주관하는 뒷목, 어깨, 팔, 허리 등의 경락과 경근을 소통시키는 개념으로 대장의 기본 병리를 해결하는 처방과 더불어 인경약을 배합하여 사용한다.
- 배합인경약: ① 전신 해기: 작약, 감초
          ② 어깨, 뒷목: 갈근
          ③ 팔: 계지, 강황, 강활, 방풍
          ④ 허리: 우슬, 마가목, 오가피, 해동피

5. 대장의 기본방제

삼백탕, 위령탕, 행습유기산, 진무탕, 대승기탕, 소승기탕, 조위승기탕, 당귀승기탕, 도핵승기탕, 통도산, 황금작약탕, 유령탕, 양격산.

1) 삼백탕

[백작약 백출 백복령 6 감초 2]

삼백탕(三白湯)은 설사를 치료하는 기본방제다. 설사는 대부분 대장의 습울로 발생되는 경우가 많다. 백작약은 간, 대장의 진액과 수기를 수렴하는 작용을 한다. 백출, 복령은 수기를 배출시키는 효과가 있다. 이는 총통침법의 [곡천 음곡-][LV8

KD10-] 혹은 [곡지 삼리-][LI11 ST36-]와 비슷한 방의를 갖는다. 삼백탕에 작약을 군약으로 잡고 간혈을 보충하는 당귀, 천궁을 배호하고 이수제인 택사를 추가하면 간음혈을 보충하면서 수기를 해결하는 당귀작약산이 된다.

2) 위령탕

[창출 진피 후박 백출 적복령 택사 저령 백작약 생강 4 관계 대조 감초 2]

 - 위령탕변방: 의이인 12 백출 적복령 8 창출 6 진피 후박 지실 저령 택사 백작약 4 육계 대조 감초 2

위령탕(胃苓湯)은 평위산과 오령산이 합방된 처방이며, 수습과 진액을 수렴하는 백작약이 배오되어 있다. 대장의 찐득한 습울을 해소시키기 위해 의이인을 군약으로 배오하면 대장습울 해소방의에 더 적합하다. 오령산은 본래 방광에 작용하는 이수제이나 백작약이 배오되어 수렴하는 의미를 더해 주면 대장의 습울을 해결하는 쪽으로 작용한다. 이는 삼백탕을 보면 알 수 있다. 평위산과 오령산 중 군약으로 뚜렷하게 제시된 본초가 없으므로 위장과 대장의 습울에 모두 작용한다. 총통침법의 [곡지 삼리-][LI11 ST36-]와 같은 의미이다.

3) 행습유기산

[의이인 8 백복령 6 창출 강활 방풍 천오 4]

행습유기산(行濕流氣散)은 방약합편에서 의이인이 군약으로 나와 있는 유일한 처방이다. 의이인, 복령, 창출은 비장과 대장의 습울(濕鬱)을 치료하는 중요한 조합이다. 대장에서는 [곡지 삼리-][LI11 ST36-]와 비슷하며, 비장에서는 담음을 해결하는 [상구 경거-][SP5 LU8-]와 비슷한 처방이다.

참고 마행의감탕과 의이인 군약의 곽향정기산[3]을 비교해서 알아 두자.

---

3   사마귀 치료에 곽향정기산에 의이인을 군약으로 배오한다.

4) 진무탕

[백작약 백복령 부자 12 백출 8 생강 6]

진무탕(眞武湯)은 신양허(腎陽虛)로 인한 수기(水氣)를 치료하는 대표적인 처방으로 알려져 있다. 하지만 처방 구성을 보면 삼백탕에 부자, 생강이 배합되어 있는 것을 알 수 있다. 삼백탕은 하초의 습울을 배출시키는 의미이며 부자, 생강은 심장을 온양하여 추동시키고 이수를 돕는 역할을 한다. 하초의 온양을 위해서는 부자, 육계를 배합하는 것이 좋다.

이는 해석하기 나름이지만 신양허로 인한 신장의 수기라기 보다는, 소장의 양허로 인한 대장의 습울로 보인다. 그 이유는 신장의 수기는 택사를 군약으로 사용해야 효과적이기 때문이다. 총통침법의 [후계 임읍+/곡지 삼리-][SI3 GB41+/LI11 ST36-]와 비슷하다. 만약 신장의 병리라면 우차신기환류의 처방을 이용했을 것으로 보인다.

진무탕은 심장의 수기를 이수시키는 적복령이 군약(君藥)으로 되어 있는 것으로 보아 영계출감탕의 가감처방으로 이해할 수도 있다. 적복령 12, 백출 8은 영계출감탕의 이수제와 비슷한 패턴이다. 계지 8, 감초 4가 심기를 추동시키는 의미로 배합되어 있는데 진무탕에서는 부자 12, 생강 6이 배합되어 심양을 보충하고 심기의 추동을 돕고 있다. 부자와 생강이 군신으로 배합되어 있다는 것은 환자의 병리상태가 추위를 많이 타고 심양이 허탈되어 심장에 모인 수기를 짜 주지 못하는 응급상황으로 보인다. 백작약이 군약으로 사용된 것은 수기를 효과적으로 모아서 배출시키기 위한 것으로 이해할 수 있다. [소충 대돈+/소해 음곡-]][HT9 LV1+/HT3 KD10-]와 방의가 비슷하다.

5) 대승기탕(大承氣湯)

[대황 16 망초 지실 후박 8](大熱 大實 大滿 宣急下之)

6) 소승기탕(小承氣湯)

[대황 16 지실 후박 6](治 傷寒裏症 小熱 小實 小滿 宣緩下者)

7) 조위승기탕(調胃承氣湯)

[대황 16 망초 8 감초 4](治 傷寒裏症 便硬尿赤 譫語(헛소리)潮熱)

승기탕(承氣湯)은 대황, 망초, 지실, 후박을 어떻게 배합하는지에 따라 이름이 달라진다. 상황에 따라 각 본초를 적절히 배합하여 사용하면 무리가 없다. 대황은 조시, 적취, 어혈 등의 덩어리들을 전부 배출하며, 열울을 내려 주는 효과가 있다. 간실증(肝實症)에 사용하는 사청환(瀉靑丸)에 대황이 배합되어 있다. 지실, 후박은 대장의 복만을 해결하여 가스를 배출시키는 효과가 있다. 망초에는 대황과 배합되면 작용이 극대화되며 강한 사하연견(瀉下軟堅), 청열해독의 효능을 가지고 있다. 따라서 상황에 따라 대황, 망초, 지실, 후박 등을 배합하여 사용하면 대장의 조시(燥屎)와 열울(熱鬱)을 쉽게 해결할 수 있다.

총통침법의 [삼간 임읍-/곡지 삼리-][LI3 GB41-/LI11 ST36-]와 비슷한 의미이다.

8) 당귀승기탕

[① 당귀 대황 8 망초 2.8 감초 2(治 燥之上藥 亦治 血結便閉)

② 당귀 대황 14 망초 10 감초 4]

당귀승기탕(當歸承氣湯)은 조위승기탕에 당귀가 배합되어 있는 처방이다. 당귀는 보혈조경(補血調經), 윤양통변(潤腸通便)하는 효능을 가지고 있으므로 혈조(血燥)를 겸한 어혈과 조시(燥屎constipation)에 활용하면 효과적이다.

9) 도핵승기탕

[① 대황 12 계심 망초 8 감초 4 도인 10매(3.5~4g)

② 도인 10 대황 망초 8 계지 감초 6]

도핵승기탕(桃核承氣湯)은 승기탕의 대황, 망초가 어혈제인 도인과 배합된 최초의 기본방이다. 당귀승기탕과 도핵승기탕을 적절히 배합해서 사용하면 소장의 혈허, 어혈과 대장의 조시를 동시에 해결하는 좋은 처방이다.

총통침법의 [후계 임읍+/곡지 삼리-][SI3 GB41+/LI11 ST36-]와 비슷하다.

10) 통도산

[당귀 대황 망초 6 지실 후박 진피 지각 목통 홍화 소목 감초 4]

통도산(通道散)은 이제껏 위에서 보았던 모든 승기탕들을 합쳐 놓은 것 같은 구조로 되어 있는 좋은 처방이다. 당귀승기탕에서의 당귀가 군약으로 올라가서 보혈의 의미가 있고, 도인(桃仁) 대신에 소목, 홍화의 어혈약을 사용하였으며, 지실, 후박과 함께 이기 작용을 더하기 위해서 진피, 지각, 목통을 더했다. 상당히 완성도 있는 좋은 처방이라고 생각한다.

총통침법의 [후계 임읍+/곡지 삼리-][SI3 GB41+/LI11 ST36-]와 비슷하다.

11) 황금작약탕

[황금 백작약 8 감초 4](治 下痢膿血 治 熱腹痛 脈洪數)

황금작약탕(黃芩芍藥湯)은 작약감초탕에 황금을 더한 처방이다. 작약감초탕은 간음을 보충하는 기본방제며 대장의 진액을 수렴하는 역할을 한다. 간과 대장은 상통하는 장부이므로 이렇게 통하는 면이 상당히 많다. 황금은 대장의 습열을 해결하는 약이다. 따라서 위의 처방은 대장의 습열로 인한 이질(痢疾)을 해결하는 기본방제이다.

황금작약탕에 삼백탕, 오령산 등에서 사용되는 이수지제(利水之劑)가 사용되지 않은 것으로 보아 비습한 사람이 아닌 흑수(黑瘦)한 사람의 병리를 치료하는 데 쓰는 처방이라는 것을 알 수 있다. 비습한 사람의 습열성 설사를 치료하기 위해서 황금작약탕과 삼백탕의 합방을 사용하는 것도 매우 효과적이다.

– 황금작약탕+삼백탕: 백작약 황금 8 백출 적복령 6 감초 4

12) 유령탕

[택사 4.8 백출 적복령 저령 황련 향유 백편두 후박 4 감초 1.2](治 暑月泄瀉 欲成痢)

유령탕(薷苓湯)은 여름철의 설사를 치료하는 처방으로, 향유산과 오령산의 합방이다. 향유산은 여름철의 토사곽란(吐瀉癨亂)에 사용하는데 오령산이 합방되고 황련이 더해진 것으로 보아 습열이 많이 늘어나서 이질이 되려는 상황에서 사용한다는 것을 알 수 있다. 총통침법 처방의 [곡지 삼리-/양계 양곡-][LI11 ST36-/LI5 SI5-]에 해당되는 처방이다.

13) 양격산

[연교 8 대황 망초 감초 죽엽 4 박하 황금 치자 2](積熱煩燥 口舌生瘡 腸胃燥澁 便尿積結)

양격산(凉膈散)은 대장의 조시로 인해 열이 인후부에 치솟아 구설생창을 유발한 경우에 사용된다. 연교가 구설생창의 열울을 해소하는 군약으로 사용되었으며 치자, 황금, 죽엽, 박하가 이를 보조하고 있다. 대황, 망초, 감초의 조위승기탕이 합방되어 열울의 원인이 대장의 조시라는 것을 말하고 있다. 회춘양격산과 비교하여 숙지하는 것이 필요하다.

총통침법의 [삼간 임읍-/양계 지구-][LI3 GB41-/LI5 SJ6-]와 비슷한 의미이다.

> **참고** 〈회춘양격산〉
>
> – 연교 5 치자 황련 황금 생지황 적작약 당귀 길경 박하 생감초 3
>
> 삼초의 화가 성하여 입안이 헌 것을 치료한다. 삼초의 열울을 자음강화와 청열사화의 방법으로 해결하는 것으로, 총통침법의 [액문 통곡+/지구[4]-][JS2 BL66+/SJ6-]와 같은 의미이다.

---

4 지구[SJ6]는 오수혈의 의미로는 경혈로서 삼초의 천해한열을 치료한다. 외감의 사기가 반표반리에 침입하여 발생한 한열왕래를 치료하며 인후부에 발생한 열증을 내리는 데 탁월하다. [지구-]는 총통치료법의 육부상화방으로서 삼초의 열을 내리는 청열사화(淸熱瀉火)의 의미가 있는 처방이다.

6. 대장의 총통활용처방

1) 두한증(頭汗症)

대장습열에 의하여 두한증이 생기는 경우가 많다. 대장의 열울을 해소하면서 습울을 배출시키면 땀은 줄어든다. 열울을 해결하기 위하여 석고, 황금, 대황을 사용하며, 습울을 배출시키기 위하여 의이인, 백출, 복령, 대황, 지실, 후박, 망초를 사용한다.

[곡지 삼리-/양계 양곡-][LI11 ST36-/LI5 SI5-]

의이인 20 적복령 백출 8 황금 대황 지실 후박 6 망초 4

석고 의이인 16 마황 행인 8 백출 복령 황금 대황 지실 후박 6 망초 4

2) 습체성 비염

대장습울로 인한 비염은 [곡지 삼리-/삼간 임읍±][LI11 ST36-/LI3 GB41±]를 사용하고, 대장습열로 인한 비염은 [곡지 삼리-/양계 양곡-][LI11 ST36-/LI5 SI5-]를 사용한다.

습체성 비염은 계속적으로 콧물이 분비되어 풀어야 하며, 숨쉬기가 불편하고 코가 막히는 양상을 보인다. 대장에 정체된 습은 폐로 넘어가 코와 부비동에 쌓여서 문제가 된다. 대장의 습울이 개선되지 않으면, 콧물이 다량 분비되며 계속 풀어야 하는 비염은 치료하기 어렵다.

[습체성 비염방]

- 의이인 20 백지 12 적복령 창출 8 대황 지실 후박 6 망초 길경 신이 박하 창이자 4

의이인, 적복령, 창출, 대황, 지실, 후박, 망초 등은 대장의 습울을 해소하는 중요한 약이다. 백지는 위장과 대장의 습울로 습체성 비염이 생겼을 때에 신약(臣藥)으로 사용된다. 길경, 신이, 박하는 코를 시원하게 하고 숨을 쉬기 수월하게 한다.

창이자는 코와 목구멍의 소양감을 해결한다(백질려는 눈의 소양감을 해결하기 위해 배오한다). 습울에 열울이 동반된 경우에는 석고, 황금을 사용한다.

3) 항강(項强), 목 디스크

대장은 주골(柱骨)[5]과 관련이 깊으므로 대장의 병리를 조절하면 대추 주위의 기육과 근육을 소통시켜서 항강, 목 디스크 등을 치료할 수 있다.

[곡지 삼리+/삼간 임읍±]
– 갈근 16 백작약 12 당귀 목과 8 계지 생강 대조 감초 6

[곡지 삼리−/삼간 임읍±]
– 의이인 갈근 12 백작약 8 백출 복령 목과 당귀 6 대황 지실 후박 4 감초 2

4) 팔 저림

팔 저림은 위의 항강 처방에 계지를 군신(君臣)으로 사용하면서 팔로 가는 인경약인 강황, 강활, 방풍 등을 배오하면 된다.

5) 대장 요통

대장의 습울과 열울은 경락경근의 소통을 저해하여 대장수(BL25) 주위의 요통을 유발한다. 대장의 습울을 해소하면서 경락과 경근을 소통해 주어야 한다. 대장의 습울은 의이인, 백출, 복령, 대황, 지실, 후박으로 해결하며 열울은 석고, 황금, 대황을 사용한다. 대장수 주위의 경락과 경근의 소통은 마가목, 오가피, 해동피를 사용한다.

---

5 신체 부위. 제7경추(第七頸椎)의 극돌기(棘突起). 대장경락유주 중 견우를 지나 어깨의 거골로 나오고 위로 올라가 대추(DU14)와 만난다. [上肩, 出髃骨之前廉(肩髃穴), 上出柱骨之會上(天鼎穴LI17)]

[대장요통방]

- 의이인 16 백출 적복령 8 대황 지실 후박 6 마가목 오가피 해동피 4(대장 위주)
- 의이인 12 백출 적복령 적작약 8 목과 당귀 6 대황 지실 후박 마가목 오가피 해동피 4(대장〉간)
- 적작약 12 우슬 목과 8 당귀 황금 6 대황 망초 지실 후박 마가목 오가피 해동피 4(간〉대장)

6) 만성변비

대장의 변비는 진액부족으로 발생된 조시로 인한 경우가 많다.

① 진액부족으로 인한 변비[곡지 삼리+/삼간 임읍±][LI11 ST36+/LI3 GB41±]

- 백작약 12 당귀 숙지황 천궁 8 대황 망초 지실 후박 6 대황 망초 당귀 6 지실 후박 지각 진피 목통 홍화 소목 감초 4

② 진액부족과 열울로 인한 변비[곡지 삼리+/양계 양곡−][LI11 ST36+/LI5 SI5−]

- 적작약 12 생지황 당귀 천궁 황금 8 대황 망초 지실 후박 6

7) 과민성 대장증후군

- 의이인 12 백출 복령 산약 감초 8 진피 후박 지실 황금 6

대장이 음식에 의한 자극에 예민한 상태가 되어 대변을 자주 보는 경향을 말한다. 보통 식후즉변(食後卽便)의 경향을 보이며 하루에 대변을 4~5회 이상 보는 경우가 많다. 이런 경우에는 대장의 습열을 부드럽게 배출시키면서 안정시키는 치료법을 사용한다. 의이인을 군약으로 사용하며, 백출, 복령이 부드럽게 습을 배출시키며, 산약과 감초가 대장의 민감성을 완화시키고 대장운동은 원만하게 한다. 진피, 후박, 지실이 습(濕)에 의한 가스를 배출시키고, 황금은 대장의 열울(熱鬱)을 해소한다.

3부

각론 : 오장
各論 五臟

1장

간장(肝臟)

1. 간경락유주

간족궐음지맥, 기어대지총모지제, 상순족부상렴, 거내과일촌, 상과팔촌, 교출 태음지후, 상괵내렴, 순고음, 입모중, 환음기, 저소복, 협위, 속간, 락담, 상관 격, 포협륵, 순후롱지후, 상입항상, 연목계, 상출액, 여독맥회어전. 기지자, 종목 계, 하협리, 환순내. 기지자, 부종간, 별관격, 상주폐중.

肝足厥陰之脈, 起於大指聚毛之際[大敦穴], 上循足跗上廉[本節前行間穴, 本節後 太衝穴], 去內踝一寸[中封穴], 上踝八寸, 交出太陰之後, 上膕內廉[曲泉穴], 循股 陰, 入毛中, 環陰器, 抵小腹, 挾胃, 屬肝, 絡膽, 上貫膈, 布脇肋, 循喉嚨之後, 上 入頏顙[頏也], 連目系, 上出額, 與督脈會于巓. 其支者, 從目系, 下頰裏, 環脣內. 其支者, 復從肝, 別貫膈, 上注肺中[自此交入手太陰].『靈樞』

족궐음맥은 엄지발가락의 털이 모인 부근[대돈혈]에서 시작하여 발등 위로 올라 가[본절의 앞이 행간혈, 뒤가 태충혈이다] 안쪽 복숭아뼈에서 1촌 떨어진 곳[중봉 혈]을 지나 복숭아뼈 위 8촌 되는 곳에서 교차하여 태음맥의 뒤쪽으로 흐른다. 오금 안쪽[곡천혈]으로 올라가 넓적다리 안쪽을 따라 털 난 곳 속으로 들어가 음기(陰器) 를 돌아 아랫배에 도달한다. 위(胃)를 지나 간에 닿고 담에 이어지며 횡격막을 뚫고 올라가 옆구리에 퍼진다. 숨구멍의 뒤쪽을 따라 올라 항상(頏顙)으로 들어가 목계

(目系)에 연결되고 이마로 나와 독맥과 정수리에서 만난다. 그 가지는 목계(目系)에서 뺨 속으로 내려가 입술 안쪽을 돈다. 다른 가지는 다시 간에서 갈라져 횡격막을 뚫고 올라 폐 속[여기서 수태음과 만난다]으로 간다.

The liver meridian originates at the hairy dorsal surface of the big toe LR1 and runs along the foot to LR4, 1 chon anterior to the medial malleolus and ascends along the medial aspect of the lower leg. It rises 8 chon up the medial aspect of the leg where it runs across and behind the spleen meridian. It goes further up inside the knee and thigh and it encircles the genitals when reaching the pubic hair margin, and then ascends to enter the lower abdomen. It continues upward to curve round the stomach before entering the liver and connecting with the gallbladder, crosses the diaphragm, and spreads in the costal and hypochondriac regions. It ascends along the neck and posterior aspect of the throat to the nasopharynx to link with the eye system. Then it ascends across the forehead to the vertex where it intersects with the governing vessel. From the eye, a branch goes down to the cheek and curves around the lips. Another branch separates from the liver, crosses the diaphragm and spreads in the lung.

2. 간의 오행특성(五行特性)과 오장생리(五臟生理)

1) 오행특성: 목(木)
승발소설(升發疏泄) 작용을 한다.
– 승발: 기능장애가 생겨서 잘 작동하지 않는 것을 추동시킨다.
– 소설: 기기울체를 풀어 준다.

2) 간의 생리
간주소설, 간장혈, 간주근, 간개규어목, 노, 조갑, 제풍도현 개속어간, 파극지

본, 음기, 자궁, 슬

肝主疏泄, 肝藏血, 肝主筋, 肝開竅於目, 怒, 爪甲, 諸風掉眩 皆屬於肝, 罷極之本, 陰器, 女子先天, 膝者筋之府

3. 간의 병리상황

1) 간의 기본 병증
- 엄지발가락의 불인, 통증, 발톱무좀
- 태충 주위의 발등 통증
- 중봉 주위의 발목 염좌
- 장단지 뭉침, 저림
- 장단지의 부종, 하지정맥류
- 슬통
- 허벅지의 저림과 감각이상
- 서혜부의 당김과 통증
- 남자의 산증
- 여자의 생리통, 생리증후군, 유산조리, 임신 준비, 산후조리, 갱년기 증후군
- 과다출혈, 냉, 대하
- 소복의 압통, 복직근 구련1, 복통

---

1   복근구련(腹筋拘攣): 복벽의 심층에서 발작한 경련 현상이 복벽상에서 촉지되는 상태를 말하는데 통칭하여 이급(裡急)이라고도 한다. 인체 내부에서 발생한 변화가 복직근 혹은 복벽상에 나타나는 반응으로서 복진을 해 보면 배꼽 양방에서 마치 팽팽하게 조여진 거문고 줄을 만지는 것 같은 감이 느껴진다. 복직근 경련이 심할수록 현저하게 출현한다. 비록 복직근의 경련은 발생하지 않았으나 복부가 유연하면서 무력하고 만약 장관의 윤동작용이 항진하면 소위 피기(皮起)라 하여 복부에 단단한 경결이 생기고 상하로 통증이 심하여 만질 수 없는 상태가 되는데 이러한 현상도 일종의 복근구련 혹은 이급증(裡急證)에 속한다고 할 수 있다. 그러나 이러한 상태에서는 변비 증상을 동반하여도 사하약(瀉下藥)은 사용할 수 없고, 소건중탕(小建中湯)이나 대건중탕(大建中湯)을 사용하여 연급 현상을 완해(緩解)시켜 주어야 한다. [출처] 복부진단법/작성자 경제적 독립

- 변비, 설사, 가스 차고 더부룩함

- 위경련, 소화불량, 신경 쓰면 체한다

- 지방간, 감염, 간수치 높다, 간경화 등의 기질적인 간 질환

- 횡경막의 긴장, 흉통, 협늑통

- 후비루, 매핵기

- 안구건조증, 충혈, 따끔거림, 열감, 녹내장, 시력 저하

- 구안와사, 이마, 뺨, 입술, 안면 등의 떨림과 이완

- 전정부의 열감, 두통, 상열감

- 어지럼증

- 뒷목으로 치받쳐 오른다, 고혈압

- 어깨가 뭉치고 뻐근하다, 잦은 두통

- 다크서클, 눈코입 주위의 푸르스름함, 청근, 자설

- 팔다리에 쥐가 나고 저림

- 멍이 자주 든다, 치질

- 음주 후에 숙취 해소가 잘 안된다

- 타박상, TA(Traffic Accident)/PI 환자

- 스트레스, 짜증이 나고 한숨을 자주 쉰다, 화가 잘 난다

- 밤샘 근무를 하거나 육체노동을 하는 사람의 근육 피로

2) 간의 기본병리

① 간음부족(肝陰不足) [곡천 음곡+][LV8 KD10+]

간의 병리 중에서 가장 기본이 되는 것은 간음부족이다. 간은 음혈을 저장하고 소설 작용으로 오장의 생리를 원활하게 돌아가도록 하는 것을 담당한다. 간음이란 간혈보다 하위개념의 물질로서 혈액에서 혈장성분과 비슷한 개념이다. 간혈은 혈구와 비슷한 개념으로 이해할 수 있다. 간음은 간 계통의 일차적인 영양물질로서 간을 자윤한다.

간음부족은 간이 주관하는 근육 계통과 눈에 직접적인 영향을 준다. 눈이 건조해지거나 뒷목이나 어깨가 뻐근하고 뭉치거나 등이나 복부의 근육이 뭉치거나 엉덩이, 허벅지, 종아리 등의 근육이 뭉치거나 쥐가 나거나 저리는 현상들은 간음부족으로 인한 대표적인 병증이다. 이런 경우에 간음을 보충하는 기본방제로는 청간탕, 쌍화탕, 계지가작약탕, 계지가갈근탕 등이 있다.

② 간수기(肝水氣) [곡천 음곡-][LV8 KD10-]

간음부족의 증상이 나타나면서 부종 양상을 보이는 경우를 간수기의 병리라고 할 수 있다. 간음부족은 절대적인 간음의 부족을 의미하며, 간수기의 경우에는 상대적으로 수기가 늘어나면서 간음의 비율이 줄어들어서 생기는 상황이다. 이런 경우에는 불필요한 수기를 배출시키면서 가볍게 간음을 보충하는 방법을 사용한다. 대표적인 처방이 당귀작약산이다.

③ 간열울(肝熱鬱) [행간 소부-][LV2 HT8-]

간은 끊임없이 상승, 승발하는 작용을 하기 때문에 열울이 생기기 쉽다. 간병환자는 화를 잘 내는 경향을 보이며 간 계통의 열증, 염증, 통증을 호소하는 경우가 많다. 정수리에 열감을 느끼며 뒷목으로 뭔가 뻗쳐오르는 듯하며 눈이 충혈되고 상열감을 자주 느끼고 한숨을 자주 쉬어야 하는 경우가 많다. 간열울의 병리에서 나타나는 대표적인 증상들이다. 이런 경우에 간열을 해소하기 위하여 사청환, 황련해독탕, 해독사물탕 등의 처방을 사용한다.

④ 간양부족(肝陽不足) [행간 소부+][LV2 HT8+]

간은 기본적으로 승발하는 작용을 하므로 열울에 의한 병리를 호소하는 경우가 많다. 하지만 기본적으로 체열이 낮은 사람이거나 외부의 한사로 인해 간이 주관하는 계통에 한성증상을 호소하는 경우가 있을 수 있다. 이런 경우에는 간의 주요 병리를 해결하는 처방과 함께 체열을 높이는 처방을 함께 사용할 수 있다. 오장의 본체를 온양하는 부자, 건강, 육계와 표를 온양하는 계지, 생강, 세신, 마황 등을 적절히 배오하여 사용한다. 이런 기본처방으로 난간전(煖肝煎), 조경종옥탕 등이 있다.

⑤ 간어혈(肝瘀血) [태충 태백−][LV3 SP3−]

간은 음혈을 조절하는 장부이다. 특히나 간은 정맥순환과 관련이 많다고 생각된다. 따라서 외부적인 타박에 의하여 멍이 들거나 평소 어혈의 양상이 뚜렷한 사람은 간의 병리를 조절하여 치료하는 경우가 많다. 얼굴에 다크서클[2]이나 거무스름한 기미가 많거나 입술 주위가 푸르스름한 경우, 자순, 자설, 청근 등이 뚜렷하며 하지정맥류, 잦은 멍 등을 호소하거나 생리를 할 때에 덩어리가 많이 나오고 생리 색깔이 탁한 여성들은 간의 어혈로 인한 병리를 가지고 있는 경우가 많다. 간의 어혈을 해결하는 기본방제에는 계지복령환, 당귀수산, 귀출파징탕, 도핵승기탕 등이 있다.

⑥ 간혈허(肝血虛) [태충 태백+][LV3 SP3+]

간혈(肝血)은 혈액 중에서 혈구에 해당하는 중요한 영양성분이다. 간음(肝陰)손상이 계속적으로 진행되면 간혈부족에 이르게 된다. 임상적으로 간음허와 간혈허를 겸하는 경우가 대부분이다. 간음부족으로 인한 대부분의 증상을 가지고 있으며 시력의 저하, 심한 어지럼증, 조갑(爪甲)의 불영(不榮)과 변형, 근육의 무력감을 동반하는 경우가 많다. 간혈을 보충하는 기본방제는 보간환(補肝丸), 사물탕이다.

⑦ 간(肝)담음외감 [중봉 경거−][LV4 LU8−]

간은 기본적으로 음혈을 저장하고 운행하는 장부로 간비신(肝脾腎)으로 이어지는 수습대사와는 직접적인 연관관계가 적다. 하지만 간과 폐는 접경이며 인후부에서 겹치는 부위가 많으므로 간이 병인 장부로서 문제가 있을 때에 나타나는 매핵기(梅核氣), 후비루(後鼻漏), 외감(外感) 등의 증상은 [중봉 경거−]를 사용하면 매우 효

---

2 다크서클은 일시적인 혈과 정이 빠져나간 경우에도 생기니 무조건 간어혈로 생각하면 안 된다.

과가 좋다. 이런 경우에 간의 주요 병리를 해결하는 기본방제와 함께 담음과 외감을 해결하는 본초를 배합하여 사용하면 된다.

3) 간의 복합병리

① 간음허+간열울 [곡천 음곡+/행간 소부-][LV8 KD10+/LV2 HT8-]

간음부족과 간열울의 복합병리이다. 간음부족의 증상을 두루 갖추고 있으면서 열울로 인한 열증, 염증, 통증을 호소하는 상황이다. 간양상항에서 간화상염의 병리를 아우르는 상황이다. 이런 경우에 상용하는 기본방제는 청간탕, 온청음(해독사물탕), 쌍독탕이다. 간음을 보충하는 본초와 간열을 해소하는 본초의 배합으로 방제를 구성한다.

② 간음허+간양허 [곡천 음곡+/행간 소부+][LV8 KD10+/LV2 HT8+]

肝陰부족과 간양허의 복합병리이다. 간음부족의 증상을 주소증으로 하면서 특정 부위가 시리거나 아린 차가운 느낌을 호소하는 경우에 사용한다. 난간전, 조경종옥탕, 쌍화탕, 갈근탕과 같은 처방이 기본방제다. 간음을 보충하는 기본처방에 부자, 건강, 육계, 계지, 생강, 세신, 마황을 적절하게 배합하여 사용한다.

③ 간음허+간어혈 [곡천 음곡+/태충 태백-][LV8 KD10+/LV3 SP3-]

간음부족과 어혈(瘀血)이 동반된 상황이다. 간음부족의 병리를 가지고 있는 사람은 정맥혈의 순환이 저하되어 있으므로 어혈이 쉽게 해결되지 않는 경향이 있다. 외부적인 타박상에 의한 멍도 잘 풀리지 않는다. 임상에서 많이 보이는 케이스에 해당된다. 간음을 보충하는 처방과 어혈을 해결하는 처방을 병용한다. 예를 들면 쌍화탕과 계지복령환, 통도산 등을 합방해서 사용하는 경우이다.

④ 간음허+간혈허 [곡천 음곡+/태충 태백+]

간음부족과 간혈부족을 동시에 겸한 경우로 아주 심각한 상황에 해당된다. 간음부족 증상은 가벼운 기능저하로서 눈의 건조함, 약간의 어지럼증, 근육의 뭉침과 저림과 떨림, 조갑(爪甲)의 약화 등의 증상을 호소하지만 간혈부족의 증상은 시력 저하와 눈의 침침함, 심한 어지럼증, 근육의 이완과 무력, 조갑의 변형 등으로 심 각하게 나타난다. 간음을 보충하는 청간탕, 쌍화탕 등의 방제에서 보혈을 강화하기 위하여 숙지황, 당귀의 용량을 높여서 사용한다.

⑤ 간음허+간담음(肝痰飮) 외감 [곡천 음곡+/중봉 경거-][LV8 KD+/LV4 LU8-]

간음부족과 담음, 외감의 병리를 겸한 경우이다. 간음부족의 주소증을 호소하는 환자가 매핵기, 후비루, 감기증상 등을 호소할 때에 사용하는 처방이다. 간음을 보 충하는 처방과 함께 길경, 백지, 반하, 천화분(괄루근), 패모 등의 거담제(祛痰劑) 와 강활, 방풍 등의 발산제(發散劑)를 배합하여 사용한다.

⑥ 간수기+간열울 [곡천 음곡-/행간 소부-][LV8 KD10-/LV2 HT8-]

간수기(肝水氣)와 간열울의 복합병리이다. 간음부족의 증상과 함께 부종을 주소 증으로 호소하며 간열울로 인한 염증성, 통증성 증상을 같이 호소하는 경우에 사용 한다. 당귀작약산에 황련해독탕을 합방하는 것이 이와 유사하다.

⑦ 간수기+간양허 [곡천 음곡-/행간 소부+][LV8 KD10-/LV2 HT8+]

간수기(肝水氣)와 간양허(肝陽虛)의 복합병리이다. 부종을 주증상으로 하며 간음 부족의 증상들을 가지고 있는 사람이 배가 차갑거나 발이 시리거나 특정 부위의 냉 감을 호소하는 경우에 사용하는 처방이다. 당귀작약산에 부자, 건강, 육계, 계지, 생강, 세신, 마황 등의 온열제를 배합하여 사용한다.

⑧ 간수기+간어혈 [곡천 음곡-/태충 태백-][LV8 KD10-/LV3 SP3-]

간수기와 간어혈의 복합병리이다. 부종을 주소증으로 하며 간음부족의 증상을 겸하고 있으며 타박으로 인한 어혈증이나 생리계통의 어혈로 인한 증상을 같이 호소하는 경우에 사용하는 처방이다. 당귀작약산에 계지복령환, 통도산 등을 합방하여 사용하는 것이 비슷하다.

⑨ 간수기+간혈허 [곡천 음곡-/태충 태백+][LV8 KD10-/LV3 SP3+]

간수기와 간혈허의 복합병리이다. 부종을 주소증으로 하면서 간음혈이 모두 부족한 경우이다. 당귀작약산과 사물탕을 합방하여 사용하는 것이 이와 유사하다.

⑩ 간수기+담음(痰飮) 외감(外感) [곡천 음곡-/중봉 경거-][LV8 KD10-/LV4 LU8-]

간수기와 담음, 외감의 병리를 겸한 경우이다. 부종을 주소증으로 하면서 간음부족의 증상을 겸하고 있는 사람이 매핵기, 후비루, 감기증상을 나타낼 때 사용하는 처방이다. 당귀작약산과 길경, 백지, 반하, 천화분, 패모 등의 거담제와 강활, 방풍 등의 발산제를 배합하여 사용한다.

⑪ 간어혈+간열울 [태충 태백-/행간 소부-][LV3 SP3-/LV2 HT8-]

간의 어혈과 열울의 복합병리이다. 간의 열성 어혈을 해결하는 처방이다. 타박손상으로 인해 욱신거리는 통증을 호소하거나 생리계통의 열성 어혈로 인한 증상을 나타낼 때에 사용한다. 기본방제는 사청환이다. 보통은 계지복령환, 당귀수산, 도핵승기탕, 통도산 등의 어혈제와 황련해독탕과 같은 청열제를 배합하여 사용한다.

⑫ 간어혈+간양허 [태충 태백-/행간 소부-][LV3 SP3-/LV2 HT8-]

간의 어혈과 양허의 복합병리이다. 간의 한성 어혈을 해결하는 처방이다. 한성 어혈의 정체로 인해 주로 시리고 저리는 통증을 호소하는 경우가 많다. 활혈거어(活血祛瘀) 하는 계지복령환, 당귀수산, 도핵승기탕, 통도산 등의 처방과 부자, 육계, 건강, 계지, 생강, 세신, 마황 등의 온열제를 배합하여 사용한다.

⑬ 간어혈+담음(痰飮) 외감 [태충 태백-/중봉 경거-][LV3 SP3-/LV4 LU8-]

간의 어혈과 담음, 외감의 복합병리이다. 어혈로 인한 통증, 순환장애를 호소하는 사람이 매핵기, 후비루, 감기 증상을 보이는 경우에 사용한다. 계지복령환, 당귀수산 등의 어혈제와 길경, 백지, 반하, 천화분, 패모 등의 거담제와 강활, 방풍 등의 발산제를 배합하여 사용한다.

⑭ 간혈허+담음(痰飮) 외감 [태충 태백+/중봉 경거-][LV3 SP3+/LV4 LU8-]

간혈부족의 병리는 이미 간음부족이 상당히 진행된 다음에 나타나므로 간음(肝陰)과 간혈(肝血)을 동시에 보충하는 것이 가장 중요하다. 여기에 한열편차와 담음, 외감의 상황을 고려하여 처방을 구성할 수 있다.

⑮ 간열울+담음(痰飮) 외감 [행간 소부-/중봉 경거-][LV2 HT8-/LV4 LU8-]

간의 열울과 담음, 외감의 복합병리이다. 간의 열울로 인한 염증성, 통증성 증상을 호소하는 사람이 매핵기, 후비루, 감기증상 등을 겸하고 있을 때 사용한다. 간의 열울을 해결하는 황련해독탕, 소시호탕 등의 처방과 반하, 길경, 백지, 천화분, 패모 등의 거담제와 강활, 방풍 등의 발산제를 배합하여 사용한다. 임상적으로는 간의 열울로 인한 열담 경향의 매핵기와 후비루를 치료하는 경우에 유의성이 있다.

⑯ 간양허+담음(痰飮) 외감 [행간 소부+/중봉 경거-][LV2 HT8+/LV4 LU8-]

간의 양허와 담음, 외감의 복합병리이다. 간의 양허로 인해 시리거나 차가운 증상을 호소하면서 매핵기, 후비루, 감기증상을 겸하고 있는 경우이다. 임상적으로 자주 보기는 힘든 상황이다.

4. 간의 병리와 총통기본처방

간병리에 대한 처방 근본은 간의 음혈(陰血)을 보충하는 것과 어혈(瘀血)을 풀어 주는 것이다. 그 이외의 병리인 한열편차(寒熱偏差), 수기(水氣), 담음(痰飮), 외감 (外感) 등은 부수적인 상황으로 적당한 약물의 가감 혹은 간단한 침 치료로도 조절 이 가능하다. 따라서 간의 음혈을 보충하는 처방과 어혈을 풀어 주는 처방이 간에 대한 치법(治法)의 큰 축이 되며, 나머지 기타 병리를 상황에 맞게 추가적으로 해결 한다.

1) 간음부족(肝陰不足)
- 백작약 16 구기자 12 당귀 숙지황 목과 8 천궁 강활 방풍 감초 4
- 백작약 12 당귀 숙지황 8 감초 6 천궁 강활 방풍 4
- 백작약 12 당귀 천궁 8
- 백작약 갈근 12 당귀 8
- 백작약 구기자 12 당귀 8
- 백작약 12 당귀 목과 우슬 8
- 생지황 36 적작약 12 당귀 목단피 8

2) 간수기(肝水氣)
- 백작약 12 백출 적복령 택사 8 당귀 천궁 6 강활 방풍 4

3) 간열울(肝熱鬱)
- 시호 6~12 황금 4~8 [간담의 열을 해결하는 기본조합. 흉협고만을 촉진하고 판단한다]
- 황련 치자 4~8 [간의 실열을 해결하는 기본조합. 체열이 높은 사람. 전중, 거

궐의 압통]

- 목단피 4~8 [열성어혈이 있는 사람의 간열을 해결]
- 지골피 4~8 [간의 음허열을 해결하는 본초. 목단피와 배오되는 경우가 많다]
- 생지황 12~36 적작약 12 [간음부족과 열울을 동시에 가지고 있는 경우에 사용한다]
- 석고 20 지모 8 [폐의 열울을 겸한 경우에 사용한다]
- 석고 20 승마 8 [위장의 열울을 겸한 경우에 사용한다]
- 감국 4~8 [간열을 내리며 특히 눈을 맑게 한다]
- 결명자 청산자 박하 2~4 [청두명목 작용으로 간열을 가볍게 내린다]

4) 간혈허(肝血虛)
- 작약 12 당귀 숙지황 8 천궁 6 강활 방풍 4

간에서 저장하는 혈(血)은 간음의 상위개념으로 소장에서 수성화물(受盛化物)을 통해 만드는 필수 영양분이다. 간에서는 간음부족이 기본병리이자 주요병리이며 간혈허는 간음부족이 심화되었을 때 나타나는 병리로 이해한다. 기본적으로 혈허(血虛)라는 것은 소장의 수성화물이 제대로 되지 않는 데서 생긴다고 본다.

혈의 생성을 촉진하는 대표적인 처방은 사물탕이며 그중에서도 당귀와 숙지황이 보혈(補血)에 있어서 가장 중요한 역할을 한다. 당귀는 따뜻한 성질을 가지고 있으며 보혈의 1번으로 심장, 소장, 간에 작용한다. 숙지황은 따뜻하며 신음을 보충하고 혈을 보충하는 효능을 가진다. 주로 보음(補陰)의 개념으로 많이 사용되지만 보혈의 개념으로 사용할 때에는 당귀와 배합되어 사용된다.

간혈허의 전제는 간음부족이므로 작약을 군약(君藥)으로 사용하면서 당귀, 숙지황을 신약(臣藥)으로 배오하여 사용하면 간음혈을 보충하는 처방이 된다. 소장의 혈허를 보충하는 용도로 사용될 때에는 숙지황, 당귀가 군약으로 사용된다. 대영전을 참고하라.

숙지황 12~28 당귀 8~20 구기자 두충 8 우슬 6 육계 감초 4~8

5) 간어혈(肝瘀血)

① 적작약 12 도인 목단피 6~8 홍화 소목 봉출 삼릉 2~4

간어혈을 해결하는 약으로 활용한다.

② 대황 망초 지각 지실 후박 4~8

소복부와 하복부에 어혈의 경결이 뚜렷하거나 천추의 압통과 함께 변비 경향이 뚜렷하고 아랫배가 더부룩한 경우에 활용한다.

③ 계지 복령 4~6

기상충(氣上衝)과 부종(浮腫)이 있을 때에 사용한다. 계지는 계지, 생강, 세신, 마황, 부자, 건강, 육계 등의 온열제를 상징하며 복령은 백출, 적복령, 택사 등의 이수제를 상징한다.

[간음혈 보충]: 적작약 당귀

[간어혈 해결]: 천궁 도인 목단피 홍화 소목 삼릉 봉출

[대장의 조시, 복만, 습울 해결]: 대황 망초 지실 후박 지각 진피 적복령

[하초 순환 촉진]: 부자 육계

[약성을 조화시키고 속이 약한 사람의 속 쓰림 방지]: 감초 오적골

간은 다른 장기와 복합적인 병리를 형성하는 경우가 많다. 폐와는 폐열, 담음, 외감과 관련이 깊다. 심포와는 기울, 열울, 담음과 관련이 있다. 심장, 비장과는 담음, 열울, 양허와 관련이 있다. 위장과는 식적, 위열과 관련이 있다. 대장과는

조시, 습열 등과 관련이 있다. 소장과는 어혈, 혈어와 관련이 깊다. 방광, 삼초와
는 습울과 관련이 많다.

5. 간의 기본방제와 총통방제

▶ 기본방제: 청간탕, 계지탕, 계지가작약탕, 계지가갈근탕, 갈근탕, 쌍화탕,
소건중탕, 당귀작약산, 난간전, 조경종옥탕, 오적산, 사청환, 황련해독탕, 온청
음, 세간명목탕, 사역산, 시호사물탕, 소요산, 소시호탕, 대시호탕, 사물탕, 보
간환, 당귀수산, 계지복령환, 도핵승기탕, 통도산, 통경탕, 궁귀탕, 불수산, 귀
출파징탕

▶ 기본본초: 백작약, 적작약, 구기자 / 갈근, 모과 / 숙지황, 당귀 / 천궁, 강활,
방풍, 독활

1) 간음부족(肝陰不足)[곡천 음곡+][LV8 KD10+]

① 기본방제

청간탕, 계지탕, 계지가작약탕, 계지가갈근탕, 갈근탕, 쌍화탕, 소건중탕

② 기본방제 해설

[청간탕]

— 백작약 6 당귀 천궁 4 시호 3.2 목단피 치자 1.6

— 백작약 12 당귀 천궁 8 시호 6 목단피 치자 3

청간탕(淸肝湯)은 간음을 보충하면서 음허열을 내리는 기본방제다. 시호는 흉협
부에 울체된 열을 내리며, 치자는 전중에 정체된 열을 풀고, 목단피는 활혈거어(活
血祛瘀) 하면서 혈열(血熱)을 해결한다.

[계지탕]

- 계지 백작약 생강 대조 6 감초 4

계지탕은 영위(營衛)를 조화시키는 기본방제다. 계지, 생강이 위기를 추동하고 백작약, 대조, 감초가 영혈(營血)을 보충한다. 계지와 생강을 사용하는 것은 [지음 상양-]로 풍한습의 외사(外邪)를 발산시키는 것과 비슷하고, 백작약과 대조와 감초를 사용하는 것은 [위중 삼리+][BL40 ST36+]로 방광경락의 기육(肌肉)에 진액을 보충하여 해기(解肌)시키는 것과 유사하다.

이런 의미로 계지탕은 태양표허증에 사용되는 기본방제이지만 상황에 따라 군신(君臣)이 바뀌면 다른 방향의 처방으로 운용이 가능하다. 백작약이 군약으로 올라가면 쌍화탕처럼 간음(肝陰)을 보충하는 형태의 처방으로 바뀌게 되고 생강, 계지가 군신(君臣)으로 올라가면 당귀사역가오수유생강탕처럼 소장의 혈맥을 추동하는 형태의 처방으로 바뀌게 된다.

[계지가작약탕]

- 백작약 12 계지 생강 대조 6 감초 4

백작약이 군약으로 올라가면서 간음을 보충하는 처방이 되었다. 계지가작약탕에 교이(조청)를 군약으로 배오하면 소건중탕이 되고, 사물탕과 황기를 배합하면 쌍화탕이 된다. 복직근 구련(拘攣: 손발이 굳어져서 마음대로 쓰지 못하는 병)과 같은 간음부족으로 인한 근육경결을 치료하는 기본방제며 주로 복부에 작용한다.

[계지가갈근탕]

- 갈근 12 작약 계지 생강 대조 6 감초 4

[갈근탕]

- 갈근 12 마황 생강 대조 6 계지 작약 감초 4

갈근탕과 계지가갈근탕은 상부로 음액을 끌어올려 기육을 해기시키는 갈근의 특성을 보여 주는 방제이다. 갈근을 쌍황탕에 군약으로 배오하면 어깨의 근육을 주로 풀어 주는 처방이 된다.

[쌍화탕]

- 백작약 10 숙지황 당귀 황귀 천궁 4 계지 생강 대조 감초 3

쌍화탕은 간음을 보충하여 전신의 근육 피로를 회복시키는 처방이다. 간이 주관하는 전신의 근육에 간음을 보충하는 기본적인 처방으로서 중요한 의미가 있다.

[소건중탕]

- 교이 40 백작약 12 계지 생강 대조 감초 6
- 교이 40 백작약 20 계지 12 생강 대조 감초 4

계지가작약탕에 교이를 군약으로 한 처방이다. 소건중탕은 허로(虛勞)[3]를 개선하는 효과가 있다. 교이는 이당으로 찹쌀, 쌀, 옥수수 등을 발효, 당화시켜서 만든 전통 엿이다. 성질이 달고 따뜻하며 비폐(脾肺)를 보(補)하고 기침과 통증을 멎게 하는 효능이 있다. 습열과 식체가 있는 경우에는 쓰지 않는다.

백작약과 감초가 작약감초탕의 의미로 완급지통 작용을 하며, 교이와 대조가 영양분을 공급하며 경련과 통증을 풀어 주는 작용을 보조한다. 계지와 생강이 속을 따뜻하게 하고 혈액순환을 촉진하며, 계지와 감초가 계지감초탕의 의미로 기상충(氣相衝)과 심계항진을 조절한다. 결국 소건중탕은 계지가작약탕에 비폐를 보하는 교이를 배합하여 간음부족(肝陰不足)과 비영부족(脾營不足)을 동시에 치료하고자 하는 처방이다.

---

3 허로는 한의학의 개념으로 장부의 원기가 줄어들고, 정혈이 부족하게 되어 나타나게 되는 쇠약성 병증을 이르는 말로, 정신적이나 육체적 과로로 인해 나타날 수 있는 각종 증상들을 이르는 말이다.

③ 총통방제 해설

[간음허방]

- 백작약 16 구기자 12 모과 당귀 숙지황 8 천궁 강활 방풍 감초 4

- 생지황 24~36 적작약 12 당귀 목단피 8

- 백작약 12 당귀 숙지황 8 천궁 6

- 백작약 12 당귀 천궁 8

간음부족을 보충하는 가장 중요한 본초는 작약이다. 작약은 음액이 간으로 들어가도록 문을 열어주는 통로의 역할을 하는 본초이다.

백작약은 양혈보음(養血補陰), 보음렴음(補陰斂陰), 완중지통(緩中止痛), 수렴지한지사(收斂止汗止瀉)의 효능을 가지고 있으므로 상황에 따라 구분하여 사용한다. 순수하게 간음(肝陰)을 보충하는 경우에는 적작약을 주로 사용한다. 사물탕은 간혈(肝血)을 보(補)하는 대표적인 방제이다. 사물탕에서 작약을 군약(君藥)으로 사용하고 숙지황과 당귀를 신약(臣藥)으로 사용하며 천궁을 좌사(佐使)약으로 사용하면 청간탕이나 쌍화탕과 같이 간음을 보충하는 방제로 처방의 방향이 바뀌게 된다. 간혈(肝血)을 주로 생성하는 숙지황과 당귀가 신약으로 사용되면서 군약인 작약을 만나면 간음을 보충하게 된다.

구기자는 간신의 음을 보충하는 본초인데 작약과 배오될 경우에는 간음을 보충하는 데 주로 사용되며, 숙직황과 배오되는 경우에는 신음을 보충하는 용도로 사용된다. 특히 간이 주관하는 안면부에 주로 작용하여 눈을 촉촉하고 밝게 만들며, 안면 피부를 윤택하게 한다.

목과(木瓜)는 서근활락(舒筋活絡) 작용이 있는 본초로 작약과 배오되면 각기(脚氣), 수종(水腫), 습비(濕痺), 전근(轉筋: 쥐가 나서 근육이 뒤틀려 오그라짐), 슬구급(膝拘急: 무릎 힘줄이 오그라들고 땅기면서 뻣뻣해지는 증상) 등의 병증을 치료하는 효과가 있다. 천궁은 활혈거어하는 본초로 좌사약으로 배오되어 간음혈이 정체되지 않고 소통되도록 도와준다. 강활과 방풍은 천궁과 마찬가지로 좌사약으로 배오되어 간음혈이 부드럽게 소통되도록 도와주면서 가벼운 풍을 흩어 주는 역

할을 한다. 감초는 작약과 배오되어 완급지통하며 근육 긴장을 풀어 주는 역할을
한다.

2) 간수기(肝水氣) [곡천 음곡-][LV8 KD10-]

① 기본 본초
백작약 당귀 천궁 / 백출 적복령 택사

② 기본방제
당귀작약산

③ 기본방제 해설
[당귀작약산]

- 백작약 12 백출 복령 택사 8 당귀 천궁 6

당귀작약산은 사물탕과 사령산의 합방으로 구성되어 있는 처방으로 간음허(肝陰虛)와 간수기(肝水氣)를 동시에 해결하는 처방이다. 사물탕에서 간음을 보충하기 위하여 작약을 군약으로 사용하였으며 부종이 있는 소화불량의 상황이므로 숙지황을 제거하였다. 사령산에서 주로 신장에 작용하여 이수효과를 내는 저령을 빼고 백출, 복령, 택사 등의 이수제의 사용량을 줄이고 간음을 보충하는 양을 늘리면서 치료를 마무리하면 된다. 간음을 보충하는 처방은 간음허 처방을 참고한다.

④ 총통방제 해설
[간수기방(肝水氣方)]

- 백작약 12 백출 적복령 택사 8 당귀 천궁 6 강활 방풍 4

백작약과 당귀는 간음을 보충하며 백출, 복령, 택사는 수기를 배출시키고 천궁, 강화, 방풍은 간의 소설지기를 원활하게 한다.

3) 간한증(肝寒症)[행간 소부+][LV2 HT8+]

① 기본 본초

건강, 부자, 육계, 계지, 생강, 세신, 마황

② 기본방제

난간전, 조경종옥탕, 오적산

③ 기본방제 해설

[난간전]

- 구기자 12 당귀 8~12 백복령 오약 소회향 8 육계 4~8 목향 4

간신의 음을 보충하는 구기자와 간혈을 보충하는 당귀가 군신약으로 사용되었으며, 이기 작용이 복령, 오약, 목향과 발산지통하는 소회향과 육계가 배합되었다. 냉증이 심한 경우에는 오수유, 건강, 부자 등의 온열제를 추가하여 사용한다.

[조경종옥탕]

- 숙지황 향부자 6 천궁 당귀 오수유 4 백작약 목단피 현호색 진피 적복령 건강 3.2 육계 애엽 2

숙지황이 군으로 배치된 것으로 보아 보혈을 강조하고 있으며, 향부자가 군으로 배치된 것으로 보아 기울 경향도 있다는 것을 알 수 있다. 또한 활혈거어를 위하여 목단피, 현호색을 추가하였으며 양허를 해결하기 위하여 오수유, 건강, 육계, 애엽 등의 온열제가 많이 배합되어 있다. 간혈부족과 간양허의 경향을 가지고 있는 사람이 생리계통이 좋지 않고 임신이 잘 되지 않을 때 사용할 수 있는 처방이다.

[오적산]

- 창출 8 진피 마황 4 후박 건강 복령 길경 지각 백작약 당귀 3.2 천궁 백지 반하 육계 2.8 감초 2.4 생강 3쪽 대조 2개

④ **총통방제 해설**

간의 음혈을 보충하거나 어혈을 풀어 주는 약과 함께 건강, 부자, 육계, 계지, 생강, 세신, 마황 등의 온열제가 배합되면 간한증을 치료하는 방제로 볼 수 있다. 실제 임상에서는 간의 다른 병리가 뚜렷한 사람이 체열이 낮으면서 특정 부위가 시리거나 차가운 증상을 호소할 때 사용한다.

4) 간열울(肝熱鬱) [행간 소부‑][LV2 HT8‑]

① **기본 본초**

시호 황금 / 치자 황련 / 목단피 지골피 / 대황 용담초 / 감국 결명자 청상자 박하

② **기본방제**

사청환, 황련해독탕, 온청음, 세간명목탕, 사역산, 시호사물탕, 소요산, 소시호탕, 대시호탕

③ **기본방제 해설**

[사청환]

‑ 당귀 천궁 치자 용담초 대황 강활 방풍 4

사청환은 소복부와 하복부의 어혈과 대장의 조시로 인한 간열을 해소하는 처방이다. 당귀와 천궁은 활혈거어가 있으며 대황, 용담초, 치자는 조시와 간대장의 열울을 해결하고 강활과 방풍이 원활한 소통(소설지기)을 도와준다.

[황련해독탕]

- 황금 황련 황백 치자 2~6

황련해독탕은 인체의 열울을 내리는 대표적인 처방이다. 황금은 폐, 대장, 간, 위, 심에 작용하는 청열조습약으로 간의 열울을 해소하는 데 자주 배오된다. 황련은 심, 간, 위, 대장에 작용하는 가장 강력한 청열조습약으로 간의 실열을 해소하는 데 사용된다.

황백은 신방광에 주로 작용하는 청열조습약으로 간에 잘 사용되지 않는다. 따라서 황백 대신에 간과 대장에 주로 작용하는 대황이나 간과 방광에 주로 작용하는 용담초 혹은 간담의 열울을 해결하는 시호를 사용하는 것이 효과적이다. 치자는 삼초에 작용하는 청열사화약으로 양혈해독, 청간명목하는 작용이 있어서 간의 열울을 해결하는 데 잘 사용된다(세간명목탕의 구성을 보면 황련해독탕 중에서 황백이 빠지고 석고, 연교, 감국, 결명자 등이 배합된 것을 확인할 수 있다).

[온청음]

- 건지황 당귀 8 적작약 황금 6 치자 황련 황백 4

온청음은 해독사물탕이라고도 하는데, 보혈하는 사물탕과 황련해독탕으로 구성되어 있는 처방이다. 간의 혈허와 열울이 동시에 존재할 때에는 숙지황은 건지황으로 사용하고, 백작약은 적작약으로 사용하는 것이 효과적이다. 이는 어혈을 해결하는 도홍사물탕에서도 마찬가지이다.

[세간명목탕]

- 당귀미 천궁 적작약 생지황 황금 황련 치자 석고 연교 감국 결명자 만형자 형개 방풍 강활 박하 백질려 길경 감초 2

세간명목탕은 간의 열울로 인한 안구충혈에 대처하는 다양한 방법을 보여 주는 재미있는 처방이다. 사물탕과 황련해독탕이 합쳐진 온청음이 간열을 해소하며 간혈을 보충하는 용도로 사용되었다. 그리고 석고, 연교, 감국, 결명자가 간열이 오관중에 눈의 체계에 미치는 것을 감안하여 더욱 효과적으로 해소하기 위하여 배합되었다.

간의 열울은 접경관계인 폐에도 영향을 미치므로 폐의 열울을 내리는 석고, 연교와 폐의 담음인 눈곱을 해결하기 위해 길경이 배오된 것을 볼 수 있다. 또한 발산풍열의 효능을 가진 만형자, 형개, 강활, 방풍, 박하, 백질려 등이 배오되어 간의 풍열을 흩어 주고 있다. 또한 감초가 조화제약한다.

세간명목탕은 원방을 그냥 사용해도 효과적이지만 간의 열울, 혈허, 풍열 등의 상황에 따라 군신좌사를 새롭게 구성하여 사용하면 더욱 효과적이다. 후세방에서 군시좌사가 특별하지 않고 동량으로 본초가 나열되어 있는 처방은 상황에 맞게 임의용지하라는 의미이다. 세간명목탕을 안구건조증에 대처하는 방법을 보여 주는 예시 처방이라고 생각하고, 상황에 적합한 처방을 구성할 수 있는 능력을 키울 수 있도록 노력해야 한다.

[사역산]

– 시호 작약 지실 감초 8

간담의 습열을 해소하는 시호, 지실과 간음을 보충하는 작약, 감초가 배오되어 있는 처방이다. 시호는 간담열을 내리고 작약은 간음을 보충한다.

[시호사물탕]

– 시호 생지황 8 적작약 당귀 천궁 황금 4 인삼 반하 감초 2 생강 3쪽

사물탕과 소시호탕이 합방되어 있는 처방으로, 간혈부족과 간담습열을 해결한다. 열울의 상황이므로 숙지황을 생지황으로 백작약을 적작약으로 바꾸어 사용한다.

[소요산]

– 시호 적작약 당귀 백출 복령 맥문동 4 감초 박하 2

– 시호 적작약 당귀 백출 복령 6 감초 건강 박하 2

시호는 소간해울하며 간담열을 해소하는 역할을 한다. 적작약은 혈열을 내리고 간음을 보충한다. 시호와 작약은 간열을 내리고 간음을 보충하는 기본조합이다. 시호와 함께 청두명목하는 박하가 배합되었다. 적작약과 함께 간음혈을 보충하는 당귀가 배합되었다. 백출, 복령, 감초가 사군자탕의 개념으로 배합되어 비장의 운화를 도와준다. 건강이 배합되면 이중탕의 개념으로 비양을 추동하는 하는 의미이며, 맥문동이 배합되면 조열을 해결하는 개념이다.

[소시호탕]

– 시호 12 반하 10 황금 인삼 생강 대조 감초 6

– 시호 12 황금 8 반하 생강 인삼 4 대조 감초 2

간담의 습열을 치료하는 대표적인 처방이다. 시호와 황금은 담열을 내리기 위해 사용되고 반하, 생강이 습울을 해결하며 인삼, 대조, 감초가 완화 작용을 한다. 간담의 열울 정도에 따라서 시호, 황금의 용량을 조절하며 담음의 정도에 따라 반하, 생강의 용량을 조절하여 사용한다.

[대시호탕]

– 시호 12 반하 8 황금 작약 대조 6 생강 대황 지실 4

– 시호 16 황금 작약 10 대황 8 지실 6 반하 4

대시호탕은 소시호탕, 사역산, 승기탕이 합방된 개념의 처방이다. 간담에 열담의 정체와 함께 대장에 습열의 정체가 동시에 있는 상황이다. 시호, 황금, 반하, 생강 등이 흉곽에 정체된 간담의 열담을 해소하며 작약, 황금, 대황 지실이 대장의 습열을 해결한다.

참고 〈소실호탕과 대시호탕의 공통점과 차이점〉

소시호탕과 대시호탕에 공통적으로 들어가는 본초는 간담의 열을 내려 주는 시호, 황금과 담음을 해결하는 반하, 생강이다. 소시호탕에는 인삼, 대조, 감초가 배합되어 적절히 음을 보하여 열담을 해결하는 것을 보좌하고 비기를 보충한다. 대시호탕에는 작약, 대황, 지실이 배합되어 간음을 보충하며 대장의 노폐물 배출을 촉진한다.

④ 총통방제 해설

[시호 6~12 황금 4~8]: 간담의 열을 해결하는 기본조합. 흉협고만을 촉진(palpation)하고 판단한다.

[황련 치자 2~6]: 간의 실열을 해결하는 기본조합. 체열이 높은 사람. 전중, 거궐의 압통.

[목단피 4~8]: 열성어혈이 있는 사람의 간열을 해결.

[지골피 4~8]: 간의 음허열을 해결하는 본초. 목단피와 배오되는 경우가 많다.

[감국 4~8]: 간열을 내리며 특히 눈을 맑게 한다.

[결명자 청산자 박하 2~4]: 청두명목 작용으로 간열을 가볍게 내린다.

[대황 4~8]: 간의 열이 대장과 후음에 영향을 미치는 경우에 사용한다.

[용담초 4~8]: 간의 열이 방광과 전음에 영향을 미치는 경우에 사용한다.

5) 간혈허[태충 태백+][LV3 SP3+]

① 기본 본초

당귀 숙지황 백작약 천궁

② 기본방제

사물탕, 보간환

③ 기본방제 해설

[사물탕]

- 작약 숙지황 당귀 5(계절별 가감 = 방풍 황금 천문동 계지/춘·하·추·동)

이혈(理血) 작용이 있는 혈병(血病)의 대표 방제이다. 어혈 작용이란 보혈(補血), 생혈(生血), 양혈(養血), 양혈(凉血), 온혈(溫血), 활혈거어(活血祛瘀) 등의 혈의 조절 작용 일체를 일컬어 말한다.

작약은 백작약과 적작약을 구분하여 사용하며, 양혈보음(養血補陰), 유간지통(柔肝止痛)의 의미로 수렴 작용이 부각되는 경우에는 백작약을 사용하며 활혈거어(活血祛瘀), 양혈(凉血)의 의미로 사용되는 경우에는 적작약을 사용한다. 숙지황은 음혈을 보충하는 대표적인 약이며 숙지황이 군약으로 상용되면 신음(腎陰)을 보충하는 용도로 사용된다. 상부의 음액(陰液)을 보충하는 의미로 사용할 때에는 건지황을 사용하며, 양혈거어(凉血祛瘀)의 의미로 사용할 때에는 생지황을 사용한다. 숙지황과 당귀는 온성으로 보혈 작용이 강하다. 천궁은 활혈거어(活血祛瘀) 작용이 강하다.

이들 본초는 각각의 특성에 따라 계절별로 봄에는 천궁을, 여름에는 작약을, 가을에는 지황을, 겨울에는 당귀를 증량하여 사용한다. 가감례를 보면 봄에는 방풍을, 여름에는 황금을, 가을에는 천문동을, 겨울에는 계지를 배오하여 사용한다. 이런 증량과 배오는 일관된 법칙을 보이는데 봄에는 풍이 동하기 쉬우므로 활혈거어(活血祛瘀) 작용이 있는 천궁을 증량하고 거풍(祛風) 작용이 있는 방풍을 배오한다. 여름에는 열울(熱鬱)이 생기기 쉬우므로 양혈렴음(凉血斂陰) 작용이 있는 작약을 증량하며, 청열조습하는 황금을 배오한다. 가을에는 건조하기 쉬우므로 음액을 보충하는 지황을 증량하고 천문동을 배오한다. 겨울에는 몸을 따뜻하게 하고 보혈(補血) 작용이 있는 당귀를 증량하고 계지를 배오한다.

[보간환]

- 숙지황 당귀 백작약 천궁 강활 방풍(각등분) [태출 태백+/중봉 경거-]

보간환은 사물탕에 강활, 방풍을 배오한 처방이다. 강활, 방풍은 거풍산한(祛風散寒), 승습지통(勝濕止痛)의 효능을 가진 조합으로 오한발열, 두신동통(頭身疼痛), 풍습 비통 등의 풍증(風症)에 두루 활용이 가능하다.

총통침법의 처방으로 이해하자면, 간계통의 담음과 풍한습을 해결하는 [중봉 경거-]와 비슷하다. 사물탕은 보혈하는 간혈을 보충하는 의미로 [태충 태백+]와 비슷하다.

④ 총통방제 해설

[간혈허방]

– 백작약 12 당귀 숙지황 8 천궁 6 강활 방풍 4

사물탕의 보혈 작용을 간으로 집중하기 위하여 백작약을 군약으로 사용하고, 보혈 작용이 강한 당귀, 숙지황을 신약으로 사용하며 활혈거어, 거풍습지통 작용이 있는 천궁, 강활, 방풍을 좌사약으로 배오한다.

6) 간어혈[태충 태백-][LV3 SP3-]

① 기본 본초

적작약 당귀미 천궁 / 도인 목단피 /홍화 소목/삼릉 봉출

② 기본방제

당귀수산, 계지복령환, 도핵승기탕, 통도산, 통경탕, 궁귀탕, 불수산, 귀출파징탕

③ 기본방제 해설

[당귀수산]

– 당귀미 6 적작약 소목 향부자 오약 4 홍화 3.2 도인 2.8 계지 2.4 감초 2(주수상반)

당귀수산은 후세방에서 어혈을 풀어 주는 용도로 사용하는 대표적인 처방이다.

당귀미, 적작약, 홍화, 소목, 도인 등의 어혈제와 향부자, 오약, 계지 등의 이기제가 배합되어 있다. 처방을 주상상반하게 되어 있어 이기 작용을 증폭시켜 준다.

[계지복령환]

　– 계지 적복령 적작약 도인 목단피 6

　계지복령환은 고방에서 많이 사용되는 대표적인 어혈을 해결하는 처방이다. 적작약과 도인, 목단피가 배합되어 간 계통의 어혈을 해결한다. 도인은 활혈거어, 윤장통변 작용이 있어 간대장에 모두 작용한다. 목단피는 활혈거어, 청열량혈 작용이 있어서 어혈과 혈열의 상황에 주로 사용된다. 적작약은 청간사화, 청열량혈, 산어지통의 효능이 있는 본초로 어혈제 혹은 보혈제와 배합되어 주로 간 계통에서 효능을 발휘하도록 유도하는 역할을 한다.

　계지는 기상충을 해결하고 온통혈맥하는 작용을 한다. 계지, 생강, 세신, 마황, 부자, 건강, 육계 등의 온열제를 상황에 맞게 배합할 수 있다는 의미로 이해하면 좋다. 적복령은 수기를 이수시키는 역할을 한다. 적복령, 백출, 택사 등의 이수제를 상황에 맞게 배오할 수 있다는 의미이다. 소복부의 복진이 뚜렷한 경우에 적작약을 군약으로 사용하면 더욱 효과적이다.

[도핵승기탕]

　– 도인 8 계지 감초 대황 망초 6

　도핵승기탕은 고방에서 어혈제와 승기탕이 최초로 배합된 방제이다. 도인은 어혈과 조시(燥屎)를 풀어 주는 역할을 한다. 대황, 망초, 감초의 조위승기탕이 그 효과를 보조한다. 계지는 혈맥을 소통시키는 역할을 한다. 도핵승기탕은 소복부, 하복부에 어혈의 경결이 확인되며 천추에 조시의 경결이 확인되는 경우에 효과적이다.

[통도산]

　– 당귀 대황 망초 6 지각 지실 진피 후박 목통 홍화 소목 감초 4

　통도산은 각종 승기탕과 어혈약이 적절하게 배합되어 있는 좋은 처방이다. 당귀가 군약으로 배합되어 혈허를 개선하며 홍화, 소목이 어혈을 풀어 준다. 대황, 망초, 지실, 후박, 감초의 승기탕류가 어혈과 조시를 풀어 준다. 지각, 진피, 목통 등이 배합되어 이기, 이수를 촉진시킨다.

[통경탕]

- 당귀 천궁 백작약 건지황 대황 지실 지각 후박 황금 육계 소목 홍화 3 薑 3棗 2 梅1

통경탕은 경폐(經閉)에 사용하는 처방으로 간·소장·대장의 혈허, 어혈, 조시를 해결한다. 사물탕이 보혈, 활혈의 의미로 배합되었고 소목, 홍화가 활혈거어의 의미로 배합되었다. 온통혈맥(溫通血脈)의 의미로 육계가 배합되었다. 대장의 열울을 해소하기 위해 황금이 배합되었다. 육계와 황금이 배합된 것이 이상하다고 생각할 수 있지만, 이렇게 한열편차를 조절하는 약이 동시에 배오되는 것은 상당히 많다. 육계는 소장에 작용하며, 황금은 대장에 작용한다. 대장의 조시, 복만을 해결하기 위하여 대승기탕이 사용되었다.

[궁귀탕]

- 당귀 천궁 20

아이를 낳기 전후의 여러 가지 질병과 혈훈으로 인사불성이 되는 것, 횡산 역산, 사태가 나오지 않는 것, 혈붕이 멎지 않는 것을 치료한다. 산달에 먹으면 태를 작게 하여 쉽게 아이를 낳을 수 있고, 아이를 낳은 후에 먹으면 나쁜 피가 저절로 나온다.

[불수산]

- 당귀 24 천궁 16

임신부가 산달에 이것을 먹으면 태가 작아져 쉽게 아이를 낳을 수 있으니 저절로 난산의 우려가 없게 된다. 당귀, 천궁이 대량으로 사용되면 생혈(生血)하면서 활혈거어(活血祛瘀)하는 효능이 증폭된다.

[귀출파징탕]

　- 향부자 6 삼릉 봉출 백작약 적작약 당귀미 청피 4 오약 3 홍화 소목 관계 2

　월경이 나오지 않고 배 속에 덩어리가 있어 아픈 것을 치료한다. 백작약, 적작약, 당귀미, 소목, 홍화, 봉출, 삼릉 등의 활혈거어제와 향부자, 청피, 오약 등의 이기제가 배합된 방제로서 당귀수산과 비슷한 처방구조를 가지고 있다. 향부자가 군약으로 사용된 것으로 보아 기울이 뚜렷한 환자의 어혈병에 사용하는 것으로 볼 수 있다.

④ 총통방제 해설

[간어혈을 해결하는 기본방제]

　- 적작약 8~12 도인 목단피 6~8 홍화 소목 4

[천추의 압통과 함께 변비 경향이 뚜렷하고 더부룩한 경우에 배오한다]

　- 대황 망초 지각 지실 후박 4~8

[양허과 수기가 있을 때에 적절히 배오한다]

　- 계지 복령 4~6

6. 간의 총통활용처방

1) 간음허+간열울 [곡천 음곡+/행간 소부 · 노궁-][LV8 KD10+/LV2 HT8 · PC8]

　▶ 증상: 어깨 뭉침, 정수리의 열감, 뒷목을 타고 열이 솟구쳐 오른다.

　▶ 총통방제

　갈근16 작약12 당귀 구기자8 숙지황 감초6 천궁 강활 방풍4(肝 기본방)

갈근은 안면, 어깨, 등(back)의 근육을 풀어 주는 해기(解肌) 작용이 있는 본초로서 군약으로 사용하면 간음을 인체의 상부로 끌어 주는 역할을 한다. 간이 주관하는 근육 중에서 상부에 위치하는 안면, 어깨, 등의 근육이 뭉쳐 있는 경우에 갈근을 군약으로 사용하여 처방을 구성한다. 대표적인 기본방제로 계지가갈근탕과 갈근탕에서 갈근의 쓰임을 알 수 있다. 작약을 중심으로 모여 있는 당귀, 숙지황, 감초가 간음을 보충해 주고 천궁, 강활, 방풍이 음혈의 운행이 잘 이루어지도록 도와준다. 이상의 처방은 간음을 보충하여 뒷목과 어깨를 풀어 주는 [곡천 음곡+]와 유사하다.

① 갈근 16 작약 12 당귀 지골피 목단피 8 천궁 방풍 4

② 갈근 16 작약 12 당귀 숙지황 8 감초 6 천궁 강활 방풍 4 치자 목단피 시호 2

③ 갈근 작약 12 시호 당귀 8 황금 숙지황 감초 6 천궁 강활 방풍 박하 4

④ 갈근 시호 작약 12 황금 당귀 8 숙지황 감초 6 천궁 강활 방풍 박하 4

⑤ 갈근 작약 12 당귀 숙지황 8 치자 황련 천궁 강활 방풍 감초 4

⑥ 갈근 작약 12 당귀 8 황금 6 대황 망초 감초 천궁 강활 방풍 4

⑦ 갈근 석고 생지황 작약 12 당귀 8 승마 6 천궁 강활 방풍 감초 4

⑧ 갈근 작약 12 당귀 창출 8 진피 후박 6 감초 천궁 강활 방풍 4

⑨ 갈근 작약 12 당귀 반하 8 진피 적복령 6 감초 천궁 강활 방풍 4

⑩ 갈근 작약 12 당귀 8 창출 6 진피 후박 대황 지실 황금 천궁 강활 방풍 4

정수리에 열감을 느끼거나 뒷목을 타고 열이 솟구쳐 오르는 것은 간열의 증상이다. 간음을 보충하는 것과 동시에 간의 열울을 해소시켜 주어야 한다. 흉협고만의 양상을 보이는 간열의 상황에서는 시호, 황금, 황련을 적당히 배오한다. 전중과 거궐의 압통이 뚜렷하며, 실열의 양상을 보이는 경우에는 치자, 황련을 배오한다. 천추의 압통이 뚜렷하며 변비 경향을 보이는 경우에는 대황, 황금을 배오한다. 열성어혈(熱性瘀血)과 혈열(血熱)의 경향이 있는 경우에는 목단피를 배합한다.

간열이 폐와 위장에도 영향을 미친 경우에는 석고, 지모, 승마를 배오한다. 체열이 낮은 사람의 음허발열(陰虛發熱)에는 목단피와 지골피를 배합한다. 이상의 본초들을 배오하는 것은 간의 열울(熱鬱)을 해소하는 [행간 소부·노궁−]의 의미와 유사하다.

[흉협고만]: 시호 8~12 황금 황련 4~8

[전중과 거궐의 압통, 체열이 높은 사람]: 치자 4~8 황련 2~6

[천추의 압통과 경결, 대장의 조시와 열울이 있는 경우]: 대황 황금 4~8

[간의 음허열을 해결, 체열이 보통 이하인 사람]: 목단피 지골피 6~8

[중완의 압통, 간열과 위열이 공존하는 경우]: 석고 12~20 승마 6~8

[중부의 압통, 간열과 폐열이 공존할 때]: 석고 12~20 지모 4~8

[갈근 16 작약 12 당귀 구기자 8 숙지황 감초 6 천궁 강활 방풍 4]의 기본방에 기타 주소증과 육부 소통의 상황을 고려하여 적절히 처방을 배합하여 구성한다. 갈근의 용량은 실제로도 어깨가 많이 뭉쳐 있고 본인도 심각하게 느끼면 16~20g을 사용하고, 어깨를 촉진해 보니 실제로 많이 뭉쳐 있지는 않지만 평소 일주일에 2~3회 이상 어깨 뭉침을 느낀다면 12g 정도를 사용한다. 소화장애가 있는 경우에는 숙지황, 감초 등을 제외하고 사용한다.

2) [간음허 + 음허열/어혈] [곡천 음곡+/행간 노궁−/태충 태백−]

▶ 증상: 안면경련, 구안와사

▶ 총통방제

[안면경련]: 갈근 작약 12 당귀 용골 방풍 8 숙지황 감초 6 천궁 백지 강활 4

[구안와사]: 갈근 16 작약 12 방풍 당귀 8 숙지황 감초 6 천궁 백지 강활 4

용골⁴은 평간잠양(平肝潛陽), 진정안신(鎭靜安神), 수렴고삽(收斂固澁)의 효능이 있는 본초로 간음부족으로 인한 근육의 떨림에 배오하면 효과적이다. 방풍은 소풍해표, 거풍지통의 효능이 있는 본초로 주로 표부에 작용하여 풍의 증상을 가라앉히는 데 효과적이다. 보통 좌사약으로 사용되나, 구안와사 안면경련이 심한 경우에는 신약으로 사용하여 경련을 가라앉히며 간음이 표부까지 잘 전달되도록 도와준다.

3) 간음허+간어혈 [곡천 음곡+/태충 태백-][LV8 KD10+/LV3 SP3-]

▶ 증상: 어지럼증

▶ 총통방제

① 갈근 작약 12 천마 당귀 8 구기자 숙지황 천궁 6 강활 방풍 홍화 4

② 작약 12 천마 당귀 8 구기자 숙지황 6 천궁 강활 방풍 홍화 4

③ 작약 20 당귀 숙지황 12 천마 8 천궁 6 강활 방풍 홍화 4

④ 작약 12 천마 당귀 창출 8 구기자 진피 후박 6 천궁 강활 방풍 홍화 4

⑤ 작약 12 천마 향부자 당귀 8 오약 진피 구기자 6 곽향 소엽 천궁 강활 방풍 홍화 4

천마는 평간식풍(平肝息風)의 대표적인 본초로 어지럼증과 두통에 탁월한 효과가 있다. 뇌혈관 안으로 간의 음혈이 들어갈 수 있도록 통로를 열어 주는 역할을 한다. 홍화는 활혈통경活血通經), 거어지통(祛瘀止痛)의 효능이 있는 본초로서 말초혈관을 소통시키므로 어지럼증, 두통, 각종 통증에 효과적이다. 두통을 겸하고 있는 경우에는 상황에 따라서 박하, 만형자, 감국, 결명자, 천상자, 고본, 세신, 백지 등을 가미한다.

---

4 용골: 15~30g씩 달여 먹는데, 다른 약과 함께 달이기 전에 먼저 달여야 한다. 수렴(收斂)에는 불에 구워 써야 하고, 그 외에는 날로 써야 한다.

4) 간음허+간허열 [곡천 음곡+/행간 소부−][LV8 KD10+/LV2 HT8−]

▶ 증상: 어깨 뭉침

▶ 총통방제

① 구기자 작약 12 감국 당귀 8 숙지황 토사자 복분자 6 결명자 청산자 박하 4

② 구기자 작약 12 감국 당귀 8 토사자 복분자 6 대황 황금 망초 지실 결명자 천상자 박하 4

③ 구기자 적작약 12 시호 당귀 8 황금 감국 6 결명자 청상자 박하 4 황련 2

④ 작약 16 구기자 12 당귀 감국 시호 8 결명자 박하 청상자 4

⑤ 갈근 16 구기자 백작약 12 당귀 감국 8 숙지황 6 결명자 박하 청상자 황련 치자 4

⑥ 갈근 백작약 12 구기자 당귀 8 감국 복분자 토사자 숙지황 6 박하 결명자 청상자 4

⑦ 생지황 36 갈근 적작약 12 구기자 당귀 8 감국 시호 6 황금 황련 치자 박하 결명자 청상자 4

5) 간어혈 [태충 태백−][LV3 SP3−]

▶ 증상: 기미, 다크서클, 입 주위의 푸르스름, 청근, 정맥노창(정맥류)

▶ 총통방제

① 계지 도인 8 대황 망초 감초 6

② 계지 적복령 도인 목단피 적작약 6

③ 적작약 12 도인 목단피 당귀 8 천궁 계지 적복령 6 홍화 소목 봉출 삼릉 4

간의 어혈로 인한 대표적인 경우에 해당된다. 상황에 맞게 계지복령환, 도핵승기탕, 통도산, 당귀수산 등의 활혈거어 작용이 있는 방제를 사용해야한다.

6) 간담음 [중봉 경거-][LV4 LU8-]

▶ 증상: 매핵기, 구고(입안이 씁씁함)

▶ 총통방제

① 갈근 적작약 12 당귀 8 사삼 패모 천화분 6 황금 천궁 강활 방풍 4 황련 2

② 갈근 16 백작약 12 당귀 8 길경 백지 반하 6 진피 적복령 천궁 강활 방풍 4

③ 시호 12 황금 적작약 8 당귀 사삼 패모 천화분 6 강활 방풍 4

④ 적작약 12 당귀 사삼 패모 천화분 8 천궁 치자 황련 목단피 강활 방풍 4

구고는 간음허와 열울이 동반되는 경우가 많다.

⑤ 작약 16 구기자 12 당귀 숙지황 시호 8 목단피 황금 6

⑥ 작약 16 구기자 12 당귀 숙지황 8 치자 황련 생감초 4

간의 문제로 생긴 매핵기를 해결하는 침 처방은 [중봉 경거-]이다. 보통 간의 음혈부족과 열울의 상황에서 생기는 부수적인 증상인 경우가 많다. 이런 경우에는 담음이 종류를 한담과 열담으로 구분하여 한담의 경우에는 반하, 창출, 길경, 백지를 사용하고, 열담의 경우에는 사삼, 천화분, 패모를 사용한다.

7) 간음부족 [곡천 음곡+][LV8 KD10+]

▶ 증상: 유방통, 유종

▶ 총통방제

① 백작약 16 당귀 숙지황 12 천궁 백지 패모 8 강활 방풍 4

② 시호 적작약 12 황금 당귀 8 반하 패모 백지 6 진피 적복령 천궁 강활 방풍 4

③ 시호 적작약 12 당귀 황금 8 창출 백지 패모 천궁 6 후박 진피 강활 방풍 4

④ 갈근 적작약 12 당귀 백지 패모 맥문동 8 천궁 6 강활 방풍 박하 홍화 현호색 4

⑤ 갈근 석고 적작약 12 당귀 승마 8 백지 패모 천궁 6 강활 방풍 홍화 현호색 황련 4

유방은 자궁과 함께 간음혈의 자양을 받는 중요 부분이다. 간음부족으로 인해 유방이 뭉치거나 멍울이 생기는 경우에는 백지와 패모로 구성되어 있는 지패산을 같이 사용하면 효과적이다.

8) 간열울 [행간 소부-][LV2 HT8-]

▶ 증상: 흉협고만, 소화장애, 신경 쓰면 체한다.

▶ 총통방제

① 시호 반하 12 황금 인삼 생강 대조 감초 6

② 시호 작약 당귀 8 백출 적복령 6 맥문동 감초 4

③ 시호 12 창출 8 황금 진피 후박 반하 6 생강 대조 감초 4

④ 시호 12 적작약 창출 8 진피 후박 당귀 6 천궁 강활 방풍 4

⑤ 시호 적작약 12 당귀 반하 8 황금 진피 후박 용골 오적골 6 생감초 강활 방풍 4

⑥ 적작약 신곡 12 당귀 시호 용골 백출 8 진피 후박 생강 6 생감초 강활 방풍 4

소시호탕과 소요산을 기본으로 평위산, 이진탕, 반하사심탕, 사군자탕, 육군자탕 등을 잘 배합하여 사용하면 간으로 인한 소화장애는 쉽게 해결이 가능하다. 속쓰림이 심하면 용골, 오적골 4~5g 정도를 가감한다.

9) 간기울체 [행간 소부-][LV2 HT8-]

▶ 증상: 흉협고만, 소화장애, 신경 쓰면 체한다.

▶ 총통방제

① 시호 적작약 지실 감초 8 [사역산]

② 적작약 12 당귀 천궁 8 황금 대황 도인 목단피 6 강활 방풍 4

③ 시호 12 황금 적작약 8 당귀 대황 망초 6 지실 후박 감초 4

대시호탕과 사역산과 각종 승기탕류를 배합하면 간대장의 복합병리로 인한 소화장애를 쉽게 해결할 수 있다.

10) 간음부족 [곡천 음곡+][LV8 KD10+]

▶ 증상: 복직근 구련

▶ 총통방제

① 작약 32 감초 16

② 백작약 20 당귀 숙지황 천궁 황기 8 계지 생강 대조 감초 6

③ 작약 24 감초 12 용골 당귀 목과 8 강활 방풍 4

복직근 구련은 간음부족으로 인한 근육긴장이 복직근에 나타나는 것을 의미한다. 복직근이 팽팽하게 긴장되어 서 있는 경우에는 작약감초탕이나 쌍화탕을 사용하는 것이 효과적이다. 간의 음혈부족을 보충함과 동시에 긴장과 경련을 풀어 주기 위해서 용골을 배합하여 사용하면 효과적이다.

11) 간음혈부족+수기+어혈+냉증 [LV8 KD±/LV3 SP±/LV2 HT8±]

▶ 증상: 생리통, 자궁근종, 월경불순(선기·후기) / 음부소양감, 질염, 방광염 / 갱년기 상열감 /요통 / 슬통, 하지 저림, 쥐남 / 만성피로, 전신 근육통 / 음주 후 숙취가 심하다 / 두드러기와 피부발진

▶ 총통방제

① 생리통, 자궁근종, 월경불순(선기·후기)

대부분의 생리통은 간의 음혈부족, 수기, 어혈, 열울, 냉증이 혼재되어 있는 경우가 많다. 생리통을 유발하는 주된 병리를 파악하여 군신약으로 활용하는 것이 중요하다.

② 음부소양감, 질염, 방광염

음부소양감, 질염, 방광염 치료에 적작약, 당귀, 천궁, 도인, 목단피는 활혈거

어, 보혈의 의미로 사용한다. 유근백피는 자궁에 생긴 담음을 해결하는 역할을 한다. 지부자(地膚子)는 신경(腎經), 방광경(膀胱經)에 들어간다. 효능은 청열이습(淸熱利濕), 지양(止癢)한다. 용담초, 목단피, 황백, 고삼, 황련은 자궁의 염증을 치료한다.

- 적작약 지부자 12 목단피 8 당귀 천궁 도인 유근백피 용담초 6 지모 황백 고삼 황련 2
- 의이인 12 적작약 8 당귀 천궁 유근백피 백출 적복령 택사 6 강활 방풍 4

③ 갱년기 상열감

갱년기의 상열감은 간음허를 기본으로 하는 허혈의 양상을 보이는 경우가 많다. 이런 경우에는 간음을 보충하는 방제를 기본으로 하며 지골피, 목단피, 시호, 치자, 감국과 같은 간의 열울을 해소하는 본초를 배합하여 치료한다. 특히 지골피는 간음을 보충하는 구기자의 근피로서 간의 음허열을 치료하는 주약이다. 목단피는 청열양혈하는 본초로 혈열을 해소하는 데 탁월하다. 시호와 감국은 좌사약으로 배호하면 간의 허열을 내리는 데 좋은 효과가 있다. 치자는 삼초의 열울을 해소하는 청열사화의 본초로 시호, 감국 등과 배오되어 간의 허열을 내리는 역할을 한다. 『동의보감』 「내경편 권3(內景篇卷之三)」 '간장(肝臟)'에 나오는 대표적인 처방인 청간탕이 이와 같은 구조로 처방이 구성되어 있다.

[청간탕]
백작약 6 당귀 천궁 4 시호 3.2 목단피 치자 1.6

갱년기 상열감이 체열이 높은 사람의 실열성 경향을 보이는 경우에는 간음을 보충하면서 실열을 내리는 방향으로 치료해야 한다. 생지황과 적작약을 군약으로 사용하면서 목단피, 황련, 치자, 시호, 황금, 석고, 지모, 승마 등의 열울을 해결하는 본초를 배오하여 처방을 구성한다.

- 작약 12 구기자 지골피 목단피 8 당귀 숙지황 6 감국 시호 치자 천궁 강활 방풍 4
- 적작약 시호 12 구기자 당귀 8 황금 반하 6 생강 천궁 지골피 목단피 4 강활 방풍 2
- 생지황 36 적작약 12 당귀 목단피 치자 8 황련 감국 박하 만형자 강활 방풍 4
- 석고 20 적작약 12 당귀 승마 시호 8 황금 창출 6 진피 후박 황련 천궁 백지 4
- 석고 20 갈근 적작약 12 당귀 승마 맥문동 8 강활 방풍 감국 만형자 박하 결명자 청상자 4

④ 요통

소복부의 경결과 압통, 혹은 복직근 구련을 동반하여 나타나는 근육의 긴장으로 인한 요통에는 주로 쌍화탕을 활용한다. 오가피, 해동피, 마가목 등은 거풍습지통 작용이 있는 본초로서 쌍황탕과 배오되어 근육 긴장으로 인한 요통을 치료하는 데 사용한다.

- 작약 16 목과 당귀 감초 8 천궁 오가피 해동피 마가목 독활 방풍 4
- 작약 12 목과 당귀 우슬 6 대황 지실 망초 천궁 오가피 해동피 마가목 독활 방풍 4
- 의이인 12 작약 8 백출 적복령 6 대황 지실 당귀 목과 우슬 오가피 해동피 마가목 천궁 4
- 의이인 백작약 12 당귀 백출 적복령 8 우슬 목과 천궁 8 오가피 해동피 마가목 홍화 현호색 4

⑤ 슬통, 하지 저림, 쥐남

복부와 하지 쪽으로 간음을 집중할 때에는 작약을 군약으로 사용하며, 특히 하지 방향으로 간음을 보내고 싶을 때에는 우슬과 목과를 신약으로 배오한다. 오가피, 독활, 방풍이 하지의 풍을 흩어 주고 소통시켜 간음을 원활히 들어가도록 도와준다.

- 작약 16 목과 우슬 당귀 8 숙지황 오가피 6 천궁 독활 방풍 감초 4

7. 간의 임상사례

1) 어깨 뭉침

43세 여성으로 어깨가 뻐근하고 무거워서 너무 힘들고 불편하다고 하였다. 그동안 어깨가 너무 뭉쳐서 여러 가지 치료를 받아 보았지만 별로 효과를 보지 못하였다고 했다. 한의원에도 다녀 봤지만 어깨에 부항을 뜨고 침을 맞아도 시원한 느낌은 그때 잠시뿐이고 오히려 힘이 없고 어깨가 더 무거워진다고 하였다. 증상이 발생한 지는 3년이 넘었으며 계속적으로 불편하고 편한 적이 없었다고 하였다.

추가적으로 물어보니 평소 약간의 어지럼증과 두통이 있었고, 팔과 다리에 쥐가 나거나 저리는 일이 간혹 있으며, 속이 더부룩하고 가스가 차는 느낌이 자주 있다고 하였다. 대변은 2~3일에 한 번 정도로 보며 시원치 않은 느낌을 자주 받는다고 하였다. 특별한 한열편차를 보이지 않았으며 어혈과 관련된 증상도 특이하지 않았다.

설진을 해보니 가벼운 백태가 있었다. 복진을 해 보니 [우소복 3 좌소복 2 우천추 2 좌천추 1 중완 1 우거골 2 견정 1]로 확인되었다. 피부는 약간 건조한 양상이었고 피부색은 보통이었다. 전체적인 상황을 볼 때에 위 환자는 간음부족으로 인한 어깨의 뭉침과 무거움을 호소하고 있으며, 대장과 위장의 운동도 저하되어 가벼운 식적과 변비가 형성된 것으로 판단되었다.

따라서 간음부족을 보충하기 위하여 [곡천 음곡+]를 주 처방으로 선택하였으며 대장의 경근을 소통 시키면서 위장, 대장의 식적과 변비를 해소하기 위하여 [삼간 임음±/곡지 삼리+]를 보조적으로 사용하였다. 일단 [곡천 음곡+]를 시침하고 확인해 보니 뭉쳐 있던 어깨가 풀리면서 시원해진 느낌이 드는데, 지금까지 치료를 받고 이런 느낌은 처음이라고 너무 신기하다고 하였다. [삼간 임음±]를 시침하고 확인하니 어깨를 움직이기가 아주 편하다고 하였고 거골(LI16)의 압통이 3에서 1로 줄어든 것을 확인할 수 있었다.

[곡지 삼리+]를 시침하고 확인하니 어깨가 조금 더 편해졌다고 하였고 거골 (LI16)의 압통이 거의 사라졌다. 일차적으로 환자가 침 효과에 만족하였으며 그 후에도 침 치료를 받을 때마다 효과가 좋아서 이번 기회에 근본적인 치료를 하기를 원하였다. 따라서 침 처방과 같은 원칙으로 다음과 같이 한약을 처방하였다.

[갈근 16 백작약 12 당귀 구기자 8 창출 6 진피 후박 대황 지실 천궁 강활 방풍 4 망초 2]

한약을 복약하고 한 달 후에 다시 진찰해 보니 어깨의 불편함이 50% 정도 개선되었으며 대변을 매일 보아서 속이 너무 편하고 시원하다고 하였다. 복진을 확인해 보니 [좌우 소복 1 좌천 1]로 개선된 것이 확인되었다. 변화된 복진을 감안하여 다음과 같이 다시 처방하였다.

[갈근 16 백작약 12 당귀 구기자 8 대황 지실 후박 천궁 강활 방풍 4 망초 1]

다시 한 달 후에 확인해 보니 어깨의 불편함이 90% 이상 소실되었으며 특별히 다른 불편함이 없다고 매우 만족하였다. 복진을 확인해 보니 [좌소복 1] 정도의 압통만 남아 있었다. 이에 한약 치료를 중단하고 침 치료를 몇 차례 더 받고 치료를 종료하였다. 위 환자는 간혹 어깨가 불편할 때마다 다시 내원하여 치료를 받고 있다.

2) 구안와사 치료

31세 남성으로 구안와사를 호소하면서 내원하였다. 발병한 지는 2달 정도 되었으며, 그동안 병원에서 스테로이드 주사를 맞고 한의원에서 침 치료를 계속 받았지만 별 차도 없이 상태가 좋지 않다고 하였다. 좌측 뺨과 입술 주위의 감각이 남의 살 같은 느낌이며 힘이 빠져 있어서 눈이 제대로 감기지 않고 '아 에 이 오 우'의 동작에서 우측 안면의 힘이 빠진 것이 분명하게 나타나는 상태였다.

좀 더 문진을 해 보니 평소 잘 체하는 편으로 소화장애가 있었으며 뒷목이 뻐근하고 어깨가 뭉치는 증상이 항상 있었다고 하였다. 약간의 어지럼증과 두통이 있었으며, 간혹 손과 발이 저리고 쥐가 나는 증상도 있었다고 하였다. 복진을 해 보니 [좌소복 3 중완 2 좌족삼리 3]으로 확인되었다. 설진을 해 보니 백태를 확인할 수 있었다.

이 환자의 상황을 종합해 볼 때, 간음부족으로 인해 구안화사와 위장 기능의 장애가 왔으며 위장장애가 위장의 경근병으로 나타난 것으로 생각되었다. 따라서 간음을 보충하기 위하여 [곡천 음곡+][LV8 KD10+]를 선택하고 식적을 해결하며 위장 경근을 소통시키고 피부의 비증을 개선시키기 위하여 [함곡 임읍-/여태 상양-][ST43 GB41/ST45 LI1-]를 선택하였다. 그리고 다음과 같이 한약을 처방하였다.

[갈근 16 백작약 12 방풍 당귀 8 창출 6 진피 후박 천궁 백지 강활 감초 4]

[여태 상양-]를 시침하고 확인해 보니 얼굴의 감각이 조금은 돌아오는 것 같다고 하였고, [함곡 임읍-]를 시침하고 확인해 보니 뺨과 입술이 부드러워지는 느낌이 있다고 하였다. 마지막으로 [곡천 음곡+]를 시침하고 확인해 보니 어깨와 얼굴이 시원해지는 느낌이 들면서 뭉쳐 있던 뺨과 입술이 많이 편해진다고 하였다. '아 에 이 오 우'의 동작을 시켜 보니 움직임이 30%가량 좋아진 것을 확인할 수 있었다.

2일에 1회씩 침 치료를 하며 한 달 동안 한약을 복용한 후에 진찰해 보니 구안와사의 증상이 50%가량 호전된 것을 확인할 수 있었다. 또한 평소의 소화 장애와 어깨 뭉침도 호전되었다고 하였다. 복진을 해 보니 [좌소복 2 중완 1 좌족삼리 1]로 확인되었다.

환자의 만족감도 높았으므로 다시 같은 한약을 처방하였다. 한 달 뒤에 확인해보니 증상이 70~80% 정도 호전되었으며 복진을 해 보니 [좌소복 1]만 확인되었다. 이에 다음의 한약을 다시 처방하여 마무리하기로 하였다.

[갈근 백작약 12 구기자 당귀 8 방풍 감초 6 천궁 백지 강활 4]

한 달 뒤에 다시 확인해 보니 증상과 복진이 모두 소실되어 치료를 종료하였다.

3) 뒷목 어깨 뭉침과 치받쳐 오르는 열감

44세 남성으로 뒷목과 어깨가 자주 뭉치며 뭔가 치받쳐 오르는 것 같은 열감을 자주 느낀다고 호소하였다. 평소 고혈압으로 혈압약을 복용하고 있으며 스트레스 받은 일이 많아서 가슴이 답답하고 한숨을 자주 쉬며 뒷목으로 뭔가 치받쳐 오를 때에는 이러다가 중풍이 올 것 같은 느낌이 든다고 하였다. 평소 속이 더부룩하고 가스가 차며 대변을 3~4일에 한 번 정도 보는 편으로 변비 경향이 있었다. 체열은 높은 편이라 열이 많고 차가운 음료를 좋아한다고 하였다.

복진을 확인해 보니 [우소복 3 우일월 3 우천추 3 거궐 2 좌천추 1 좌소복 1]로 나타났다. 설진을 해 보니 가벼운 황백태가 확인되었다. 위 환자는 간음부족으로 인해 뒷목과 어깨에 근육 긴장이 있고 대변 소통이 원활치 않으며 간의 열울로 인하여 상열감과 가슴의 답답함을 느끼는 것으로 생각되었다. 이에 침 처방을 [행간 소부-/곡천 음곡+][LV2 HT8-/LV8 KD10+]로 선택하고 다음과 같이 한약을 처방하였다.

[갈근 16 시호 적작약 12 당귀 황금 8 반하 대황 6 지실 후박 망초 천궁 강활 방풍 4]

[행간 소부-][LV2 HT8-]를 시침하고 숨을 내쉬어 보라고 하니 가슴이 시원해지면서 숨쉬기가 아주 수월하다고 하였다. [곡천 음곡+][LV8 KD10+]를 시침하고 어깨의 상태를 확인하니 뭉친 것이 풀리는 느낌을 확인할 수 있었다. 한 달 후에 확인해 보니 어깨 뭉치는 것과 뒷목에 치받쳐 오르는 느낌이 30~40% 정도 개선되었고, 가슴이 답답한 증상도 호전되었다고 하였다. 그리고 대변을 매일 보게 되어 속이 아주 편안하다고 하였다. 복진을 해 보니 [좌소복 2 우일월 2 우천추 2 거궐(Ren12)

1]로 확인되었다. 이에 변화된 사항을 고려하여 다음과 같이 다시 처방하였다.

[갈근 16 백작약 12 구기자 당귀 8 시호 6 황금 대황 천궁 강활 방풍 4 지실 후박 2]

한 달 후에 다시 확인해 보니 주소증과 복진이 모두 소실되어 치료를 종료하였다.

4) 머리 이상 증상 치료

43세 여환으로 머리가 멍하고 집중력이 떨어지는 증상을 호소하면서 내원하였다. 직업은 회계관리 매니저로 회사 합 병업무로 스트레스가 많다고 하였다. 요새 머리가 멍하고 하품이 자주 나며 머리에서 열감이 난다고 하였다. 또한 어깨 뭉침과 눈 밑이 떨리는 경우가 자주 있고 간혹 갱년기처럼 얼굴에 열이 오른다고 느끼며 생리 시에 손톱만 한 검은 덩어리가 많이 나온다고 하였다. 그리고 오후부터 체력이 떨어져서 힘이 든다고 하였다.

소화 상태는 특이사항이 없었다. 한열 편차로는 추위를 많이 타는 편이고 음액 편차로는 부종 경향은 없었다. 간계통의 전반적인 증상을 호소하고 있으며 다른 특별한 증상은 확인되지 않았다. 설진을 해 보니 청근이 확인되었다. 복진을 해 보니 [우소복 2 전중 2 우신수 2 우천추 1 하복 1]로 나타났다. 증상과 복진을 고려하여 병인장부를 간으로 선택하였으며 병리는 간음부족과 음허열, 어혈로 판단하였다. 한약 처방은 보약을 한 달분 처방하였다.

[갈근 16 적작약 12 구기자 당귀 천마 향부자 8 진피 생강 지골피 목단피 6 천궁 백지 강활 방풍 원지 석창포 4]

1개월이 지난 뒤에 다시 내원하여 확인하니 지난번 보약을 드시면서 제반증상이 거의 소실되어 편안했으며 체력도 좋아졌다고 확인해 주셨다. 최근 생리에서 좀 더 증상이 악화되는 느낌이 들어서 다시 한약을 처방받고 싶다고 하셨다. 복진을 해 보니 [우소복 1 전중 1 우신수 1 좌천추 2]이었다. 전반적인 복진 강도가 줄어든 것으로 보아 치료가 잘 진행되고 있다고 생각하고 다시 보약을 처방하였다.

[갈근 적작약 12 구기자 당귀 사삼 천마 8 향부자 진피 생강 지골피 목단피 6 강활 방풍 원지 석창포 오미자 4]

5) 뒷목과 어깨뭉침 치료

40세 여환으로 뒷목과 어깨가 뭉치고 불편함을 호소하며 내원하였다. 그동안 육아휴직으로 쉬고 있다가 지난달에 복직을 했는데, 스트레스를 많이 받으며 뒷목과 어깨가 많이 불편하다고 하였다. 평소 눈이 건조하고 뻐근한 경향이 있다고 하였다. 한열편차와 음액편차에 특이 사항이 없었으며 설진상 청근(靑筋)과 백태(白苔)가 확인되었다. 복진을 해 보니 [우소복 2 거궐 2 양신수 1 좌일월 2]로 확인되었다. 전체적인 상황을 볼 때 간음부족(肝陰不足)과 간허열로 인한 것으로 생각되어 침처방은 [곡천 음곡+/행간 소부-]로 하고 다음과 같이 처방하였다.

[갈근 적작약 12 시호 당귀 구기자 8 황금 반하 진피 감국 복분자 6 천궁 강활 방풍 오미자 박하 4]

6) 왼쪽 슬통

45년생 여환으로 3개월 이상 왼쪽 무릎이 아픈데 점점 심해진다고 2024년 3월에 내원하였다. 앉아 있다가 일어날 때 왼쪽 다리가 무력하고 무거운 느낌과 함께 무릎 안쪽으로 통증이 심하다고 호소하였다. 병원 내원 때 왼쪽 무릎에 핫팩(hot pack) 찜질로 인한 경미한 화상으로 피부가 벌겋게 되어 있었다. 소화 상태를 확인해 보니 소화는 특별한 문제는 없었다. 한열편차는 없었고 손발 모두 따뜻하였다. 음액편차로는 약간 비습한 체형이며, 대변은 하루에 한 번으로 정상이었다. 기왕력으로는 10년 전부터 고혈압약과 당뇨 및 콜레스테롤 관련 약을 복용하고 있었다.

맥진을 해 보니 심/침세맥, 간/촉맥, 신/세촉맥, 비위/긴대촉맥이었다. 복진을 해 보니 [좌소복 3 좌신수 2 심하 1 좌장문 1/좌족삼리 2]로 확인되었다. 복진과 문진을 고려할 때에 병인장부는 간이며 간음부족과 어혈로 인하여 무릎근육이 수축되어 슬통을 호소하는 것이며, 족삼리 2의 압통과 족 2지의 불인으로 보아 위장의 경락병도 있는 것으로 판단되었다.

따라서 간음을 보충하고 어혈을 배출시키며 위장의 경락을 소통시키기 위하여 [곡천 음곡+/함곡 임읍-]를 침 처방으로 선택하였다. [곡천 음곡+]를 시침하고 확인하니 다리를 폈을 때 많이 들려 있고 당기는 느낌이 들던 무릎이 편해지는 것을 확인하였고 [함곡 임읍-]를 하고 확인해 보니 발등을 전후굴신할 때 정강이의 저린 느낌이 좋아지는 것을 확인할 수 있었다. 한약 처방은 다음과 같이 구성하였다.

[백작약 강황 12 우슬 목과 당귀 8 감초 반하 진피 천궁 부자 육계 6 독활 방풍 백지 4]

30일 뒤에 다시 진찰을 하고 확인하니, 한약을 복용하면서 무릎이 불편한 느낌이 70% 정도 감소하였는데 10여 일 동안 여행 때문에 복약을 못했다가 현재 나머지 복약 중이지만 많이 좋아졌다고 하였다. 복진을 다시 해 보니 [좌우소복 2 좌신수 1/중완 1]로 확인되었다.

7) 어지럼증 치료

45세 여성으로 어지럼증을 호소하면서 내원하였다. 원래도 가벼운 어지럼증이 있었지만 최근 한 달 동안에는 점점 더 심해지더니 이제는 고개를 제대로 들기가 어렵고 일상생활도 어렵다고 하였다. 문진을 좀 더 해 보니 평소 어깨가 잘 뭉치고 가벼운 두통과 어지럼증이 있었으며 소화가 잘 되지 않았는데, 최근에 소화가 더 안되고 가슴이 답답하고 두근거리기도 한다고 하였다. 속이 더부룩하고 가스가 차는 편이며 3일에 한 번 대변을 보는데 불편하다고 하였다. 또한 요새 생리가 끊기려고 하는지 2~3달에 한 번씩 생리를 하는데 생리통이 심한 편이고 동전만 한 검붉은 덩어리가 많이 나온다고 하였다.

설진을 해 보니 백태와 청근이 확인되었다. 복진을 해 보니 [우소복 3 전중 2 우천추 2 중완 1]로 확인되었다. 이상의 내용으로 종합해 볼 때, 위 환자는 평소 간의 어혈과 음부족의 병리를 가지고 있던 사람인데 최근에 생긴 심포의 담음으로 인해 어지럼증이 더 심해진 것으로 생각되었다. 따라서 심포의 담을 풀어 주기 위하여 [내과 공손-]를 선택하고 간의 어혈과 음허를 해결하기 위하여 [태충 태백-/곡천 음곡+]를 선택하였다. 그리고 한약은 다음과 같이 처방하였다.

[갈근 16 백작약 12 당귀 천마 향부자 8 구기자 오약 진피 6 창출 소엽 강활 방풍 홍화 4]

치료가 진행되면서 어지럼증이 점점 호전되어 한 달 뒤에 다시 진찰해 보니, 어지럼증이 거의 소실되었고 대변을 매일 보게 되어 속이 아주 편해졌다고 하였다. 설진을 해 보니 백태가 거의 사라졌으며 청근은 아직 뚜렷하였다. 복진을 해 보니 [우소복 2 전중 1 좌우천추 1]로 확인되었다. 환자가 만족하며 어지럼증에 대한 치료를 계속하기를 희망하여 다음과 같이 다시 처방하였다.

[갈근 백작약 12 당귀 구기자 천마 8 향부자 천궁 6 오약 진피 소엽 강활 방풍 홍화 4]

한 달 뒤에 다시 진찰해 보니 어지럼증은 완전 소실되었고, 평소의 어깨 뭉침과 소화 장애도 좋아져서 컨디션이 아주 좋다고 하였다. 또한 그 사이에 생리를 했는데 생리통이 거의 없고 덩어리의 크기와 양이 줄어들었으며 빨간 피가 나왔다고 좋아하였다. 복진을 해 보니 [우소복 1 좌천추 1 좌소복 2]로 확인되었다. 환자에게 어지럼증은 모두 소실되었지만 앞으로 폐경을 앞두고 있으므로 갱년기에 대한 예방 치료를 미리 한다고 생각하고 복진이 모두 소실될 때까지 치료해 볼 것을 권유하였다. 이에 계속적인 치료를 하기로 하여 다시 한약을 처방하였다.

[백작약 16 구기자 12 당귀 천궁 8 갈근 천마 6 강활 방풍 4]

2달간 추가 복약을 하고 모든 복진과 증상이 소실되어 치료를 종료하였다.

2장

심장(心臟)

1. 심경락유주

심수소음지맥, 기어심중, 출속심계[1], 하격락소장. 기지자, 종심계, 상협인 계목계. 기직자 부종심계, 각상폐, 출액하, 하순노내후렴, 행태음심주[2]지후, 하주내, 순비내후렴, 저장후예골지단, 입장내후렴, 순소지지내, 출기단.

手少陰之脈, 起於心中, 出屬心系, 下膈絡小腸. 其支者, 從心系, 上挾咽喉, 繫目系. 其直者, 復從心系, 却上肺, 下出腋下, 下循臑內後廉, 行太陰心主之後, 下肘內 [少海穴], 循臂內後廉[靈道穴], 抵掌後銳骨之端[神門穴], 入掌內後廉[少府穴], 循 小指之內, 出其端[少衝穴, 自此交入手太陽]. 『靈樞』

수소음맥은 심장 속에서 일어나 심계에 속하고 횡격막 아래로 내려가 소장에 이어진다. 그 지맥은 심계에서 목구멍 양옆으로 올라가 눈에 이어진다. 곧게 올라가는 가지는 심계에서 폐로 올라갔다가 내려와 겨드랑이 아래로 나오고, 팔죽지 안쪽

---

1 심계(心系): 심과 폐·비·간·신을 이어 주는 낙맥을 가리킨다. "심장은 제오추(T5) 아래 있는데 계(系)가 다섯 개 있어서 위로 폐와 이어지고 폐는 아래의 심과 이어지며, 심장 아래에 있는 비·간·신 세 장기(臟器)와 이어져 있다. 그러므로 심은 오장의 기와 통하며 이들을 주관한다."라고 하였다.(『영추』)

2 태음심주: 수태음폐경과 수궐음심포경을 가리킨다.

뒤를 따라 내려가 수태음폐경과 수궐음심포경의 뒤쪽을 지난 뒤, 팔오금 안쪽[소해 혈(少海穴)]으로 내려가 팔뚝 안쪽 뒤[영도혈]를 따라 손목 척골 쪽 튀어나온 뼈의 끝[신문혈]으로 갔다가, 손바닥의 안쪽 뒤[소부혈]로 들어가서 새끼손가락의 안쪽 을 따라 그 끝[소충혈이다. 여기서 수태양과 만나며 들어간다]으로 나온다.

The heart meridian rises into the heart, reaches to the heart connections, descends down to the diaphragm, and connects to the small intestine. Its collateral vessel comes out from the heart connection, rises along the throat, and connects to the eyes. Another branch that goes straight up moves from the heart connections to the lung, descends to the armpit, follows along the medial aspect, and posterior margin of the upper arm. This is the posterior aspect of the lung and the pericardium meridian. It passes through the medial aspect of the elbow (SI8) and medial posterior aspect of the forearm (HT4), and goes to pisiform bone on the palmar wrist (HT7). Then it passes to the posterior aspect of the palm (HT8), follows along the medial aspect of the little finger, and comes out from its tip (HT9, where the meridian meets and enters into the small intestine meridian).

2. 심장의 오행특성(五行特性)과 오장생리(五臟生理)

1) 오행특성: 군화(君火)

▶ 한열편차조절 작용

– 양기(陽氣)조절: 몸이 차가워졌을 때 몸을 따뜻하게 해 주는 역할

– 한기(寒氣)조절: 몸이 너무 가열이 되었을 때 열을 내려 주는 역할

> **참고** 화에는 군화와 상화의 2가지가 있다[火有君相之二]

오행(五行)에는 각각 한가지의 성질이 있는데 오직 화(火)만 두 가지가 있다. 군화(君火)는 심(心)과 소장(小腸)의 기운이 되는 것이고 상화(相火)는 심포락(心包絡) 삼초(三焦)의 기운이 되는 것이다[단심].

▶ 심장의 대표 오행혈: 소부는 심장의 대표 화혈이다.

소부의 경우에는 열을 조절하는 작용이 탁월한데, 심장 자체의 열의 과소를 조절한다기보다 다른 장부의 한열을 조절하는 데 특장점이 있다고 하겠다. 예를 들어 심장의 열울로 인해 가슴이 두근거리고 불안하고 초조할 때에는 소부를 사하는 것도 효과적이지만 [소충 대돈−]를 사용하는 것이 더욱 효과적이다.

또한 수기가 상승하여 심장을 압박하는 상황일 때에 소부를 사한다고 하여 상황이 개선되지 않으며 [심소해 음곡−]를 해야만 상황이 해결된다. 음액을 조절하는 신장의 힘을 빌려 심장을 압박하는 수기(水氣)를 제어하는 것이다. 혹은 담음(痰飮)이 심장과 혈맥에 정체되었을 때에는 [신문 태백−]를 활용해야 하며 소부를 사한다고 해결되는 것이 아니다. 운화수송을 담당하는 비장의 힘을 빌려 담음(痰飮)을 조절하는 것이다.

심기의 추동이 부족하여 혈액순환이 잘 되지 않으며 몸이 찬 경우에는 소부를 보하는 것이 아니라 [소충 대돈+]를 사용하는 것이 효과적이다. 심장 자체의 한열(寒熱) 조절은 다른 장부의 힘을 빌려 생리적인 조절을 통해 해결하는 것이 주된 방법이고, 소부를 사용할 때에는 다른 장부의 한열조절을 배가시켜 줄 목적으로 활용하면 된다.

2) 심장의 생리
군주지관 신명출언 심주혈맥 심장신(심계정충, 불면다몽, 불안초조) 면 설 한 희
君主之官 神明出焉 心主血脈 心藏神 面 舌 汗 喜

① 心者 生之本, 心者 君主之官 神明出焉, 心者 五臟六腑之大主也 精神之所舍也
(심자생지본, 심자군주지관 신명출언, 심자 오장육부지대주야 정신지소사야)

심장은 생명의 근본이며 오장육부의 대표이다. 따라서 심장은 군주지관 이라고 한다. 또한 심장은 신명을 주관하여 정신이 머무는 집의 역할을 한다.

② 心主陽氣(심주양기), 心主血脈(심주혈맥), 君火(군화, King fire)

심장은 태양과도 같은 역할을 하는 장기로 인체의 양기를 대표하며, 심장의 양기는 혈맥을 추동하여 혈액순환의 원동력이 된다. 심장이 주관하는 양기를 군화라고 하며 이는 실제 체열상태를 반영한다.

③ 心藏神(심장신)

심장은 신의 상태를 조절한다. 심장에 문제가 생기면(심허·심기허·심수기·담음) 신지(神志) 이상이 초래되어 심계정충(心悸怔忡), 불면다몽, 불안초조 등의 증상이 나타난다.

④ 心主喜笑(심주희소)

심장은 희(喜: 기쁨)의 감정을 주관한다. 너무 지나치게 기뻐하면 심장을 상하며, 심장에 문제가 생기면 지나치게 즐거워하거나 웃음을 멈추지 않는다.

⑤ 心開竅於舌(심개규어설)

심장의 상태는 혀에 반영된다. 심장에 문제가 생기면 구설생창(口舌生瘡)이 빈발한다.

⑥ 心其華在面(심기화재면)

심장의 영화로움은 얼굴에 드러난다. 심장에 문제가 생기면 얼굴이 붉어진다.

⑦ 心在液爲汗(심재액위한)

주로 긴장에 의해서 나타나는 손바닥이나 겨드랑이의 땀을 말한다. 칠정기울(七

情氣鬱)에 의한 땀은 심포와 연관이 많다.

⑧ 咽(인) 目系(목계) 巨闕(거궐/Ren14), 心兪(심수/ BL15)
- 咽 目系: 수소음심경은 심장에서 나와 인후부를 지나서 눈으로 들어간다. 따라서 심장에서 발생한 담음과 열과 수기는 인후부와 눈에 영향을 줄 수 있다.
- 거궐: 거궐은 심장의 모혈로서 심하부에 위치하며 심장의 병리를 진단하는 중요 포인트이다. 거궐 부위의 심하만, 압통, 심하비경(心下痞硬: 결리고 막힌 것), 상충감 등을 확인하여 심장의 병리상태를 예측한다. 심하만과 압통은 심장의 이상을 나타내는 기본 복진이다. 심기허, 심혈허, 수기능심(水氣凌心), 심음허 등을 의미한다. 심하비경(心下痞硬)은 심장의 담음(痰飮)을 의미한다. 상충감(上衝感)은 심장의 열울(熱鬱)이나 심기울체(心氣鬱滯)를 의미한다.

⑨ 心兪(심수)
심수(유)는 심장의 배수(유)혈로서 흉추 5번(T5)에 위치한다. 심수(유)의 압통과 경결은 심장의 문제를 진단하는 포인트다.

3. 심장의 병리상황

1) 심장 · 심포의 기본 병증
- 심장의 기질적인 질환, 협심증, 관상동맥 질환
- 흉통(전중, 거궐), 배통(궐음수, 심수, 독수, 격수)
- 고혈압, 저혈압
- 안면부종, 전신부종, 면한증, 액한증, 수족다한증
- 소화불량, 구역감, 어지럼증, 상충감, 식도염
- 구설생창, 인후염, 내자육기, 상열감, 안면홍조, 수장열통, 오심번열

- 기력 저하, 숨이 차다, 계단 오르기 힘들다

- 청근, 자설, 자순

- 더위 먹음, 입 마름

- 불안초조, 심계정충, 불면다몽

- 극천(HT1) 주위의 견비통

- 소해(HT3), 곡택 주위의 주통

- 신문, 대릉 주위의 주통

- 소부, 노궁 주위의 완통

- 3, 4, 5지 불인

- 팔 저림, 손 저림

- 수장각피증, 한포진, 여드름, 두드러기

2) 심장의 기본 병리

① 심기허 수기방 [소충 대돈+/소해 음곡−][HT9 LV1+/HT3 KD10−]

심정격은 심기허와 심수기의 병리상황을 치료하는 처방이다. 사암침법의 심정격과 같다.

심기허란 심기불창과 같은 의미로 기본적으로 체열이 낮으며 심장의 추동이 원활치 않아서 심혈과 심음을 퍼트려 주지 못하는 상황을 말한다. 이런 경우에 [소충 대돈+]를 사용하면 체열을 상승시키면서 심기를 소통시켜 주는 역할을 한다. 한약 처방으로는 계지, 생강, 부자, 감초 등을 사용하는 것과 비슷하다.

심수기(心水氣)란 심장에 불필요한 수기가 정체되어 있는 병리적인 상황을 의미한다. 심수기는 고혈압, 부종, 누출(漏出), 면한(面汗), 동계, 심계항진, 어지럼증, 소화장애, 소변불리 등을 유발시킨다. 이런 경우에 [少海 陰谷−][HT3 KD10−]를 사용하면 심장의 수기를 하강시키는 역할을 한다. 한약 처방으로는 복령, 백출, 택사 등의 사령산을 사용하는 것과 비슷하다.

이를 종합적으로 정리하자면 심정격은 체열이 낮고 심계정충을 호소하며 수기의 정체로 인한 고혈압, 어지럼증, 부종, 누출, 면한, 동계, 소화장애, 소변불리 등을 호소하는 경우에 사용하는 처방임을 알 수 있다. 기존의 한약 처방으로는 영계출감탕과 비슷한 방의를 가지고 있다.

② 심열울 음허방 [소충 대돈-/소해 음곡+][HT9 LV1-/HT3 KD10+]

사암침법의 군화방과 같으며 심정격과 보사가 반대로 되어 있는 처방으로, 해결하려는 병리상황 역시 당연히 다르다. 군화방은 심열울과 심음허의 병리상황을 치료하는 처방이다.

심열울이란 심장이 열울로 인해 과열되어 있는 상태로 기본적으로 체열이 높거나 외부적인 자극에 의해 심장이 열을 받은 상황을 말한다. 이런 경우에 [소충 대돈-]를 사용하면 심장의 열울을 해소시킨다. 한약 처방으로는 황련, 황금, 치자, 생지황 등을 사용하는 것과 비슷하다.

심음허란 심장에 음액이 부족해진 상황으로 기본적으로 몸이 마르고 건조한 경향을 보이거나 외부적인 열에 의해서 음액이 소모된 상황을 의미한다. 이런 경우에 저혈압, 동계, 도한, 자한, 불안초조, 구건설조, 전반적인 건조증상 등의 증상을 보이는 경향이 있다. 이럴 때에 [소해 음곡+][HT3 KD10+]를 사용하면 부족한 음액을 보충하는 의미이다. 한약 처방으로는 생지황, 건지황, 대조, 맥문동, 자감초 등을 사용하는 것과 유사하다.

보통 군화방은 체열이 높고 마르고 건조한 경향의 사람에게 많이 사용하며, 여름철의 더운날에 더위를 먹어서 쓰러지는 경우에 대표적으로 사용된다. 일사병은 더운 여름에 과도하게 햇볕을 쬐어 심장에 열울이 생기고 심음이 고갈되어 탈진이 되는 질환으로, 군화방에 해결하는 심열울과 심음허의 병리에 부합되는 상황이라고 볼 수 있다. 한약 처방으로는 황련해독탕, 자감초탕을 합방하는 경우와 비슷하다.

③ 심기 음허방 [소충 대돈+/소해 음곡+][HT9 LV1+/HT3 KD10+]

심기 음허방은 심기불창과 심음허의 상황에 사용하는 처방이다. 심기불창이란 체열이 낮고 추위를 많이 타는 상황을 말하며, 심음허는 심장의 음액이 부족하여 입 마름, 도한, 동계, 천면, 심계정충, 오심번열, 피부건조 등의 증상을 호소하는 경우를 말한다. 이런 경우에 [소충 대돈+/소해 음곡+]의 처방을 사용하여 심기와 심음을 보충한다. 한약 처방으로는 자감초탕과 비슷하다.

④ 심열울 수기방 [소충 대돈-/소해 음곡-][HT9 LV-/HT3 KD10-]

심열울수기방은 심장의 열울과 수기의 상황에 사용하는 처방이다. 심장의 열울이란 체열이 높고 더위를 많이 타며 상열감, 심계정충 등을 호소하는 과항진 상태를 의미한다. 심장의 수기란 심장에 불필요한 수음이 정체되어 고혈압, 어지럼증, 누출, 면한, 심계정충, 호흡곤란, 소화불량, 소변불리 등의 병증을 일으키는 것을 말한다. 보통 심장의 열울이 과다한 경우에 이를 상쇄하기 위하여 수기가 상승하는 경우가 많다. 이런 경우에 [소충 대돈-/소해 음곡-]를 사용하면 심장의 열울과 수기를 동시에 해결한다. 한약 처방으로는 영계출감탕과 황련해독탕을 합방한 것과 비슷하다.

⑤ 심음허 담음어혈방 [소해 음곡+/신문 태백-][HT3 KD10+/HT7 SP3-]

사암침법의 심승격(心勝格)과 같다. 심음허와 담음, 어혈 등을 겸한 상황에서 사용하는 처방이다.

심장의 담음은 심규를 막아 신지를 혼란하게 만드는 원인이 된다. 담미심규(痰迷心竅)[3]라고 하며 불안초조, 심계정충, 불면다몽, 소화불량 등의 증상을 호소한다. 또는 어혈이 심규를 막아 신지를 혼란하게 하고 흉배통을 유발하는 경우도 있다. 이런 상황에서는 보통 자설, 청근 등의 징후를 보이는 경우가 많다. 이런 경우에 [신문 태백-]를 사용하여 심장의 담음과 어혈을 풀고 신지를 안정시킨다. 한약 처

---

3 담미심규: 정신이 혼미해지고 목구멍에서 가래 끓는 소리가 나며 가슴이 답답해진다. 심하면 정신을 잃고 잘 깨어나지 못한다. 습담을 없애면서 정신이 들게 하는 방법으로 안궁우황환(安宮牛黃丸)이나 우황청심환(牛黃淸心丸)을 쓴다. 뇌염, 뇌막염, 정신분열증, 뇌출혈 등에서 흔히 볼 수 있다.

방으로는 담음을 해결하기 위해서는 온담탕과 원지, 석창포, 복신등을 배오하여 사용하며, 어혈을 해결하기 위해서는 도홍사물탕, 혈부축어탕 등의 처방에 단삼을 군약으로 배오하여 활용한다.

심장의 음부족은 마르고 건조한 사람이 음허발열 증상을 나타내는 경우를 말한다. 이런 경우에 [소해 음곡+]를 사용하여 부족한 심음을 보충한다. 한약 처방으로는 건지황, 맥문동, 대조, 자감초 등을 사용한다.

이상의 내용으로 심승격을 사용하는 사람의 상태를 살펴보자면 마르고 건조하며 음허발열의 경향을 보이는 사람이 설태, 소화불량, 불안초조, 불면다몽 등의 담음 증상을 호소하거나 청근, 자설, 흉배통, 심계정충, 불면다몽, 오심번열 등의 어혈 증상을 호소하는 경우라고 할 수 있다.

⑥ 심음 혈허방 [소해 음곡+/신문 태백+][HT3 KD10+/HT7 SP3+]

심음 혈허방은 심음허와 심혈허를 동시에 치료하는 처방이다. 심음허와 관련된 증상을 보이는 사람이 심혈이 부족한 경우에 사용한다.

심혈부족으로 인한 증상은 얼굴에 핏기가 없고 건조하며, 설진을 해 보면 위축설을 보이고 색이 연한 핑크색인 경우가 많다. 또한 저혈압, 어지럼증, 심계정충, 손발의 저림 등을 호소하는 경우가 많다. 이런 경우에 [신문 태백+]를 사용하여 심혈을 보충하고 신지를 안정시킨다. 한약 처방으로는 당귀, 용안육, 산조인, 복신 등을 배합하여 사용한다. 심음허의 경우에는 [소해 음곡+]를 사용하며 한약 처방으로는 건지황, 맥문동, 대조, 자감초 등을 배합하여 사용한다.

⑦ 심수기 담음어혈방 [소해 음곡-/신문 태백-][HT3 KD10-/HT7 SP3-]

심수기 담음어혈방은 심장의 수기와 담음, 어혈이 동반된 경우에 사용한다. 이런 경우는 보통 뚱뚱하고 부종 경향의 물살을 가진 사람이 어혈 혹은 담음으로 인해 흉통, 소화불량, 신지불안(神志不安) 등의 증상을 호소하는 경우가 많다. 한약 처방으로는 영계출감탕을 사용하면서 담음의 경우에는 온담탕 계열의 약을 배오하며,

어혈의 경우에는 혈부출어탕 계열의 약을 배오하여 사용한다.

⑧ 심수기 혈허방 [소해 음곡-/신문 태백+][HT3 KD10-/HT7 SP+]

심수기 혈허방은 심장의 수기와 혈허를 동반한 경우에 사용한다. 심장의 수기로 인한 부종을 보이며 혈허의 양상을 나타낸다. 가뜩이나 피가 적은데 부종 경향을 보이므로 혈액의 농도가 매우 낮은 경우에 해당된다. 보통 뚱뚱하고 물살과 부종의 경향을 보이는 사람이 핏기가 없이 창백하고 어지러우며 손발이 저리고 불안초조하고 가슴이 두근거린다는 경우에 사용할 일이 많다. 한약 처방으로는 영계출감탕과 사물탕을 합방한 개념의 연주음(蓮珠陰)을 사용한다.

⑨ 심기 혈허방[소충 대돈+/신문 태백+][HT9 LV1+/HT7 SP3+]

심기 혈허방은 심기허와 심혈허의 경우에 사용하는 처방이다. 체열이 낮고 추위를 타는 사람이 심혈허의 증상을 나타내는 경우에 사용한다. 한약 처방으로는 계지감초탕과 사물탕을 합방한 개념의 처방을 사용한다.

⑩ 심열울 혈허방[소충 대돈-/신문 태백+][HT1 LV1-/HT7 SP3+]

심열울 혈허방은 심열울과 심혈허의 경우에 사용하는 처방이다. 체열이 높고 더위를 타는 사람이 심혈허의 증상을 나타내는 경우에 사용한다. 한약 처방으로는 황련해독탕과 사물탕을 합방한 개념의 온청음(해독사물탕)을 사용한다.

⑪ 심기허 담음어혈방[소충 대돈+/신문 태백-][HT9 LV1+/HT7 SP3-]

심기허 담음어혈방은 심기허와 담음, 어혈 등이 동반된 경우에 사용하는 처방이다. 체열이 낮고 추위를 타는 사람이 심장의 담음 혹은 어혈로 인해 흉배통, 신지불안, 불면다몽 등을 호소하는 경우에 사용한다. 계지감초탕과 온담탕 혹은 혈부축어탕을 합방한 개념의 처방을 사용한다.

심열울 담음어혈방[소충 대돈-/신문 태백-][HT9 LV1-/HT7 SP3-]

심열울 담음어혈방은 심열울과 담음, 어혈 등을 동반한 경우에 사용하는 처방이다. 체열이 높고 더위를 타는 사람이 심장의 담음과 어혈로 인한 흉통, 신지불안, 불면다몽 등을 호소할 때 사용한다. 달리 표현하자면 열담, 열성어혈을 치료하는 처방이라고 할 수 있다. 황련해독탕과 온담탕 혹은 혈부축어탕을 합방한 개념의 처방을 사용한다.

4. 심장의 병리와 총통기본처방

1) 심음허방
- 건지황 16(생지황 36) 맥문동 대조 8 자감초 6
- 건지황 16 대조 12 맥문동 8 자감초 6
- 생지황 36 맥문동 12 대조 8 생감초 6

2) 심수기방
- 적복령 18 계지 12 백출 택사 8 감초 6
- 적복령 24 계지 16 백출 택사 12 감초 8

3) 심기허방
- 계지 12 생강 부자 8 감초 6
- 생강 16 계지 12 부자 8 감초 6 = 표양허(表陽虛)
- 부자 16 계지 12 건강 8 감초 6 = 이양허(裏陽虛)

4) 심열울방
- 황련 황금 치자 연교 4~8

5) 심혈허방

- 당귀 용안육 12 산조인 복신 8 숙지황 백작약 천궁 4

6) 심담음방

- 반하 8 진피 적복령 지실 6 죽여 원지 석창포 4

7) 심어혈방

- 단삼 12 도인 8 적작약 생지황 당귀 천궁 6 홍화 4

5. 심장의 기본방제와 총통방제

▶ 기본방제: 자감초탕, 영계출감탕, 영계감조탕, 이열탕, 이열탕변방, 계지감초탕, 계지부자탕, 도적산, 황련탕, 회춘양격산, 귀비탕, 사물안신탕, 복령보심탕, 온담탕, 가미온담탕, 성심산, 도홍사물탕, 혈부축어탕

▶ 기본본초: 당귀, 생지황, 건지황, 용안육 / 맥문동, 자감초, 대조, 복령 / 계지, 산조인, 원지, 석창포, 복신 / 도인, 황련

1) 심음허(心陰虛) [소해 음곡+][HT3 KD10+]

① 기본방제

자감초탕

② 기본방제 해설

[자감초탕]

- 생지황 32(건지황 8) 맥문동 대조 10 자감초 마자인 8 계지 생감 6 인삼 아교 4(大塚敬節오스카케이세츠–일본)

자감초탕은 심기허와 심음허를 해결하여 심동계와 맥결대(脈結代, pulse knot, intermediate 그림1ㆍ2)를 다스리는 처방이다. 계지, 생강, 인삼 등이 배오되어 심기불창을 해결하며 생지황, 맥문동, 대조, 자감초, 아교, 마자인 등이 배오되어 심음허를 보충한다. 총통침법의 처방으로 보자면 [소충 대돈+/소해 음곡+]에 해당되는 처방이다.

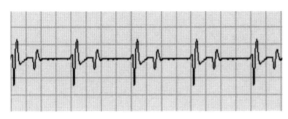

(그림 1) 대맥

▶ 代脈: 맥파와 맥파 중간에 하나의 다른 맥파가 발생한 경우

– 음맥(陰脈)이다.

– 뛰다가 그치고, 그러다가 다시 동하고 또 그쳤다가 겨우 억지로 일어나는 맥이다.

– 동하는 중간에 한 번씩 그치고 멈춘 지가 오래된 뒤에 다시 돌아온다.

▶ 원인: 기혈불교

▶ 증상: 기질성 질환이 많음. 심신이 피곤하고 심신쇠약.

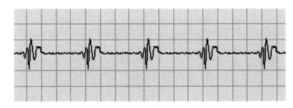

(그림 2) 결맥

▶ 結脈: 맥동의 끝이나 시작에 사각의 형태로 나타나는 경우 독립해서 3㎜이내에 하나만 발생하는 경우도 있다.

- 음맥(陰脈)이다.
- 왕래가 지완(遲緩)하고 때로 한 번씩 그쳤다가 다시 오고 손가락 밑에 모였다
  가 다시 돌아가는 것이다.
- 동하는 중간에 한 번씩 그치고 멈춘 지가 오래된 뒤에 다시 돌아온다.
▶ 원인: 조(燥), 한(寒)
▶ 증상: 100% 판막증. 반드시 청진과 초음파 진단 필요. 혈옹체, 심통, 정충.
기질성 질환이 많음. 심신이 피곤하고 심신쇠약.

③ 총통방제
[심음허방]
- 건지황 16(생지황 36) 맥문동 대조 8 자감초 6
- 건지황 16 대조 12 맥문동 8 자감초 6
- 생지황 36 맥문동 12 대조 8 생감초 6

2) 심수기(心水氣) [소해 음곡-][HT3 KD10-]
① 기본방제
영계출감탕, 영계감조탕, 이열탕, 이열탕변방

② 기본방제 해설
[영계출감탕]
- 적복령 12 계지 8 백출 6 감초 4(상한론)
영계출감탕은 심장의 수기를 해소하고 심기의 상충을 해결하는 처방이다. 복령,
백출이 심장의 수기를 해소하고 계지, 감초가 심기를 추동하여 기상충(氣上衝)을
해소한다. 총통침법 처방으로 보자면 [소해 음곡+/소충 대돈+]의 처방과 같은 방
의를 갖는다.

[영계감조탕]

- 적복령 16 계지 대조 8 감초 4(상한론)

영계감조탕은 지나친 발한으로 인해 심음이 모손되고 심기가 약해진 상황에서 이를 해결하기 위한 반작용으로 수기가 상승하면서 생기는 기상충 증상을 해결하는 처방이다. 보통 심계항진, 현훈, 두한(頭汗), 분돈(奔豚) 등을 동반하는 경우가 많다. 계지감초탕이 기본적으로 심기의 추동을 도우며, 대조가 심음을 보충하며, 적복령이 상부(심장으로)로 상역하는 수기를 하강시킨다.

[이열탕]

- 택사 10 백출 적복령 저령 6 생지황 목통 감초 죽엽 4

(죽엽으로 등심을 대체한다. 열이 심하면 황련, 맥문동을 加한다)

이열탕(移熱湯)은 사령산에 도적산을 합방한 처방으로 심장의 열울과 수기의 정체로 인한 구설생창을 치료하는 처방이다. 실열인 경우에는 황금, 황련, 맥문동을 더하여 사용한다. 실제로는 심음허와 열울, 수기를 동반한 경우가 많아서 다음과 같은 형대의 처방을 많이 사용한다.

[이열탕변방]

- 생지황 36 맥문동 적복령 12 계지 연교 8 백출 택사 황련 치자 6 생감초 죽엽 4

③ **총통방제**

심수기방(心水氣方)

- 적복령 18 계지 12 백출 택사 8 감초 6
- 적복령 24 계지 16 백출 택사 12 감초 8

3) 심기불창(心氣不暢)[소충 대돈+][HT9 LV1+]

① **기본방제**

계지감초탕, 계지부자탕

② 기본방제 해설

[계지감초탕]

- 계지 16 감초 8

계지감초탕은 심기(心氣)를 추동하고 기상충(氣相衝)을 해소하는 기본처방이다.

[계지부자탕]

- 계지 8 생강 대조 6 감초 4 부자 2

계지부자탕은 심기를 추동하는 계지감초탕에 생강, 부자 등의 온열제(溫熱劑)를 추가한 처방이다.

③ 총통방제

[심기허방(心氣虛方)]

- 계지 12 생강 부자 8 감초 6
- 생강 16 계지 12 부자 8 감초 6(표양허, 表陽虛)
- 부자 16 계지 12 건강 8 감초 6(이양허, 裏陽虛)

참고 심기불창에는 반드시 계지, 감초를 배합한다.

4) 심열울(心熱鬱) [소충 대돈-][HT1 LV1-]

① 기본방제

도적산, 황련탕, 회춘양격산

② 기본방제 해설

[도적산]

- 생지황 목통 감초 4 등심 1단 혹은 죽엽 4(治 小腸熱 小便不利)

도적산은 죽엽을 등심 대신 쓰기도 한다. 열이 심하면 황련, 황금, 맥문동을 가 (加)한다.

[황련탕]

– 황련 치자 맥문동 생지황 적작약 당귀 4 서각 박하 감초 2

황련탕은 심화로 혀가 헐거나, 붓고 마르며 갈라지거나, 혀끝에서 피가 나오거나, 혀가 굳는 것을 치료한다. 황련, 치자는 심장의 열울을 해소한다. 구설생창, 인후염의 지표약으로 연교를 군약으로 사용하면 더욱 좋다. 맥문동, 생지황, 적작약, 당귀가 자음강화(滋陰降火)의 역할을 한다. 심음허가 주요한 병리인 경우에는 생지황, 맥문동을 군신(君臣)으로 사용해야 한다.

[회춘양격산]

– 연교 4.8 황금 황련 치자 생지황 적작약 당귀 길경 지각 박하 감초 2.8

회춘양격산은 삼초의 열울로 인후염과 구설생창이 생긴 것을 치료한다. 연교는 인후와 구설의 열을 내리는 데 특화되어 있는 군약이며, 황금, 황련, 치자의 청열약과 배합되어 삼초의 열울을 해소한다. 길경, 지각은 흉부의 담음을 해결하며, 생지황, 적작약, 당귀는 음액을 보충한다.

③ **총통방제**

[심열울방]

– 황련 황금 치자 연교 4~8

5) 심혈허(心血虛) [신문 태백+][HT7 SP3+]

① **기본방제**

귀비탕, 사물안신탕, 복령보심탕

② 기본방제 해설

[귀비탕]

– 황기 인삼 백출 감초 원지 당귀 용안육 산조인 복신 4 목향 2 감초 1.2

귀비탕은 무엇을 군신으로 사용하느냐에 따라 다양한 응용이 가능한 처방이다. 심장을 위주로 사용하고 싶은 경우에는 당귀, 용안육, 산조인, 복신을 군신으로 사용한다. 당귀, 용안육, 산조인, 복신은 심혈을 보충하여 안신(安神)하는 역할을 한다. 황기, 인삼, 백출, 감초, 원지를 좌사로 쓰면 심기를 추동하는 정도의 의미이다. 근심과 생각으로 심비(心脾)를 상하여 건망과 정충이 있는 것을 치료한다.

[사물안신탕]

– 당귀 숙지황 백작약 생지황 맥문동 복신 산조인 인삼 백출 황련 치자 죽여 2.8

사물안신탕은 보혈안신개념의 사물탕에 복신, 산조인을 가미하고 심음을 보충하는 생지황 맥문동과 심기를 추동하는 인삼 백출과 심열을 내려 주는 황련, 치자, 죽여로 구성되어 있다. 병리상황을 정확히 파악하여 주 병리에 해당되는 본초 그룹을 군제(君劑)로 사용하는 것이 효과적이다. 물고기에 물이 없는 것처럼 심장 속에 혈이 없어서 정충으로 심장이 벌렁거리는 것을 치료한다.

[복령보심탕]

– 백작약 8 숙지황 6 당귀 5.2 천궁 반하 복령 인삼 전호 2.8 진피 길경 지각 갈근 소엽 감초 2

복령보심탕은 보혈개념인 사물탕과 거담(祛痰) 개념인 삼소음(이진탕+길경지각탕)으로 이루어진 처방이다. 마음을 많이 써서 생긴 토혈을 치료한다. 총통침법으로 [신문 태백−]의 의미이다.

③ 총통방제

[심혈허방]

- 당귀 용안육 12 산조인⁴ 복신 8 숙지황 백작약 천궁 4

6) 심담음(心痰飮), 심어혈(心瘀血) [신문 태백-][HT7 SP3-]

① 기본방제

온담탕, 가미온담탕, 성심산, 도홍사물탕, 혈부축어탕

② 기본방제 해설

[온담탕]

- 반하 진피 복령 지실 8 죽여 4 감초 2 생강 5 대조 2

온담탕은 거궐부위에 정체된 담음(痰飮)과 가벼운 열울에 의해서 발생하는 신지불안(神志不安) 증상 등을 해결하는 기본처방이다. 심담(心膽)이 허하여 일을 할 때 쉽게 놀라고 꿈자리가 사나우며 허번으로 잠들지 못하는 것을 치료한다. 혈허의 경우, 귀비탕을 합방한다.

[가미온담탕]

- 향부자 9.6 귤홍 4.8 반하 지실 죽여 3.2 인삼 복령 시호 맥문동 길경 2.4 감초 1.6

가미온담탕은 전중에 정체된 담음을 해결하는 기본처방이다. 온담탕과 다르게 향부자가 군약으로 사용되고 온담탕에서 귤홍이 부각되어 이기(理氣) 작용을 촉진하며, 길경이 좌사약으로 배오되어 있다. 또한 가벼운 담열(膽熱)을 해결하기 위해 시호, 심열을 해결하기 위하여 맥문동이 배오되어 있다.

---

4   신맛이 나는 대추[酸棗]의 씨[仁]라는 의미다. 산조인의 가장 흔한 효능은 바로 수면장애를 개선하는 것이다. 그런데 흥미롭게도 생으로 사용하면 각성작용이 있어서 잠을 깨우고, 볶아서 사용하면 진정작용이 있어서 잠들게 한다.

[성심산]

－ 인삼 맥문동 오미자 생지황 복신 원지 석창포 각등분

성심산은 심장의 허열과 걱정 불안과 불면을 치료하며 정충불면을 치료하는 기본 방제로 심음을 보충하는 생맥산(인삼, 맥문동, 오미자)에 생지황과 심담음(心痰飮)을 해결하는 복신, 원지, 석창포가 배오되어 있다. 총통침법의 [신문 태백-/소해 음곡+]와 비슷한 구조이다. 상황에 따라서 심혈을 보충하는 용안육, 산조인, 당귀를 배오할 수도 있다.

[도홍사물탕]

－ 도인 생지황 당귀 8 적작약 천궁 홍화 4

도홍사물탕은 어혈을 해소하면서 보혈을 감안한 처방이다. 숙지황을 생지황으로, 백작약을 적작약으로 변환하여 사용하며, 어혈제인 도인을 군약으로 사용한다.

[혈부축어탕]

－ 도인 16 당귀 생지황 홍화 우슬 12 적작약 지각 8 길경 천궁 시호 6 감초 4

혈부축어탕은 흉격이상의 상부에 대한 어혈을 해결하는 용도의 방제이다. 활혈거어의 효능이 뛰어난 도인, 홍화, 우슬을 군신으로 사용하고, 생지황과 적작약을 사용하여 활혈(活血) 작용을 부각시킨 사물탕을 신약(臣藥)으로 배오하였다. 흉부의 기체를 풀어 주는 길경지각탕과 소양열울(少陽熱鬱)을 해결하는 시호를 배오하였다.

③ 총통방제

[심담음방]

－ 반하 8 진피 적복령 지실 6 죽여 원지 석창포 4

[심어혈방]

－ 단삼 12 도인 8 적작약 생지황 당귀 천궁 6 홍화 4

3장

심포(心包)

1. 심포경락유주

심포수궐음지맥, 기어흉중, 출속심포락, 하격, 역락삼초[1]. 기지자, 순흉출협, 하액삼촌, 상저액하, 하순노내, 행태음소음지간, 입주중, 하비, 행양근지간, 입장중, 순중지, 출기단. 기지자, 별장중 순소지차지[2] 출기단.

　手厥陰之脈, 起於胸中, 出屬心包絡, 下膈, 歷絡三焦. 其支者, 循胸出脇, 下腋三寸, 上抵腋下, 下循臑內, 行太陰少陰之間, 入肘中[曲澤穴], 下臂, 行兩筋之間[間使穴, 腕中大陵穴], 入掌中[勞宮穴], 循中指, 出其端[中衝穴]. 其支者, 別掌中, 循小指次指 出其端[自此交入手少陽]. 『靈樞』

심포수궐음맥은 흉중에서 시작되어 심포에 닿는다. 횡격막으로 내려가 차례차례 상초 · 중초 · 하초(삼초)에 닿는다. 그 지맥은 가슴을 따라 옆구리로 나온다. 겨드랑이 아래쪽 3촌 부위로 가서 겨드랑이로 올라간 다음, 팔죽지 안쪽을 따라 내려가

1　역락삼초(歷絡三焦): 장개빈은 주에서 "삼초는 장부의 외부를 싸고 있다. 다른 경맥에는 모두 '역(歷)' 자가 없는데 여기에만 이것이 있는 것은 상중하초(上中下焦)를 가리키기 때문이다. 상이란 전중, 중이란 중완, 하란 제하(배꼽 아래)를 말한다."라고 하였다.

2　소지차지(小指次指): 새끼손가락에서 두 번째 손가락, 즉 무명지(네 번째 손가락)을 가리킨다.

수태음과 수소음경 사이를 지나가다가 팔오금 가운데[곡택혈]로 들어가며, 팔뚝으로 내려가 팔뚝의 양근 사이[간사혈, 팔목 가운데의 대릉혈이다]를 따라 손바닥 가운데[노궁혈]로 들어간 다음, 가운데 손가락을 따라 그 끝[중충혈]으로 나온다. 다른 지맥은 손바닥 가운데에서 별도로 나와 넷째 손가락을 따라 끝[여기서 수소양과 만나며 들어간다]으로 나온다.

The pericardium meridian originates from the thorax and reaches to the pericardium. It descends down to the diaphragm and passes through all the parts of the triple energizer. Its branch goes along the chest and comes out to the hypochondrium. It descends 3 chon below the armpit, moves up to the armpit, and passes by the anterior aspect of the arm between the lung and the heart meridian. It enters into the cubital crease (PC3). It descends to the forearm, moves along the midline of the forearm (PC5; the midpoint on the palmar wrist crease is PC7), enters into the center of the palm (PC8), and then comes out from the tip of the middle finger (PC9). Another branch departs from the center of the palm, and then comes out to the tip of the ring finger (here, it meets the triple energizer meridian and enters).

2. 심포의 오행특성(五行特性)과 오장생리(五臟生理)

1) 오행특성: 상화(相火)

▶ 감각적인 한열편차조절 작용

– 양기조절: 몸이 차가워졌을 때 몸을 따뜻하게 해 주는 역할

– 한기조절: 몸이 너무 가열되었을 때 열을 내려 주는 역할

▶ 심포의 대표 오행혈: 노궁은 심포의 대표 화혈이다. 노궁의 대체적인 쓰임은 소부와 유사하다.

2) 오장생리

① 膻中(전중/단중)者 臣使之官 喜樂出焉(전중자 신사지관 희락출언)

전중은 심포의 모혈로서 심포를 의미한다. 심포는 군주지관인 심장을 보필하는 신사지관(臣使之官)이므로 심장의 역할을 대행한다. 군주가 부실하면 재상이 국정을 대신하는 것처럼 사람에 따라서 심포가 심장의 생리를 대신 수행하는 경우가 있다. 이런 경우에 심장 대신에 심포의 오행혈을 활용하여 생리(生理, physiology)와 병리(病理, pathology)를 조절한다. 또한 희락출언이라고 하여 희·노·우·사·비·공·경의 칠정(七情)을 주관한다.

심포는 수도에 있는 물을 주관하며 물은 감정이 투사되는 매개체이다. 따라서 칠정손상에 의해 기울이 생기면 이는 물에 투사되므로 심포에 병리가 발생한다. 이런 사람은 주로 기울 경향이 많고 전중(Ren17)에 압통을 호소하는 경우가 많으므로 심포가 심장을 대신한다고 생각하고 치료하면 효과가 좋다.

② 膻中[3]者 氣之海(전중자 기지행)

전중은 심포의 모혈이며 칠정손상에 의한 기울이 반영되는 기회(氣會)이다.

전중의 압통은 기울을 의미하며 심포·삼초의 문제를 진단하는 포인트이다.

③ 心包主水道(심포주수도), 相火(상화Minister fire)

심포와 삼초는 표리관계로서 수도를 추동한다. 삼초는 수도이며 심포는 수도를 통해 이동하는 물을 추동한다. 수도를 통해 이동하는 물은 조직액이라고 볼 수 있으며, 이는 혈맥을 넘나들며 혈장성분을 보충한다. 이는 혈액 중에서 액에 해당되는 부분이다. 혈액 중에서 혈에 해당되는 부분은 소장과 비장에서 만들어진 영양분이 혈로 변화하여 심장이 주관하는 혈맥으로 들어온 것이다.

---

3 전중(Ren 17): 팔회혈(八會穴) 중에서 기회(氣會, Influential point of Qi). 회(會)는 모인다는 뜻이니, 인제의 장(臟), 부(腑), 기(氣), 혈(血), 근(筋), 맥(脈), 골(骨), 수(髓)의 8종류의 정기(正氣)가 모이는 곳이다.

따라서 심장은 혈액 중에서 혈을 주관하며, 심포는 혈액중에서 액을 주관한다. 혈은 실제 체열에 관여하므로 심장이 조절하는 열을 군화라고 하며, 액은 칠정손상에 의한 기울을 반영하므로 심포가 조절하는 열을 상화라고 한다. 수궐음심포경에 나타나는 경락증후를 제외한 생리(生理)는 심장과 동일하다.

④ 液(액), 掌中(장중), 闕陰俞(궐음수/BL14)

액과 장중은 수궐음심포경의 유주에 두 번씩 언급되는 부위이다. 액하종, 액취, 수족한(手足汗), 장중열(掌中熱) 등의 병증은 심포와 연관이 많다. 궐음수는 흉추 4번에 위치하는 심포의 배수(유)혈로서 심포병의 진단과 치료의 포인트이다.

3. 심포의 병리상황

심포의 병리는 대체적으로 심장의 병리와 같다. 다만 심포는 칠정을 조절하는 장부이므로 칠정훼손에 의한 기울을 치료하며 수도를 관장하므로 수족한(手足汗)이나 부종 등의 증상에 특장점을 가지고 있다.

1) 심포담음어혈(心包痰飮瘀血) [내관 공손-][PC6 SP4-], [대릉 태백-][PC7 SP3-]

심포에 정체된 담음과 어혈을 해결하기 위하여 사용한다. 담음을 해결하기 위해서는 정기천향탕을 사용하고, 어혈을 해결하기 위해서는 당귀수산을 사용한다. 대릉은 수궐음심포경의 수토원혈(輸土遠穴)이다. 오수혈(五輸穴)의 의미로는 수혈(輸穴)로서 심포의 체중절통을 치료한다. 오행혈(五行穴)의 의미로는 토혈(土穴)로서 심포에 생긴 담음과 어혈을 풀어 주며 마음을 안정시키는 역할을 한다.

실제로는 대릉의 위치가 자침을 하기에 부적합하므로 사용하지 않고 대신 내관을 사용한다. 내관은 심포의 낙혈이며 음유맥의 통혈(通穴: 대표혈, confluent point)

로서 대릉을 대신하여 심포에 생긴 담음(痰飮)을 풀어 주는 역할을 한다. 또한 대표 혈로 배오되는 태백도 공손으로 대체하여 상용한다. 공손은 비장의 낙혈이며 충맥의 통혈로서 내관과 배합하여 상승효과를 낸다.

[내관 공손-]의 형태로 상용하여 심포의 담음과 어혈을 풀어 준다. 공손은 비장의 경혈로서 충맥의 통혈이기에 비장의 운화력의 도움을 받으면서 충맥을 소통시키는 역할을 하므로 기경침법의 형태로 [내관 공손-]를 사용하는 것이 [대릉 태백-]를 상용하는 것보다 훨씬 효과적이다. 오심구토, 현훈, 흉통 등의 심포의 담음과 어혈로 인한 병증을 치료하는 데 활용한다.

2) 심포기허수기(心包氣虛水氣) [중충 대돈+/곡택 음곡-][PC9 LV1+/PC3 KD10-]

심포기의 추동이 약하고 수기가 범람한 경우에 사용한다. 방제 처방은 심장병리 및 삼초 처방을 참고하여 활용하면 된다.

3) 심포기울음허(心包氣鬱陰虛) [중충 대돈-/곡택 음곡+][PC9 LV1-/PC3 KD10+]

심포의 열울과 음부족을 동반한 경우에 상용한다. 방제 처방은 심장병리 및 삼초 처방을 참고하여 활용하면 된다.

4) 심포열울수기(心包熱鬱水氣) [중충 대돈-/곡택 음곡-][PC9 LV1-/PC3 KD10-]

심포의 열울과 수기상역을 동반한 경우에 사용한다. 방제 처방은 심장병리 및 삼초 처방을 참고하여 활용하면 된다.

5) 심포열울담음(心包熱鬱痰飮) [중충 대돈-/내관 공손-][PC9 LV1-/PC6 SP4-], [중충 대돈-/간사 경거-][PC9 LV1-/PC5 LU8-]

심포의 담음과 음부족을 겸한 경우에 사용한다. 심포의 금혈(金穴)조합은 [간사 경거]이다. 심포는 폐비신(肺脾腎)으로 이어지는 수습대사에 직접적으로 관여하지 않으므로 많이 활용하지 않는 조합이다. 하지만 심포는 수도(水道)를 관장하므로 수습대사와 일정 부분 연관이 있어 [간사 경거-]는 기관지 계통에 발생한 가래, 기침, 매핵기 등의 담음 증상을 치료한다.

6) 심포담음음허(心包痰飮陰虛) [내관 공손-/곡택 음곡+][PC6 SP4-/PC3 KD10+], [간사 경거-/곡택 음곡+][PC5 LU8-]

심포의 담음과 음부족을 겸한 경우에 사용한다. 방제 처방은 심장병리 및 삼초 처방을 참고하여 활용하면 된다.

7) 심포담음수기(心包痰飮水氣) [내관 공손-/곡택 음곡-][PC6 SP4-/PC3 KD10-], [간사 경거-/곡택 음곡-][PC5 LU8-/PC3 KD10-]

심포의 담음과 수기를 동반한 경우에 사용한다. 방제 처방은 심장병리 및 삼초 처방을 참고하여 활용하면 된다.

4. 심포의 병리와 총통기본처방

1) 심포담음방 [내관 공손-]
- 향부자 8 오약 진피 6 생강 소엽 감초 4

2) 심포어혈방 [내관 공손-]
- 단삼 12 향부자 8 오약 진피 6 당귀미 천궁 소목 홍화 4

[정기천향탕]

– 향부자 12 오약 진피 소엽 4 건강 감초 2

[보생탕]

– 향부자 오약 진피 백출 8 인삼 생강 감초 4

[향소산]

– 향부자 소엽 8 창출 6 진피 4 생강 감초 2

[길경지각탕]

– 길경 지각 8 생강 감초 4

[향사육군자탕]

– 향부자 반하 진피 백복령 백출 후박 백두구 4 인삼 익지인 사인 목향 감초 2

[당귀수산]

– 당귀미 6 적작약 오약 향부자 소목 4 도인 홍화 3 계지 감초 2

[향사평위산]

– 창출 8 진피 향부자 4 곽향 지실 3.2 후박 사인 2.8 목향 감초 2

정기천향탕, 향소산, 보생탕은 향부자가 군약으로 사용된 대표적인 후세방이다. 총통방제에서는 향부자를 심포 및 삼초의 약으로 본다. 향부자는 전중의 기울과 담음을 풀어 주는 데 매우 효과적이다.

[정기천향탕]

– 향부자 12 오약 진피 소엽 4 건강 감초 2

아홉 가지 기울체가 만든 통증을 치료하고, 또한 부인기울에 의한 통증을 치료한다. 치 구기작통 역치 부인기통.

[향소산]
- 향부자 소엽 8 창출 6 진피 4 생강 감초 2 총백 2본
사시사철 감기와 두통, 몸살, 한열, 한습에 상한 것과 계절온역을 치료한다.

[보생탕]
- 향부자 오약 귤피 백출 8 인삼 감초 생강 4
보생탕은 임신오조에 사용되는 대표적인 후세방이다. 심포의 담음과 위장의 식적에 의한 임신오조를 치료한다. 전중〉중완의 압통을 확인하고 사용한다. 정기천향탕과 사군자탕의 배합으로 보아도 좋다.

[길경지각탕]
- 길경 지각 8 생강 감초 4

[향사육군자탕]
- 향부자 반하 진피 백복령 백출 후박 백두구 4 인삼 익지인 사인 목향 감초 2
음식 생각이 없고 음식 먹은 후 다 소화될 만한 뒤에도 배가 이상하게 부르고 토할 듯해지는 병증을 치료한다.

[향사평위산]
- 창출 8 진피 향부자 4 곽향 지실 3.2 후박 사인 2.8 목향 감초 2

4. 심포의 기본방제와 총통방제

▶ 기본방제: 정기천향탕, 향소산, 보생탕, 길경지각탕, 당귀수산, 향사육군자탕, 향사평위산

▶ 기본본초: 향부자 진피 소엽/반하 백복령/단삼 도인/치자 죽여 생감초

1) 심포담음(心包痰飮), 심포어혈(心包瘀血) [내관 공손-][PC6 SP4-]

① 기본방제

정기천향탕, 향소산, 보생탕, 길경지각탕, 당귀수산, 향사육군자탕, 향사평위산

② 기본방제 해설

[정기천향탕]

– 향부자12 오약 진피 소엽4 감초2

(九氣⁴로 인한 통증을 치료하고 부인의 기통(氣痛)도 치료한다)

정기천향탕은 심포의 담음과 기울을 해결하는 기본처방이다. 향부자, 진피, 소엽의 배합은 [내관 공손-]의 처방과 비슷하다. 또한 환자의 체열이 낮은 것으로 가정하고 온성이 있는 오약, 건강, 소엽을 배합하였다. 이는 [중충 대돈+]와 같다.

체열이 낮지 않은 사람에게 처방할 때에는 오약을 빼고 진피를 증량하고 건강을 생강으로 바꾸어 준다. 소엽은 산한해표, 이기관중하는 따뜻한 약이므로 박하와 같이 소산풍열, 청리두목하는 서늘한 약으로 대체한다. 또한 체열이 높은 사람에게는

---

4 구기(九氣): 첫째는 격기(膈氣), 둘째는 풍기(風氣), 셋째는 한기(寒氣), 넷째는 열기(熱氣), 다섯째는 우기(憂氣), 여섯째는 희기(喜氣), 일곱째는 경기(驚氣), 여덟째는 노기(怒氣), 아홉째는 산람장기(山嵐瘴氣)이다. 적취가 사발을 엎어 놓은 것 같고 명치가 찌르는 듯이 아프며 발작하면 죽을 것같이 아플 때는 신선구기탕, 정기천향탕을 써야 한다. [『득효』]
구기를 치료하는 법은 다음과 같다. 높은 것은 억누르고, 낮은 것은 들어 올려 주며, 차가운 것은 뜨겁게 하고, 뜨거운 것은 차게 하며, 놀란 것은 안정시키고, 피로한 것은 자양하며, 맺힌 것은 흩어 주고, 기쁜 것은 두려움으로 누르고, 슬픈 것은 기쁨으로 이겨 내는 것이다. [『심법』]

심포의 열울을 해결하는 치자, 황련을 추가하고 구감초를 생감초로 대체한다.

전중의 압통을 호소하면서 체열이 낮고 담음과 기울이 있는 사람에게 정기천향탕을 사용하는 것은 [내관 공손-/중충 대돈+]를 사용하는 것과 같다. 체열이 높으면서 심포의 담음과 기울이 있는 사람에게는 정기천향탕을 [향부자 12 진피 8 박하 생강 생감초 치자 4 황련 2] 정도로 변형하여 사용할 수 있으며 이는 [내관 공손-/중충 대돈-]의 방의와 비슷하다.

향부자는 이기지통(기를 증진시키고 통증을 멈춤)하는 대표적인 본초로 보통 간으로 귀경하여 소간이기해울의 효능이 있다고 하는데, 총통방제에서는 향부자를 심포에 작용하는 본초로 이해하며 심포의 담음과 기울을 해결하는 약재로 사용한다. 용량은 전중압통의 강도에 따라 4~12g 정도를 사용한다.

오약은 행기지통(기를 소통시키고 통증을 멈춤), 온신산한(신장을 따뜻하게 하고 한증을 몰아냄)의 효능을 지닌 본초로 따뜻한 성질을 가진다. 체열이 낮은 사람의 심포의 기울과 담음(phlem)을 해결할 때에는 향부자와 배합하여 사용하고, 신장의 이뇨를 촉진하는 용도로 사용할 때에는 익지인과 배합하여 사용한다.

진피는 이기건비, 강역지토하는 본초로 아주 부드러운 이기제이다. 이공산과 같은 보익제에도 사용되며, 이진탕과 같은 거담제에도 사용되고, 숙취로 속이 불편한 사람에게 사용하는 대금음자에도 군약으로 사용될 만큼 부드러운 약이다. 용량은 4~12g 정도를 사용한다.

소엽은 산한해표, 이기관중, 안태의 효능을 가진 본초로서 가볍게 외감을 발산시키고 소화기의 가스를 부드럽게 배출시키는 역할을 한다. 곽향정기산에도 이와 같은 용도로 곽향과 배합되어 사용된다. 용량은 4~8g 정도를 사용한다.

[향소산]
– 향부자 소엽 8 창출 6 진피 4 생강 자감초 2 총백 2본
향소산은 외감과 중만을 치료하는 처방이다. 사계절의 상한으로 머리가 아프고 몸이 쑤시며 발열과 오한이 있는 경우, 상풍·상습·상한, 유행성 온역 등의 치료

에 사용한다. 향부자, 진피에 창출, 생강을 더하여 심포와 위장의 담음(phlem)을 제거하고 소엽이 외감과 중만에 두루 작용한다. 소엽이 8g으로 군약으로 사용되었다는 것은 향소산이 중만보다 외감에 더 치중한 처방이라는 의미이다. 외감과 중만을 동시에 치료하는 방제 중에는 외감보다 중만에 치중한 처방은 곽향정기산이다.

[곽향정기산]
– 곽향 6 소엽 4 길경 백지 반하 진피 복령 백출 후박 대복피 감초 2

곽향정기산에는 중만을 해결하기 위해서 향소산에는 사용되지 않은 평진탕이 배합되어 있다. 향소산에서 식적을 해결하는 평위산의 군약인 창출이 6g으로 배합되었고, 후박과 같은 소비제창(배속이 답답하고 결리는 것을 없애고 창만을 제거함) 약이 빠진 것은 중만과 식적이 그다지 심하지 않다는 것을 의미한다.

창출은 건비제습의 효과도 탁월하지만 거풍제습, 산한해표와 같이 외습과 풍한을 발산시키는 효능도 탁월하므로 소엽, 생강, 총백 등과 배합되면 외감을 치료하는 용도로도 활용된다. 신출산에서는 창출이 군약으로 사용된다. 생강은 발한해표, 온위지토(위장을 따뜻하게 하고 구토를 멈춤)의 효능을 가진 약으로 2~6g 정도로 사용하면 땀을 내서 외감을 발산시키는 역할을 하며, 6~8g 정도로 사용하면 강역지토(구토와 헛구역질)하는 효능이 뛰어나며, 8~16g 정도로 사용하면 혈맥을 통창시키고 온약하는 효과가 탁월하다.

계지탕, 생강사심탕, 당귀사역가오수유생강탕 등을 참고하면 이를 알 수 있다. 총백은 발한해표, 통양산한의 효능을 가진 약으로 외감에 생강과 배합하여 사용되는데 약성이 약하므로 보조약의 개념으로 사용된다.

향소산은 총통침법의 [관충 상양–/중저 임읍+]와 비슷한 방의이다. 중만을 해결하기 위하여 향소산에 평위산의 개념을 더하여 [향부자 소엽 창출 8 진피 후박 생강 6 감초 총백 2]와 같은 형태로 사용한다면 [관충 상양–/천정 삼리–]와 비슷한 개념이 된다.

[보생탕]

– 향부자 오약 귤피 백출 8 인삼 감초 생강 4

보생탕은 임신오조[5]에 사용되는 대표적인 후세방이다. 심포의 담음과 위장의 식적에 의한 임신오조를 치료한다. 전중압통이 중완의 압통보다 큰 것을 확인하고 사용한다. 정기천향탕과 사군자탕의 배합으로 좋다.

처방은 상황에 따라서 향부자가 군약이 될 수도 있고, 백출이 군약이 될 수도 있다. 몸이 차다면 생강도 건강으로 바꾸어 사용이 가능하며, 진수음이 확인되고 약간의 부종의 경향이 있으면 복령이 추가되는 것도 좋다. 생강이 생강 3 대조 2의 형태가 아니라 4g(2쪽량)으로 사용되었다는 것은 생강의 강역지구(降逆止嘔)[6] 효과가 필요하다는 뜻이다. 임신오조에 생강은 보통 4~8g 정도 용량으로 활용한다. 생강사심탕에는 생강의 용량이 8g(2돈) 들어간다.

보생탕은 항상 원방 그대로 쓰는 것이 아니라 임산부의 병리상황에 따라 다양한 군신좌사의 변형이 가능한 처방이다. 예를 들자면 심포의 기울과 담음이 가장 뚜렷하다면 [백출 향부자 생강 8 진피 오약 후박 6 인삼 감초 4] 정도로 사용할 수도 있다. 환자가 비기허의 경향이 뚜렷하다면 [인삼 백출 생강 감초 8 향부자 오약 진피 4]의 형태로 사용할 수도 있다. 비양허가 뚜렷하다면 생강을 건강으로 바꾸어 이중탕을 군약으로 선택하여 [인삼 백출 건강 감초 8 향부자 오약 진피 생강 4]로 사용할 수도 있다.

보생탕은 [내관 공손-/ 족삼리-]의 처방과 비슷한 의미이다.

[임신오조의 통치방과 병리에 입각한 효과적인 처방 방법]

보생탕, 평위산, 육군자탕과 생강사심탕이 흔히 임상가에서 임신오조에 많이 활

---

5 음식 냄새 맡기를 싫어하고, 혹 한 가지 음식만을 좋아하거나 심하게 토하거나 때로 멀건 물을 토하는 것을 오조라고 한다. 이때 보생탕을 복용해야 한다.

6 강역지구: 습담으로 인해 구토가 나는 증상을 치료하는 효능을 뜻한다.

용되는 처방이다. 귤여화담탕7[진피 24 죽여 16 반하(강) 12 백복령 12 인삼 사인 생감초 오매(매실청 대체) 백두구 4]이 보생탕보다 임상에서 더 효과적인 경우가 많다.

이 처방들이 어떤 임신오조에 효과가 있는지 처방을 분석해 보고 실제로 임신오조를 유발할 수 있는 병리와 이를 효과적으로 해결하는 활용처방 방법은 다음과 같다.

▶ 보생탕: 위에서 설명한 바와 같이 심포의 담음과 기울을 기본으로 비기가 약한 경우에 사용할 수 있는 처방이다. 전중의 압통이 우세하고 중완, 장문에 가벼운 압통을 나타내는 경우에 해당된다. 향부자, 오약, 진피 등은 심포의 담음과 기울을 해결하며 백출, 인삼, 감초 등은 비기를 보충하고 생강이 구역감을 가라앉혀 준다. [내관 공손-][PC6 SP4-]와 유사하다.

▶ 귤여화담탕: 비장의 기울과 담음으로 인한 임신오조를 해결하는 처방이다. 진피, 죽여, 반하, 백복령 등은 심하부의 기울로 인한 오심과 담음을 해소하고 인삼, 사인, 생감초는 비기가 약한 것을 해결하며 오매(매실청), 백두구는 위장의 역기를 다스려 구역감을 가라앉혀 준다. [은백 대돈+/내관 공손-][SP1 LV1+/PC6 SP4-] 와 유사하다.

▶ 평위산: 위장의 식적으로 인한 소화불량과 임신오조를 해결하는 처방이다. 중완의 압통이 뚜렷한 경우에 해당된다. 임신오조에 사용할 경우에는 생강을 6g 이상으로 증량하는 것이 좋다. [함곡 임읍-][ST43 GB41-]와 유사하다.

▶ 육군자탕: 사군자탕에 반하, 진피를 더하거나 혹은 이진탕에 인삼, 백출을 더한 처방이다. 결국은 비기가 약한 경우에 운화불량으로 생긴 담음을 해결하는 처방이다. 심하부, 중완 장문에 압통을 나타내는 경우 해당된다. 이 경우에도 마찬가지로 생강을 6g 이상으로 증량하여 사용한다. [내관 공손-/은백 대돈+][PC6 SP4-/

---

7   귤화담탕 효과: 임상에서 사용해 본 결과, 보생탕보다 약효가 좋았다. 오매대신 매실청배오함.

SP1 LV1+]와 유사하다.

▶ 생강사심탕: 반하사심탕에서 건강을 줄이고 생강을 신약(臣藥)으로 배오한 변형 처방이다. 비장의 열담으로 인한 임신오조에 사용하는 처방이다. 심하부에 압통을 호소하는 경우에 해당된다. [대도 소부-/은백 대돈-]와 유사하다.

임신오조는 임신 중에 발생하는 일종의 소화불량이며 다양한 원인으로 발생한다. 임신오조를 유발하는 병인장부는 심포, 심장, 비장, 위장, 간, 담, 소장 등으로 다양하다. 그리고 각각의 개별병리에 따라 그에 적합한 처방을 해야 한다. 위에서 제시한 보생탕, 평위산 육군자탕, 생강사심탕, 귤여화담탕은 각 장부 병리의 단면을 해결할 수 있는 통치방이다.

병인 장부의 구체적인 병리를 고려하지 않고 통치방을 사용하면 결코 좋은 치료를 할 수 없다. 임신오조는 단순히 구역감을 호소하는 것뿐만 아니라 병리상황에 따라 다양한 증상을 동반한다. 입이 마르고 구설생창을 동반하는 경우도 있고 부종을 겸하는 경우도 있으며 속 쓰림과 식도의 염증을 호소하는 경우도 있다. 병인 장부를 결정한 다음에도 환자의 호소증상을 고려하여 열울, 조열, 담음, 열담, 한담, 식적, 어혈, 음허, 혈허 등의 병리를 잘 구별하여 처방을 해야 한다. 자세한 내용은 오장의 각론을 참고하기 바란다.

[길경지각탕]
- 길경 지각 8 생강 감초 4

길경지각탕은(桔梗枳殼湯)은 흉부의 호흡기계에 작용하는 선폐거담, 배농소옹의 효능을 지닌 방제이다. 폐, 신, 심포가 연관되어 있는 흉부에 작용한다. 한열편차에 관계없이 흉부의 담음(Phlegm)을 치료하는 효과가 탁월하다. 지각은 서늘한 성질을 지니며 이기관흉중(理氣寬胸中)[8], 소제창만(消除脹滿)[9]하는 효능이 있다. 따라서 지각은 길경과 배합되어 흉부의 담음과 비증을 치료하는 데 사용된다. 지각은 탱자나무의 성숙한 과실이며, 지실은 미성숙한 유과이다. 따라서 지실은 지각과 비슷한 성질을 지니지만 파기작용이 더 강하여 파기소적[10], 화담제비[11]의 효능이 있다. 지실은 주로 온담탕, 사역산, 승기탕에 배오되어 사용된다.

길경지각탕은 기관지 계통의 담음에 작용하는 [간사 경거-][PC5 LU8-][태연 태백-][LU9 SP3-]와 비슷한 처방이다.

열담을 해결하는 약으로는 전호, 패모, 천화분, 사삼, 죽여가 있다. 전호는 강기화담(降氣化痰), 선산풍열(宣散風熱)하는 효능이 있다. 폐의 담음을 해결하는 기본방인 삼소음에 전호가 배합되어 사용된다. 패모는 청열화담(淸熱化痰), 윤폐지해(潤肺止咳), 산결소종(散結消腫)의 효능이 있다. 열담을 해결하는 과루지실탕에 배오되어 사용된다. 천화분은 청열(淸熱), 윤조(潤燥), 화담(化痰)의 효능이 있다. 패모와 마찬가지로 과루지실탕에 사용된다. 죽여는 청열화담(淸熱化痰), 제번지구(除煩止嘔)하는 효능이 있으며 온담탕에 배합되어 사용된다. 사삼은 원래 청폐양음(淸肺養陰)[12], 익위생진 (益胃生津)[13]의 효능을 가지고 있는 보음제이지만 길경과 같은 과의 식물로서 일정부분의 거담 효과를 가지고 있다. 음부족을 동반한 조담을 해결하는 데 사용하면 좋다.

한담을 해결하는 약으로는 반하, 백지, 창출이 있다. 반하는 조습화담(燥濕化痰), 강역지구(降逆止嘔), 소비산결(消痞散結)[14] 하는 효능이 있는 대표적인 약으로

---

8   이기관흉중: 가슴의 기울체와 담으로 인해 막힌 것을 풀어 준다.

9   소제창만: 창만을 없앤다.

10   파기소적(破氣消積): 기를 뚫어 적체된 음식물을 소통시킨다. 변비에도 사용한다.

11   화담제비(化痰除痞): 담을 없애 주고 더부룩한 것을 없애 준다.

12   청폐양음: 폐의 열을 내리고 음액을 생성한다.

13   익위생진: 위장을 튼튼하게 하고 진액을 생성 한다.

14   소비산결: 더부룩한 것을 없애 주고 맺힌 것을 풀어 준다.

비위에서 발생한 모든 담음을 해결한다. 성질이 조열하므로 음부족을 동반한 조담이나 열담의 경우에는 사용할 수 없다. 백지는 신온한 성질로 소종배농, 조습화담하는 효능이 있다. 주로 오관에 발생한 콧물, 고름 등의 농을 해결하는 데 효과적이다. 창출은 건비조습하는 효능이 있다, 흐르는 콧물, 가래 등을 치료하는 데 효과적이다.

운화불량으로 발생한 담음을 치료하는 경우에는 반드시 한열편차를 고려하여 한열편차가 없는 담음과 열담과 한담을 구분하여 그에 맞는 본초를 배합해 치료해야 한다.

[향사육군자탕]

- 향부자 반하 진피 백복령 백출 후박 백두구 4 인삼 익지인 사인 목향 감초 2

향사육군자탕은 음식 생각이 없고 식후도포[15]에 쓰는 처방으로, 심포와 비장의 담음과 위장의 식적을 두루 보하는 처방이다. 전중, 심하, 중완에 압통이 균등하게 나타나는 환자에게 적합하다. 향사육군자탕은 육군자탕의 기본 형태를 유지하면서 향부자, 후박, 백두구, 익지인, 사인, 목향 등을 배합하여 비장을 따뜻하게 운화시키고 복만을 해결할 수 있도록 처방을 구성하였다. 일반적으로 '향사ㅇㅇ탕'으로 명명하는 경우에는 향부자, 목향, 사인을 배합하는 경우가 많다. 총통침법의 처방으로 보자면 비장을 운화시키는 [대도 노궁+/상구 경거-]의 처방과 유사하다.

복진이 강도가 차이가 나는 경우에는 그에 따른 군약을 내세워서 처방하는 것이 좋다. 예를 들자면 전중의 압통이 우위를 보이면 향부자를 군약으로 세우고, 심하의 압통이 우위를 보이면 반하를 군약으로 하고, 중완의 압통이 뚜렷하면 백출을 군약으로 한다. 백두구는 온중지구, 행기관중의 효능이 있는 약으로 후박과 비슷한 성격을 가진다.

---

15 식후도포(食後倒飽): 식사 후 포만감에 드러눕는다는 뜻. 즉 식사 후 유난히 졸리고 눈이 감기는 병증을 말한다.

익지인은 온비섭연지사(溫脾攝涎止瀉)[16], 난신고정(暖腎固精)[17], 축소변(縮小便)[18] 효능이 있는 약으로 비장과 신장의 양기를 보충하고 침(saliva)과 소변이 흐르는 것을 막는 고섭 작용을 가지고 있다. 목향은 건위소식하고 사인은 양위진식하여 입맛을 돋우는 역할을 한다. 백두구, 익지인, 목향, 사인은 모두 따뜻한 성질을 가진다.

[당귀수산]

– 당귀미 6 적작약 향부자 오약 소목 4 홍화 3.2 도인 2.8 감초 2

(타박상으로 기혈이 뭉치고 가슴·배·옆구리가 아픈 경우를 치료한다. 어혈성 변비에 대황 1~3돈 가미)

당귀수산은 타박손상으로 인한 어혈증에 사용되는 처방이다. 처방 구성에 어혈제와 함께 향부자, 오약 등의 이기제가 포함되어 있는 것으로 보아 심포·삼초의 기울을 동반한 상황에 사용하는 처방이라는 것을 알 수 있다. [내관 공손-/중충 대돈+]와 유사하다.

[향사평위산]

– 창출 8 진피 향부자 4 곽향 지실 3.2 후박 사인 2.8 목향 감초 2

향사평위산(香砂平胃散)은 위장의 식적을 주요 병리로 하며, 심포의 담음과 기울을 겸한 사람에게 사용하는 처방이다. 중완·전중의 압통을 확인하고 사용한다. 향부자, 진피, 곽향은 심포의 담음과 기울을 해결하기 위한 조합이다. 또한 평위산을 기본으로 지실, 사인, 목향이 추가된 것으로 보아 중만으로 인한 더부룩함이 더욱 심한 상황으로 볼 수 있다. 총통침법 처방으로는 [함곡 임읍-/여태 상양-]를 주처

---

16 온비섭연지사: 비장을 따뜻하게 하고 침 흘리는 것을 막아 주며 설사를 멎게 한다.

17 난신고정: 신(腎)을 따뜻하게 하고 정액이 저절로 나오는 병증을 치료한다.

18 축소변: 소변이 너무 잦을 때 하초의 기운을 공고히 하여 이를 다스리는 효능이 있다.

방으로 하고, [내관 공손-]를 배합한 것과 비슷하다.

③ 총통방제

[심포담음방]

- 향부자 8 진피 오약 6 소엽 생강 4 감초 2

[심포어혈방]

- 단삼 12 도인 향부자 8 오약 진피 6 당귀미 적작약 소목 홍화 4

6. 심장/심포의 총통활용처방

1) 심음허+열울 [소해 음곡+/소충 대돈-][HT3 KD10+/HT9 LV1-]
▶ 증상: 상열감, 안면홍조, 오심번열, 장중열통
▶ 총통방제: 생지황 36 맥문동 12 대조 8 생감초 황련 치자 황금 6

2) 심음허+허열 [소해 음곡+/소충 대돈+][HT3 KD10+/HT9 LV1+]
▶ 증상: 체열이 낮은 사람의 음허발열
▶ 총통방제: 생지황 건지황 16 대조 맥문동 8 자감초 6 황련 치자 황금 4

3) 심열울+혈허 [소충 대돈-/신문 태백+][HT9-/HT7 SP3+]
▶ 증상: 열울과 혈허로 인한 구설생창, 인후염
▶ 총통방제: 연교 12 건지황 적작약 당귀 목단피 8 생감초 황련 치자 6

4) 심열울+음허 [소충 대돈-/소해 음곡+][HT9 LV1-/HT3 KD10+]
▶ 증상: 열울과 음허로 인한 구설생창, 인후염

▶ 총통방제: 생지황 36 맥문동 연교 12 유근피 8 생감초 황련 치자 6

5) 심수기+한열착잡 [소해 음곡-/소충 대돈±][HT3 KD10-/HT9 LV1±]

▶ 증상: 심수기와 한열 착잡으로 인한 영풍출루

▶ 총통방제

복령 12 계지 8 백출 택사 6 감초 황련 세신 차전자 4

복령 18 계지 12 백출 택사 8 감초 황련 세신 차전자 6

6) +심기불창 [소해 음곡-/소충 대돈+][HT3 KD10-/HT1 LV1+]

▶ 증상: 수기와 심기불창으로 인한 한성 영풍출루

▶ 총통방제: 복령 18 계지 12 백출 택사 8 감초 생강 부자 세신 차전자 6

7) 심수기+열울 [소해 음곡-/소충 대돈-][HT3 KD10-/HT1 LV1-]

▶ 증상: 수기와 열울로 인한 열성 영풍출루

▶ 총통방제: 복령 18 계지 12 백출 택사 8 생감초 황련 치자 황금 차전자 6

8) 심수기+심기불창 [소해 음곡-/소충 대돈+][HT3 KD10-/HT1 LV1+]

▶ 증상: 수기와 심기불창으로 인한 몸 찬 사람의 부종, 고혈압

▶ 총통방제: 복령 18 계지 12 백출 택사 부자 생강 8 감초 6

9) 심수기+열울 [소해 음곡-/소충 대돈-][HT3 KD10-/HT1 LV1-]

▶ 증상: 수기와 열울로 인한 열 많은 사람의 부종, 고혈압

▶ 총통방제: 복령 18 계지 12 백출 택사 8 황련 치자 생감초 6

10) 심수기+혈허 [소해 음곡-/신문 태백+][HT3 KD10-/HT7 SP3+]

▶ 증상: 수기와 혈허를 겸한 경우, 어지럼증, 고혈압, 불면증, 심계정충

▶ 총통방제

복령 18 계지 12 백출 택사 천마 8 자감초 숙지황 당귀 백작약 6 천궁 4

복령 18 계지 12 백출 택사 8 감초 당귀 용안육 산조인 복신 6

11) 심혈허+심수기 [신문 태백+/소해 음곡-][HT7 SP3+/HT3 KD10-]

▶ 증상: 혈허와 가벼운 부종을 겸한 불면증

▶ 총통방제: 용안육 당귀 복령 12 계지 산조인 복신 8 백출 택사 6 감초 4

12) 심음허+심양허 [소해 음곡+/소충 대돈+][HT3 KD10+/HT9 LV1+]

▶ 증상: 심음양허로 인한 저혈압, 숨차고 춥고 기운 없음

▶ 총통방제: 건지황 20 대조 16 맥문동 12 감초 계지 부자 생강 8

13) 심음허+열울 [소해 음곡+/소충 대돈-][HT3 KD10+/HT9 LV1-]

▶ 증상: 심음허와 가벼운 열울을 겸한 불면증

▶ 총통방제: 용안육 건지황 12 대조 맥문동 산종인 8 감초 황련 치자 4

14) 심혈허 [신문 태백+][HT7 SP3]

▶ 증상: 심혈허로 인한 불면, 심계정충, 불안초조

▶ 총통방제: 용안육 당귀 12 산조인 복신 8 숙지황 백작약 천궁 4

15) 심어혈+심기불창 [신문 태백-/소충 대돈+][HT7 SP3-/HT9 LV1+]

▶ 증상: 심장의 어혈과 심기불창으로 인한 흉배통(胸背痛)

▶ 총통방제: 단삼 12 계지 도인 8 적작약 생지황 당귀미 천궁 부자 생강 6 생감초
   홍화 현호색 4

16) 심열성어혈 [신문 태백-/소충 대돈-][HT7 SP3-/HT9 LV1-]

▶ 증상: 심장의 열성어혈로 인한 흉배통(胸背痛)

▶ 총통방제: 단삼 12 목단피 계지 도인 8 적작약 생지황 당귀미 천궁 황련 치자 6 생감초 홍화 현호색 4

17) 심담음+심혈허 [신문 태백±][HT7 SP3±]

▶ 증상: 심장의 담음과 혈허로 인한 흉통, 불안초조, 심계정충

▶ 총통방제: 반하 8 진피 적복령 복신 용안육 당귀 산조인 6 죽여 지실 원지 석창 포 생감초 4

18) 심포 담음(痰飮)+신허(神虛)[내관 공손±][PC6 SP4±]

▶ 증상: 심포의 담음과 신허로 인한 소화불량, 불안초조, 심계정충

▶ 총통방제: 향부자 12 진피 8 죽여 소엽 치자 당귀 용안육 산조인 복신 6

참고 어지럼증이 심한 사람은 천마 8을 추가하고 소화장애가 심하면서 속 쓰림과 불안초조, 불면증이 심한 사람은 용골 8~12g을 추가한다.

19) 손저림

[소충 대돈+/소해 음곡+][HT9 LV1+/HT3 KD10+]

▶ 증상: 심기불창 음허

▶ 총통방제: 건지황 16 계지 대조 12 맥문동 8 감초 6 생강 부자 강황 강활 방풍 4

[소충 대돈-/소해 음곡+][HT9 LV1-/HT3 KD10+]

▶ 증상: 심열울 음허

▶ 총통방제: 생지황 36 계지 맥문동 12 대조 8 생감초 6 황련 치자 강황 강활 방풍 4

[소충 대돈+/소해 음곡-][HT9 LV1+/HT3 KD10-]

▶ 증상: 심수기 심기불창

▶ 총통방제: 백복령 18 계지 12 백출 택사 8 부자 생강 세신 강황 강활 방풍 4

[소충 대돈+/신문 태백-][HT9 LV1+/HT3 SP3-]

▶ 증상: 한담

▶ 총통방제

– 계지 12 반하 진피 복령 8 죽여 지실 6 생강 강황 강활 방풍 4

– 계지 단삼 12 도인 8 적작약 생지황 당귀미 천궁 6 부자 생강 강황 강활 방풍 4

[소충 대돈-/신문 태백-][HT9- LV1-/HT7 SP3-]

▶ 증상: 열담 혹은 열성어혈

▶ 총통방제

– 계지 12 반하 진피 적복령 죽여 8 지실 6 황련 치자 강황 강활 방풍 4

– 계지 단삼 12 목단피 도인 8 적작약 생지황 당귀미 천궁 6 황련 치자 강황 강활 방풍 4

[소충 대돈+/신문 태백+][HT9 LV1+/HT7 SP3+]

▶ 증상: 심혈허 심기불창

▶ 총통방제: 당귀 용안육 계지 12 산조인 복신 8 숙지황 백작약 천궁 6 생강 부자 강황 강활 방풍 4

[소충 대돈-/신문 태백+][HT9 LV1-/HT7 SP3+]

▶ 증상: 심열울 혈허

▶ 총통방제: 당귀 용안육 계지 12 산조인 복신 8 생지황 적작약 천궁 6 황련 치자 강황 강활 방풍 4

계지 12 강황 강활 방풍 4를 기본으로 사용하고 열증일 때는 황련, 치자를 배오하고 한증일 때는 생강, 부자, 세신 등을 추가한다. 음허인 경우에는 생지황, 건지황, 맥문동, 대조, 자감초를 배합하고, 수기인 경우에는 복령, 백출, 택사를 배합한다. 담음(痰飮)인 경우에는 향부자, 반하, 진피, 오약, 복령, 죽여, 지실을 배합하고, 어혈인 경우에는 단삼, 도인, 목단피, 생지황, 적작약, 당귀미, 천궁을 배합한다. 혈허인 경우에는 용안육, 당귀, 산조인, 복신을 배합한다.

20) 수족다한증, 액한증

[소해 음곡-/소충 대돈-][HT3 KD10-/HT9 LV1-]

▶ 증상: 수기와 열울로 인한 수족다한증

▶ 총통방제: 복령 18 계지 12 백출 택사 용골 모려 8 생감초 황련 치자 6

[소해 음곡-/소충 대돈+][HT3 KD10-/HT9 LV1+]

▶ 증상: 수기와 심기불창으로 인한 수족다한증

▶ 총통방제: 복령 18 계지 12 백출 택사 용골 모려 생강부자 8 감초 6

[소해 음곡+/소충 대돈-][HT3 KD10+/HT9 LV1-]

▶ 증상: 심음허와 열울로 인한 수족다한증

▶ 총통방제: 생지황 36 맥문동 12 대조 용골 모려 8 감초 황련 치자 6

[소해 음곡±/소충 대돈-][HT3 KD10±/HT9 LV1-]

▶ 증상: 심음허와 수기를 겸하고 열울이 있는 수족다한증

▶ 총통방제: 생지황 36 맥문동 적복령 12 대조 용골 모려 계지 8 백출 황련 치자 6 감초 4

[소해 음곡+/소충 대돈+]

- ▶ 증상: 심음허와 심기불창으로 인한 수족다한증
- ▶ 총통방제: 건지황 16 대조 계지 12 맥문동 용골 모려 생강 부자 8 감초 6

[소해 음곡±/소충 대돈+]

- ▶ 증상: 심음허, 수기와 심양허로 인한 수족다한증
- ▶ 총통방제: 건지황 16 대조 적복령 12 맥문동 용골 모려 계지 8 백출 생강 부자 6 감초 4

7. 심장·심포 임상사례

1) 불면증

68세 여성으로 불면증을 호소하며 2021년 3월에 내원하였다. 코로나19 백신 접종 후부터 시작된 불면증이 6개월이 지나도 좋아지지 않아서 힘이 들다고 하였다. 일단 잠이 들기가 힘들며, 자도 깊이 잠들지 않고 자주 깨서 항시 피로하고 상열감을 느낀다고 하였다. 평소 숨이 깊이 안 들어가 숨쉬기가 불편하고 우울한 경향이 있으며, 가슴이 답답하고 한숨이 자주 나오는 경우도 많다고 하였다. 특별히 왼쪽 눈 떨림과 왼쪽 얼굴의 마비감이 있고, 속이 답답하고 잘 내려가지 않는다고 하였다. 더위를 타는 편인데 미지근한 물을 드신다 하였다.

맥진을 해 보니 지맥이고 폐/대촉맥, 비/대촉활맥, 심포/세촉, 위/부촉활맥, 심/대촉맥, 간/촉활맥, 신/부촉맥, 대변은 2~3일에 한 번으로 설사와 변비가 불규칙하게 나타나고 야간소변 3회로 확인되었다. 복진을 해 보니 [전중 2거궐 2 우일월 2 우소복 2 좌소복 1 우신수 2]로 확인되었다. 이상의 내용을 종합해 볼 때, 이 환자는 심포의 담음(痰飮)과 기울로 인해 신지(神志)가 불영(不寧)해져서 불면증을 호소하는 것으로 생각되었다. 따라서 다음과 같이 처방하였다.

[향부자 용안육 12 오약 진피 반하 적복령 복신 산조인 당귀 6 시호 죽여 치자 4]

한약을 복용한 지 일주일쯤 되어 환자가 내원할 때 확인해 보니 복약 중에 불편함은 없고, 불면증과 신지(神志) 상태를 확인해 보니 그 부분은 좀 나은 것 같다고 하였다. 복진을 확인해 보니 전중과 거궐의 압통이 줄어들고 있는 것이 확인되었다. 그 이후 1차 한약을 다 복용하고 확인해 보니 불면증이 70% 정도 개선된 느낌이라고 하였다. 복진을 확인해 보니 [전중 1 중완 1우소복 1 우신수 2]로 확인되었다. 이에 다음과 같이 다시 처방을 하였다.

[용안육 12 향부자 8오약 진피 창출 복신 산조인 당귀 6 죽여 치자 박하 4]

3개월 뒤 어깨 통증을 호소하여 내원하였는데, 확인해 보니 그때 이후로 불면증이 사라지고 마음이 편해져서 잘 지냈다고 확인해 주었다.

2) 수족다한증

고등학교 2학년 남학생으로 미식축구 선수로 활동하고 있는데 수족다한증을 호소하며 내원하였다. 어려서부터 수족다한증이 있었으며 최근 들어 다한증이 심해져 스트레스를 많이 받다 보니 증상이 점점 심해졌다고 하였다. 정도를 확인해 보니 친구들과 악수할 수가 없을 정도로 심하다고 했다. 진맥을 하는 동안에도 조금씩 손에 땀이 생겼으며 침 치료를 할 때에는 손바닥에 땀이 흥건하게 고이는 정도로 증상이 심하였다.

평소에 가슴이 두근거리고 불안증이 심하며 긴장을 하면 잠도 푹 자지 못하고 꿈을 많이 꾼다고 하였다. 평소 더위를 많이 타고 상열감이 있는 편이며, 축농증이 있고 찬물과 아이스크림 등의 차가운 것을 좋아하였다. 설진을 해 보니 설비대와 설흔(toothmark)이 뚜렷이 확인되었으며 복진을 해 보니 비슷한 복부의 양상을 보이고 [거궐 2(강한 저항감) 중완 2]로 확인되었다. 전체적인 상황으로 볼 때에 위 환자는 심장의 수기로 인해 수족다한증이 생긴 것으로 판단되었다.

일반적으로 수기(水氣)와 열울(熱鬱)에 의한 수족다한증은 예후가 좋은 편에 속하므로 3~4개월 정도 꾸준히 치료를 하자고 하고, 한 달 기준으로 50% 내외의 효과가 있을 것이라고 설명하였다. 심장의 수기(水氣)를 해소하기 위하여 침 처방으로 [소충 대돈-/소행 음곡-]를 선택하였으며 다음과 같이 한약을 처방하였다.

[적복령 18 계지 향부자 12 백출 치자 용골 8 황련 생감초 6]

한 달 뒤에 확인해 보니 40% 정도 증상이 줄어들었다. 복진을 해 보니 [거궐 1 중완 1]로 확인되었다. 다시 동일한 한약을 처방하고 경과를 확인하기로 하였다. 다시 한 달 뒤에 확인해 보니 손에 땀이 나는 것이 반 이상 줄어들어서 좋다고 하였다. 복진을 해 보니 [좌 신수 1]로 확인되었다. 이에 다음과 같이 다시 처방하였다.

[적복령 18 계지 12 향부자 백출 용골 8 치자 생감초 6 황련 4]

다시 한 달 뒤에 확인해 보니 손에 땀나는 것이 70~80% 정도 줄어들어서 아주 좋다고 하였다. 요즘에는 차가운 음료가 덜 당긴다고 하였다. 복진을 해 보니 [거궐 1좌 신수 1]로 확인되었다. 그 부분을 감안하여 다시 한약을 처방하였다.

[적복령 12 계지 용골 8 향부자 백출 부자 6 치자 감초 4 황련 2]

한 달 뒤에 다시 확인해 보니 증상이 거의 소실되었고 복진도 소실되어 치료를 종료하였다.

3) 임신오조(입덧)

88년생 임신 10주 차의 여환이 심한 입덧으로 2023년 4월 내원하였다. 음식을 먹으면 위장이 답답해지며, 저녁 먹고 나면 구역감이 있고 울렁울렁거리며, 냄새에 대한 민감도도 있다고 한다. 최근 심해진 건 2주 정도 되었다고 한다.

문진을 해 보니 대변은 2~3일에 1회 보고 있고, 소화상태는 체기가 있고, 속 쓰림과 더부룩하게 가스 찬 느낌이 있다고 한다. 추위를 잘 타나 찬 것을 좋아하고, 손발과 복부 모두 찬 편이었다. 임신 전엔 마른 체형이었다고 한다.

복진 결과 [전중 3 거궐 2 우소복 2 / 중완 1]로 나타났다. 이에 심포의 담음(痰飮)으로 보아 치료하고, 다음과 같이 방제 처방을 하였다.

[향부자 진피 12 죽여 백복령 8 반하 생강 6 인삼 사인 생감초 4]

2023년 12월 손목 통증으로 내원 시 확인해 보니, 한약 1개월 복용 후 오조 증상 없었다고 했고, 출산한 지 1개월 되었다 한다. 그리고 산후 조리 한약 처방을 요청하여 처방하였다.

4장

비장(脾臟)

1. 비장경락유주

비족태음지맥, 기어대지지단, 순지내측백육제, 과핵골후, 상내과전렴, 상천내, 순경골후, 교출궐음지전, 상순슬고내전렴, 입복, 속비, 락위, 상격, 협인, 연설본, 산설하. 기지자, 부종위, 별상격, 주심중.

足太陰之脈, 起於大指之端[隱白穴], 循指內側白肉際[大都穴], 過核骨後[太白穴], 上內踝前廉[商丘穴], 上腨內[腨謂脛之魚腹也], 循骱骨後, 交出厥陰之前, 上循膝股內前廉[陰陵泉穴], 入腹, 屬脾, 絡胃, 上膈, 挾咽, 連舌本, 散舌下. 其支者, 復從胃, 別上膈, 注心中[自此, 交入手少陰]. 『靈樞』

족태음맥은 엄지발가락 끝[은백혈]에서 일어나 발가락 안쪽 적백육제[대도혈]를 따라 핵골(核骨)의 뒤[태백혈]를 지나 안쪽 복숭아뼈 앞[상구혈]으로 올라가며 장딴지 안쪽[장딴지는 종아리에 물고기 배처럼 올라온 곳이다]으로 올라가 정강이(경골) 뒤쪽을 순행하고 족궐음간경과 교차하며 앞으로 나온다. 무릎[음릉천혈]에서 넓적다리의 안쪽 앞 모서리를 따라 올라가 배 속으로 들어가서 비에 닿고 위(胃)에 이어진다음, 횡격막을 뚫고 위로 올라가 목구멍을 싸고돌아 혀뿌리에 이어져 혀 밑으로 흩어진다. 그 지맥은 다시 위(胃)에서 별도로 나와 횡격막을 꿰뚫고 위로 올라가 심장 속[여기에서 수소음경과 만나며 들어간다]으로 간다. 『영추』

The spleen meridian begins at the tip of the big toe (SP1). It then runs along the medial aspect of the toe at the border between the red and white flesh (SP2), passes proximal to the first metatarsophalangeal joint (SP3), and rises up anteriorly to the medial malleolus (SP5). It rises to the medial part of the calf (the calf is elevated portion of the leg, which resembles the shape of fish belly), crosses the liver meridian from posterior to the medial border of the tibia, and moves to the front. It then follows along the knee (SP9), front of the medial aspect of the thigh, enters into the abdomen then connects to the stomach, and reaches the spleen. It moves up to the diaphragm, follows through the esophagus, and is connected to the base of the tongue. Then it branches out from the bottom of the tongue. The collateral meridian then is divided again in the stomach, moves up to the diaphragm, and enters into the heart (here, it enters while connecting with the heart meridian).

2. 비장의 오행특성(五行特性)과 오장생리(五臟生理)

1) 오행특성: 토(土)

▶ 운화(運化) 작용

– 수곡운화(Transformation): 육부의 전체적인 음식(수곡)을 소화하는 과정에서 비장이 정미(精微: 영양물질, nutritional substances)를 흡수하여 영(營: 영양소, nutrient)으로 변화시키는 역할

– 수습운화(Transportation): 수습의 운전과 배설을 촉진하고, 수습운행에 관련된 장부인 폐·비·신·방광·삼초와 함께 수습평형을 유지시키는 역할.

▶ 비장의 대표 오행혈: 태백은 족태음비경의 대표 토혈이다. 태백은 오수혈(五腧穴)의 개념으로는 수혈(腧穴)로서 비장의 체중절통(體重節痛)을 다스린다.

족관절통, 슬통 등을 치료한다. 오행혈(五行穴)의 의미로는 토혈(土穴)이다. 비장이 주관하는 영(營)과 담음(痰飮)을 조절하는 역할을 한다.

[태백+]는 비장의 영으로 부족해진 정신기혈을 보충하는 것이다. [태백−]는 비장의 운화작용으로 오장에 생긴 담음을 풀어서 정신기혈로 환원시키는 것이다. 결국 장부의 상황을 고려하여 보법과 사법을 결정하는 것이지만 치료의 목표는 같다. 침구치료의 목적은 생리에 벗어난 병리상황을 정상으로 회복시키는 것이기 때문이다.

참고 〈비장에서 이야기하는 담음(痰飮)과 수기(水氣)의 차이〉

수곡(음식물)과 수습의 운화가 잘 이루어지지 않으면 담음이 생긴다. 그래서 비장을 생담지원이라고 말한다. 비장에서 생긴 담음을 조절해 주는 대표적인 처방이 [상구 경거−]의 조합이다. 이런 담음이 기육에 정체되면 착비(着痺)가 생기며 티눈이나 사마귀와 같은 불필요한 형태의 기육이 된다.

담음을 비유해서 이야기하자면, 공기 중에 습도가 높아지면 안경알에 물방울이 맺히게 되는데 그 물방울들을 담음이라고 할 수 있다. 그런 물방울들이 모여서 뭉치게 되면 부피가 커지면서 수기(水氣)가 되는 것이다. 그리고 그런 수기는 물방울이 모여 형체화된 것이기 때문에 배나 다리를 붓게 만들고 대하(帶下)나 냉(冷) 같은 것들을 유발시킨다. 이런 수기를 조절하는 것이 [음릉천 음곡−]의 조합이다.

참고 〈운화에 관련된 장부생리〉

수곡(水穀)의 운화는 비장이 주도적인 역할을 하며, 육부에서는 비장과 상통이 되는 소장에서 수성화물(受盛化物)과 함께 운화 작용이 일어난다. 비위는 표리관계로서 위장은 수곡을 수납, 부숙하여 소장으로 넘기고, 소장으로 넘어간 수곡을 비장이 소장과 함께 운화시켜 액(液)을 흡수하고, 그 나머지가 대장으로 넘어가면 그 중 진(津)을 흡수하고 남은 노폐물이 전음, 후음을 통해 배출되는 것이다. 비장과 위장은 운화, 수송의 전 과정에 관여하며 특히 수곡의 운화와 흡수는 소장과 대장을 지나면서 이루어지고, 수습의 수송과 배출은 대장, 방광, 삼초를 지나면서 이루어진다. 수곡의 운화와 흡수를 촉진하는 조합은 [대도 소부+], [후계 임읍+], [곡지 삼리+]이다. 수습의 수송과 배출을 촉진하는 조합은 [상구 경거-], [음릉천 음곡-], [함곡 임읍±], [중저 임음±], [여태 상양-], [지음 상양+], [위중 삼리-], [곡지 삼리-], [천정 삼리-]이다.

2) 비(脾)의 생리

비장영, 비주운화, 비위생단지원, 비주사, 비기화재순, 비개규어구, 비기액위연, 비주기육, 비주사말, 비개응재대복

脾藏營, 脾主運化, 脾胃生痰之源, 脾主思, 脾其華在脣 脾開竅於口 脾其液爲涎, 脾主肌肉, 脾主四末, 脾其應在大腹

① 비장영(脾藏營)

비장은 육부의 운동에 관여하며 육부운동의 결과로 생긴 수곡(水穀: 음식물)의 정미(精微: 영양물질)를 흡수하여 영(營: 영양소, nutrient)의 형태로 저장한다. 그리고 그 영(營)을 신·심·폐·간에 정신기혈로 보충해 준다.

② 비주운화(脾主運化)

운화의 運은 운반, 수송을 말하며 化는 변화, 소화, 흡수를 의미한다. 따라서 비장의 운화란 음식물의 소화, 흡수 그리고 영양분[수곡운화]과 수습대사물(노폐물)의 운송[수습운화]을 포괄하는 개념으로 이해하여야 한다.

비장의 운화작용은 간의 소설, 심장의 양기, 폐의 숙강, 신장의 수액조절 등이 모두 어우러져 함께 상호작용을 하여 이루어진다. 간의 소설 작용과 심장의 양기는 수곡을 운화시키고 그 정미를 올려 주는 것과 밀접한 연관이 있고, 폐의 숙강작용과 신장의 수액조절은 운화를 거친 수곡의 잔여물들을 운송하고 배설하는 것과 밀접한 연관이 있다.

운화가 제대로 이루어지지 않으면 담음(痰飮)이 생겨서 문제를 일으키는데, 비위생담지원(脾爲生痰之源)이란 말이 이를 표현한다. 수곡의 운화는 따뜻한 온기와 비

기의 소통이 있어야 가능하다. 그 조합은 [대도 소부+]와 [은백 대돈+]이다. 수습의 운화는 폐의 숙강 작용과 신장의 수액조절 작용이 어우러져야 이루어진다. [상구 경거-]와 [음릉천- 음곡-]의 조합을 적용한다.

③ 비위생담지원(脾爲生痰之源)

비장은 담음과 관련이 많다. 비장의 담음은 운화과정에 생긴 수습의 노폐물이 정체되어 생긴다.

④ 비주사(脾主思)

비장(脾臟)에 문제가 있으면 쓸데없는 생각이 많아진다. 생각이 꼬리에 꼬리를 물어 밤에 잠을 못 이루기도 한다. 주로 비기(脾氣)의 울체나 비장의 열울로 이런 병리가 발생한다. [은백 대돈 -] 혹은 [대도 소부 -]의 조합으로 조절한다.

⑤ 비기화재순, 비개규어구, 비기액위연(脾氣 華在脣, 脾開竅於口, 脾其液爲涎)

입술은 비장과 관련이 많다. 입술 주위가 누런 사람이 있는데 비장의 문제로 짐작할 수 있다. 또 입술은 비장의 조습상태를 판단하는 데 중요하다. 입술이 건조하고 윤기가 없다든지 입이 마르는 경우는 조증으로 보고 비음을 보충하는 처방을 쓸 수 있다. 비장의 운화가 잘 안돼서 수습이 정체되면 침의 분비가 증가하여 침이 흘러내린다. 이때 침 치료 조합은 [음릉천 음곡-]이다.

비장의 열기가 지나쳐서 비음을 손상하면 침이 감소하여 입안이 마르게 된다. 침 치료는 [대도 소부-][음릉천 음곡+]이다.

'비기액위연'은 침을 말한다. 즉, 군침을 흘리는 것을 의미한다. 적당한 양의 침은 건강한 비장의 상태를 나타내지만 입이 마를 정도로 침이 부족하거나 줄줄 흐를 정도로 침이 많은 것은 비장의 병리를 의미한다.

⑥ 비주기육(脾主肌肉)

비장은 오체(皮脈肉筋骨) 중에서 기육, 즉 살과 관련이 많다. 육부로부터 흡수한 영을 기육에 저장한다. 따라서 비장의 기능이 왕성하면 기육이 풍만하고 튼실하며 비장의 운화가 시원치 않으면 기육에 담음이 생겨서 기육의 변형물인 굳은살, 티눈, 쥐젖, 사마귀 등이 생긴다. 또 육위(肉萎)라고 비장의 기능이 떨어지게 되면 기육이 마르고 감각이 이상하다고 한다.

⑦ 비주사말(脾主四末)

비장의 기능이 정상이면 사지가 가볍고 힘이 넘치며, 비장의 기능이 실조되면 사지가 힘이 없고 무력하며 차가워진다.

⑧ 비기응재대복(脾氣應在大腹)

대복부는 횡격막 아래에서 배꼽 위까지를 말하는데, 대복부는 비장과 위장이 위치하고 있으며 그 가운데에는 위장의 모혈인 중완(Ren12)이 위치하고 그 양옆에는 비장의 모혈인 장문(LV13)이 위치한다. 비장의 운화에 문제가 생기면 비장의 모혈인 장문에 압통이 생기게 되고 심하비(心下痞)(痞:결리거나 답답함)나 심하비경(心下痞硬)의 증상이 나타난다. 혹은 대복부가 차가워지거나 경결점이 생기거나 팽만해지는 등의 증상이 발생한다.

3. 비장의 병리상황

1) 비장의 병증
① 경락유주 관련
- 엄지발가락 무력 불인, 대도-태백 상구부위 통증(통풍), 발목염좌, 상구부위 통증(ATFL: anterior talofibular ligament)

- 경골후면 통증, 슬통(열감, 냉감), 슬부종
- 허벅지 내측, 전면의 감각이상, 무력
- 대복부 냉감, 창만 / 변비, 설사 / 냉, 대하
- 옆구리 결림, 심하비경 / 소화불량, 속쓰림, 입맛 없음, 식중독 / 숨쉬기 힘듦
- 인후부 매핵기, 가래
- 설본강, 혓바늘, 구설생창, 입술 주변의 염증 / 되새김질, 침 흘림, 트림, 신물 올라옴, 구역감
- 안면부종, 면황
- 상안검경련, 부종, 맥립종, 도첩권모, 수명, 난시

② 운화 관련
- 티눈, 사마귀, 굳은살, 쥐젖 / 감각이상, 날궂이, 습두통, 몸이 무거움
- 수족부종, 사지무력

③ 사(思) 관련
- 생각이 많아서 잠 못 듦

2) 비장의 기본병리

① 비양허+비기허 [대도 소부+/은백 대돈+][SP2 HT8+/SP1 LV1+]

비양허와 비기허의 병리를 치료하는 처방이다. 비기어가 발전해서 비양허가 된다. 비기허를 해결하는 기본적인 처방은 사군자탕, 이공산이다. 비양허를 해결하는 기본방은 육군자탕, 이중탕이다. 비양을 보충하는 대표적인 약물이 건강(乾薑)이다. 사군자탕에 복령을 빼고 건강을 넣은 처방이 이중탕이다. 비양허의 정도에 따라 건강을 증량하거나 부자를 추가한다.

② 비양허+비담음 [대도 소부+/상구 경거-][SP2 HT2+/SP5 LU8-]

비양허와 담음(痰飮)을 해결하는 처방이다. 비장의 담음을 해결하는 기본적인 약물은 반하, 진피, 의이인이다. 비양허로 생기는 담음은 한담일 가능성이 많다. 따라서 한담을 치료하는 따뜻한 약을 사용해야 한다. 한담을 치료하는 기본 약물은 반하이며 기본처방은 이진탕이다. 비양허가 뚜렷하면 이진탕의 생강을 건강(乾薑)으로 바꾸어 화위이진전과 같은 형태로 사용한다.

③ 비양허+비수기 [대도 소부+/음릉천 음곡-][SP2 HT8+/SP9 KD10-]

비양허와 수기를 해결하는 처방이다. 비양을 보충하는 이중탕과 수기를 배출시키는 오령산을 합방한 이령탕을 사용한다.

④ 비양허+비음허 [대도 소부+/음릉천 음곡+][SP2 HT8+/SP9 KD10+]

비양허와 비음허를 치료하는 처방이다. 비양을 보충하는 이중탕과 비음을 보충하는 산약, 연육, 감초 등을 배합하여 사용한다.

⑤ 비장열울+비기울 [대도 소부-/은백 대돈-][SP2 HT8-/SP1 LV1-]

비장의 열울과 기울을 치료하는 처방이다. 비기울체가 비장의 열울로 발전한다. 비기울체를 치료하는 기본약물은 진피이며 기본처방은 대금음자이다. 비장의 열울을 해결하는 기본처방은 반하사심탕이다. 반하사심탕에 진피를 추가하여 사용한다.

⑥ 비열울+비담음 [대도 소부-/상구 경거-][SP2 HT8-/SP5 LU8-]

비장의 열울과 담음을 치료하는 처방이다. 비장의 열울로 인한 담음은 열담일 가능성이 많다. 반하사심탕에 천화분, 패모, 죽여를 배합하여 사용한다.

⑦ 비열울+비수기 [대도 소부-/음릉선 음곡-][SP2 HT8-/SP9 KD10-]

비장의 열울과 수기를 치료하는 처방이다. 비장의 열울을 해결하는 반하사심탕과 수기를 배출시키는 오령산을 합방하여 사용한다.

⑧ **비열울+비음허 [대도 소부-/음릉천 음곡+][SP2 HT8-/SP9 KD10+]**

비장의 열울과 비음허를 해결하는 처방이다. 반하사심탕에 산약, 연육, 감초를 배합하여 사용한다. 반하사심탕에서 감초를 증량하여 사용하는 감초사심탕도 이런 의미의 처방이다.

⑨ **비기허/비기울+비담음 [은백 대돈±/상구 경거-][SP1 LV1±/SP5 LU8-]**

비기허, 비기울체와 담음을 해결하는 처방이다. 비기를 보충하는 사군자탕, 비기울체를 해결하는 대금음자, 혹은 비기울체와 비기허를 동시에 해결하는 이공산에 비장의 담음을 해결하는 반하, 의이인 등을 배합하여 처방한다. 육군자탕, 마행의감탕 등을 기본처방으로 생각할 수 있다. 가장 많이 사용되는 처방은 의이인을 군약으로 하는 곽향정기산이다.

⑩ **비기허+비수기 [은백 대돈+/음릉천 음곡-][SP1 LV1+/SP9 KD10-]**

비기허와 수기를 치료하는 처방이다. 비기를 조절하는 이공산에 수기를 배출시키는 오령산을 합방한 군령탕을 사용한다.

⑪ **비기허+비음허 [은백 대돈+/음릉천 음곡+][SP1 LV1+/SP9 KD10+]**

비기허와 비음허를 치료하는 처방이다. 비기와 비음을 보충하는 기본방은 삼령백출산이다.

⑫ **비담음+비수기 [상구 경거-/음릉천 음곡-][SP5 LU8-/SP9 KD10-]**

한열의 편차가 별로 없는 상황에서 비장의 담음과 수기를 배출시키는 처방이다. 한열의 편차가 별로 없는 경우의 담음을 해결하는 주요 약물은 의이인, 복령, 진피 등이다. 마행의감탕, 행습유기산 등과 오령산을 합방하여 사용한다.

⑬ 비담음+비음허 [상구 경거−/음릉천 음곡+][SP5 LU8−/SP9 KD10+]

한열의 편차가 없는 담음과 비음허를 치료하는 처방이다. 의이인, 복령, 진피등 과 산약, 연육, 감초 등을 군신(君臣)으로 배합하여 사용한다.

4. 비장의 병리와 총통기본처방

1) 비양허 [대도 소부/노궁+]

① 건강 6~12 인삼 백출 반하 8 진피 복령 6 감초 4

② 반하 8 진피 복령 인삼 백출 건강 6 부자 감초 4

[이중탕]: 인삼 백출 건강 8 감초 4

[부자이중탕]: 인삼 백출 건강 부자 감초 4

[화위이진전]: 건강 8 반하 진피 복령 6 감초 3 사인 2

[육군자탕]: 백출 반하 6 인삼 진피 복령 4 감초 2

2) 비열울 [대도 소부 · 노궁−]

− 반하 6~12 황금 6~8 인삼 생강 대조 감초 6 황련 2~8 / 반하 8 진피 복령 황 금 6 황련 감초 4

[반하사심탕]: 반하 12 건강 황금 인삼 생강 대조 감초 6 황련 2

[황련탕]: 황련 8 인삼 6 반하 5 건강 계지 생강 대조 4 감초 2

3) 비음허 [음릉천 음곡+]

① 산약 12 인삼 백출 감초 8 / 산약 12 연육 대조 맥문동 감초 8 인삼 백출 6

② 산약 12 연육 감초 8 반하 진피 인삼 백출 6 생강 대조 4

[감초사심탕]: 반하 12 감초 8 건강 황금 인삼 대조 6 황련 2

[삼령백출산]: 산약 인삼 백출 복령 감초 12 연육 의이인 길경 백편두 사인 6

[보음익기전]: 숙지황 12~80 인삼 산약 8 당귀 진피 감초 4 시호 4~8 승마 1.2~2

4) 비수기 [음릉천 음곡-]
① 백출 12 택사 복령 8 저령 6
② 백출 12 택사 복령 8 반하 진피 6 생강 감초 4
[사령산]: 택사 10 백출 복령 저령 6
[이령탕]: 택사 10 인삼 백출 건강 8 복령 저령 6 계지 감초 4
[군령탕]: 택사 10 인삼 백출 복령 저령 감초 6 계지 4

5) 비담음 [상구 경거-]
① 의이인 20 복령 8 진피 백출 6 생강 감초 4
② 의이인 20 반하 8 진피 복령 6 생강 감초 4
③ 의이인 12 반하 8 진피 복령 길경 백지 6 생강 대조 감초 4
[마행의감탕]: 의이인 20 마황 8 행인 6 감초 4
[이진탕]: 반하 8 진피 복령 6 생강 대조 감초 4
[행습유기산]: 의이인 20 복령 15 창출 강활 방풍 천오 10
[과루지실탕]: 과루 길경 패모 지실 진피 복령 황금 치자 4 당귀 2.4 사인 목향 2 감초 1.2

6) 비기허 [은백 대돈+]
– 인삼 백출 복령 감초 8
[사군자탕]: 인삼 백출 복령 감초 5

7) 비기울체방 [은백 대돈-]
– 진피 12 인삼 백출 복령 감초 6 + 산사 신곡 사인 맥아 2~4

[대금음자]: 진피 12 창출 후박 생강 감초 8

[이공산]: 진피 8 인삼 백출 복령 감초 5

5. 비장의 기본방제와 총통방제

▶ 기본방제: 사군자탕, 삼출건비탕, 대금음자, 이공산, 육군자탕, 이중탕, 부자이중탕, 화위이진전, 정전가미이진탕, 반하사심탕, 황련탕, 증미이진탕, 이진탕, 과루지실탕, 행습유기산, 마행의감탕, 삼령백출산, 보음익기전, 감초사심탕, 사령산, 군령탕, 이령탕

▶ 기본본초: 백출 창출 진피 인삼/반하 의이인/산약 연육 감초/복령 건강/황금황련

1) 비기허(脾氣虛) [은백 대돈+][SP1 LV1+]

① 기본방제

사군자탕, 삼출건비탕

② 기본방제 해설

[사군자탕]

– 인삼 백출 백복령 감초 5

(眞氣가 허약한 것을 보하여, 숨이 짧은 것과 기운이 없는 것을 치료한다)

사군자탕(四君子湯)은 비기허에 사용하는 기본방제다. 비장의 운화력이 약해서 소화가 잘 되지 않고 기운이 없는 사람에게 주로 사용한다. 밥을 먹을 때 병리적인 증상이 나타나는 사람에게 사용하는 비장의 기본처방으로 이해하면 된다. 인삼, 감초가 비기를 보충하며 백출, 복령이 수습의 운화를 도와준다.

[삼출건비탕]

- 인삼 백출 적복령 진피 후박 산사 4 지실 백작약 3.2 사인 맥아 신곡 감초 2 생
  강 3쪽 대조 2개

  (비를 든든히 하고 胃를 길러서 음식을 소화시킨다)

삼출건비탕(蔘朮健脾湯)은 사군자탕과 평위산에 산사, 신곡, 맥아, 사인 등의 소
도지제를 추가하고 작약감초탕을 배합하였다. 비기를 보충하고 위장운동을 촉진하
여 운화가 잘되도록 하는 처방이다. 맥아는 사용 용량에 따라 회유(回乳)[1]와 단유
(斷乳)[2] 작용을 시킨다.

산모 유즙 분비가 안될 경우에는 [목통 15 왕불류행[3] 15 누로 10 숙지황 8]로 통
유작용을 한다. 만약 산모가 기혈이 부족하면, [당귀 8 황기 8 당삼 8 천궁 8]을 배
오한다.

③ 총통방제

[비기허방]

- 인삼 백출 복령 감초 8

2) 비기울체(脾氣鬱滯) [은백 대돈-][SP1 LV1-]

① 기본방제

대금음자, 이공산

---

1 회유: 수유를 중단하거나 태아 사망으로 수유가 불가능한 경우 약물을 써서 모체의 유즙 분비를 억제시
키는 것을 의미한다. 회유작용을 위해서는 단방으로 맥아 30∼90g 을 사용한다.

2 단유: 산모가 혈기왕성하여 유방은 팽창한데 젖을 먹일 아이가 없어 젖이 나오지 않게 하는 것. 단유 작
용을 얻기 위해서는 맥아 100∼200g, 산사 20을 전탕하여 1일 3∼4회 복용한다.

3 왕불류행은 행혈통경(行血通經), 하유소종(下乳消腫)한다. 폐경(menopause), 월경통, 산모의 정지울결
(情志鬱結)로 젖이 나오지 않는 것, 산부가 체질적으로 허약하여 젖이 나오지 않는 것 그리고 수유기에
유옹(乳癰, Acutemastitis) 으로 종통(腫痛, swelling and pain)할 때 배오한다. 단, 임산부는 먹을 수
없다.

② 기본방제 해설

[대금음자]

- 진피 12 창출 후박 감초 3 생강 4

(술이나 음식에 상한 경우를 치료. 갈근 8 적복령 사인 신국 4를 가미하면 더욱 좋다)

대금음자(對金飮子)는 주식상(酒食傷)에 사용하는 기본방제다. 비기울체를 풀어 주는 지표 본초로 진피를 사용한다. 진피는 이기건비의 효능으로 담음을 풀어 주고 비기를 소통시키는 역할을 한다.

[이공산]

- 진피 8 인삼 백출 백복령 감초 5

이공산(異功散)은 사군자탕에 진피를 배오한 처방이다. 비기를 보충하는 사군자탕에 비기울체를 풀어 주는 진피를 배합하면 비기를 소통시키는 좋은 처방이 된다.

③ 총통방제

[비기울체방]

- 진피 12 인삼 백출 복령 감초 6

3) 비양허(脾陽虛) [대도 소부+][SP2 HT8+]

① 기본방제

육군자탕, 이중탕, 부자이중탕, 화위이진전, 정전가미이진탕

② 기본방제 해설

[육군자탕]

- 반하 백출 6 진피 백복령 인삼 생강 대조 4 감초 2

(기가 허하여 담이 성한 것을 치료한다. 땀이 많이 나면 계지 · 황기 가미, 혈이

부족할 때 숙지황·당귀·백작약 가미, 해소에 패모·오미자 가미, 기울체에 향부자·목향 가미, 감기 걸렸을 때 향부자·갈근 가미, 식적에 신국·사인·지실 가미, 부종에 사령산 합방한다)

육군자탕(六君子湯)은 비장의 대표 처방으로 비장의 운화를 촉진시키고 담음을 해결하는 처방으로 비양허의 초기단계에서 사용할 수 있는 기본방제다. 사군자탕과 이진탕을 합방한 구조로서 가감에 따라 응용범위가 무궁무진하다. 사군자탕을 중심으로 보면 담음의 운화를 촉진시키는 반하, 진피가 추가된 것이며 이진탕을 중심으로 보면 비기를 보하는 인삼, 백출이 추가된 처방이다. 총통침법의 [대도 소부 +/상구 경거-][SP2 HT8+/SP5 LU8-]와 비슷하다.

[이중탕]

− 인삼 백출 건강 8 감초 4

(태음병으로 배가 아프고 설사를 하며 갈증이 없는 경우를 치료)

이중탕(理中湯)은 비양허에 사용하는 기본방제다. 지표약물은 건강(乾薑)이다. 건강은 비양을 보충하는 중요한 본초이다.

[부자이중탕]

− 인삼 백출 감초 건강 부자 4

부자이중탕은 중한(中寒)으로 입을 악물고 몸이 강직된 경우를 치료한다. 비양허의 정도가 심하면 건강의 용량을 추가하고 부자를 배오하여 사용한다.

[화위이진전]

− 건강 8 반하 진피 백복령 6 감초 3 사인 2

(胃寒으로 담이 생기고 오심구토와 딸국질하는 경우를 치료한다)

화위이진전(和胃二陣煎)은 이진탕에 건강을 군약으로 배합한 방제이다. 비양허에 의해 발생한 한담을 치료하는 기본방제이다. 상황에 따라 건강을 적절한 용량으로 배오하는 것이 중요하다.

[정전가미이진탕]
 - 산사육 6 향부자 반하 4 백출 창출 천궁 3.2 귤홍 백복령 신곡 2.8 사인 맥아 2
감초 1.2

정전가미이진탕(正傳加味二陳湯)은 식적 중에서도 육적에 특화되어 있는 처방이
다. 육적을 해결하는 산사육이 군약으로 되어 있으며 백출, 창출, 사인, 맥아 등이
평위산과 비슷한 개념으로 배합되어 있다. 여기에 이진탕이 신약으로 배합되어 담
음을 해결하며 향부자, 천궁이 배합되어 기울을 해결한다. 산사, 신곡, 맥아의 소
도지제와 향부자, 천궁이 배합된 평진탕이라고 보아도 좋다. 전중, 심하, 중완의
압통이 우위를 확인하여 군약을 새로 정할 수 있으며, 육적을 해결하고자 하는 방
의를 살려서 산사를 신약 이상의 지위에 배치하면 원방의 뜻을 살린 가감이라고 볼
수 있다. 총통침법 처방으로는 [대도 소부+][내관 공손-] 등을 배합한 복합처방으
로 가능하다.

③ 총통방제
[비양허방]
 - 건강 8~12 인삼 백출 반하 8 진피 복령 6 감초 4

4) 비열울(脾熱鬱) [대도 소부 · 노궁-][SP2 HT8 · PC8-]
① 기본방제
반하사심탕, 황련탕, 증미이진탕

② 기본방제 해설
[반하사심탕]
 - 반하 12 건강 황금 인삼 대조 감초 6 황련 2

반하사심탕은 비장의 운화불량으로 비양허로 인한 한담과 비장의 열울로 인한 열담이 혼재되어 있을 때에 사용하는 방제로서 고방에서 가장 많이 사용되는 처방 중에 하나이다. 조열한 성미로 한담을 운화시키는 반하가 군약으로 되어 있으며, 온중산한 작용이 있는 건강이 신약으로 배합되어 있는 것으로 보아 기본 병리는 비장의 양허로 인한 한담이라는 것을 알 수 있다. 여기에 비장의 음액을 보충하는 인삼, 대조, 감초가 배합되어 처방의 완성도를 더하고 있다.

여기에 비장의 열담을 해결하는 청열조습약인 황금과 황련이 배합되어 있다. 대부분의 후세방들이 주로 비기허와 비양허를 해결하는 쪽으로 구성되어 있으므로 비장의 열울을 해결하는 반하사심탕류의 처방을 응용하는 것이 매우 중요하다. 비장의 열울정도에 따라 황금, 황련의 용량은 증량하여 사용한다.

기본으로 사용되는 명방들의 처방 구성을 보면, 이렇게 상반된 두 가지 상황을 동시에 해결하는 경우를 많이 볼 수 있다. 총통침법 처방으로는 [대도 소부±/음릉천 음곡+]와 비슷하다. [대도 소부±]의 처방은 비장의 한열편차를 조절하는 처방이다. 전체적으로는 비양허의 상황이지만 부분적인 비장의 열울을 가지고 있는 환자에게 효과적인 처방이다.

[황련탕]
– 황련 8 인삼 6 반하 4.8 건강 계지 생강 4 대조 감초 2

황련탕은 반하사심탕과는 반대로 비장의 양허보다는 열울이 우세한 경우에 사용되는 처방이다. 청열조습 작용이 강한 황련이 군약으로 사용되었고, 반하, 건강, 생강 등이 신약으로 배오되었다. 총통침법에서의 [대도 소부–]의 의미를 가진 처방이라고 할 수 있다. 비장의 열울이 우세한 경우에도 비장의 운화는 양기를 바탕으로 이루어지므로 차가운 약만 사용하는 것이 아니라 따뜻한 약도 보조적으로 배오된다는 것을 알 수 있다. 후세방은 주로 비장의 양기를 도와주는 따뜻한 약들로 이루어져 있는 경우가 상당히 많은데, 이렇게 비장의 열울을 해결하는 처방도 있다는 것을 반드시 알아 두어야 한다.

[증미이진탕]

- 반하 진피 적복령 향부자 치자 황련 4 창출 지실 천궁 3.2 백작약 2.8 신곡 2 감초 1.2

증미이진탕(增味二陳湯)은 조열한 이진탕과 청열조습하는 치자, 황련이 배합되어 있는 처방으로 비장의 한담과 열담이 착잡되어 있는 경우에 사용되는 처방이다. 여기에 심포의 기울을 해결하는 향부자, 천궁과 위장의 습울을 해결하는 창출, 지실, 신곡이 배합되었다. 전체적인 처방의 약성이 조하므로 이를 완화하기 위해 작약감초탕이 좌사약으로 배합되어 있다. 황련탕, 반하사심탕과 같이 비장의 양허와 열울이 공존하는 상황에서 사용하는 처방으로 이해하면 되겠다.

총통침법의 [대도 노궁-/상구 경거-]의 방의와 비슷하다.

③ **총통방제**

[비열울방]

- 반하 6~12 황금 6~8 인삼 생강 대조 감초 6 황련 2~8

5) 비담음(脾痰飮) [상구 경거-][SP5 LU8-]

① **기본방제**

이진탕, 과루지실탕, 행습유기산, 마행의감탕

② **기본방제 해설**

[이진탕]

- 반하 8 진피 적복령 생강 4 감초 2

이진탕(二陳湯)은 담음으로 생기 모든 병을 두루 치료한다. 혹 토하거나 메슥거리거나, 머리가 어지럽거나 가슴이 두근거리거나, 한열이 있어 여기저기가 옮겨 다니며 아픈 것을 치료한다. 담음을 치료하는 기본처방이다. 하지만 기본적으로 조열한 성질을 가지고 있으므로 열담, 조담의 경우에는 주의해서 사용해야 한다. 반하는 한담을 치료하는 지표 본초이다.

[과루지실탕]

- 과루인 패모 길경 지실 적복령 진피 황금 치자 4 당귀 2.4 사인 목향 2 감초 1.2

과루지실탕은 담결(痰結)로 뱉어도 나오지 않고 흉격이 아파서 제대로 몸을 돌리지 못하거나, 담결로 가슴이 그득하고 숨이 가쁘거나 담이 심의 구멍을 막아 말을 하지 못하는 것을 치료한다. 열담을 치료하는 기본처방이다. 보통 담음을 치료할 때에 이진탕을 떠올리는 경우가 많은데, 한담의 경우에는 유효하지만 열담의 경우에는 이진탕을 사용해서는 안 된다. 반하 같은 조열한 약물을 사용하는 대신에 천화분, 패모와 같이 열담을 해결하는 약물을 사용하며 황금, 치자와 같은 청열제를 상황에 따라 배오한다.

[행습유기산]

- 의이인 8 백복령 6 창출 강활 방풍 천오 4

행습유기산은 풍한습의 정체로 발생한 비증(저리고 마비되는 증)을 치료하는 기본처방이다. 풍한습의 비병으로 마비되어 감각이 없고 손발이 뜨겁고 무력한 경우를 치료한다. 담음과 습울을 해결하기 위하여 의이인, 복령, 창출을 사용하고 풍사를 발산하기 위해 창출, 강활, 방풍을 사용하며 한사를 온양하기 위하여 천오를 사용하였다. 의이인, 복령, 백출, 진피 등은 한열의 편차가 없는 경우에 비장의 담음을 해결하기 위해 사용할 수 있는 중요한 약물이다.

[마행의감탕]

- 의이인 20 마황 8 행인 6 감초 4

마행의감탕은 마행감석탕과 비슷한 구조로 구성되어 있으나 군약이 다르므로 비슷하면서도 차이점이 있다. 석고는 폐의 열울을 해소하면서 마황 행인과 배합되어 하기 작용을 한다. 하지만 의이인은 비의 담음을 풀어 주면서 하기시키는 역할을 한다. 주로 비장의 담음의 정체로 발생하는 몸살, 근육통 등과 수장각피증, 무좀, 사마귀, 비듬, 습진 등을 치료하는 데 사용된다.

③ 총통방제

[비담음방]

– 의이인 20 반하 8 복령 진피 백출 6 감초 4

6) 비음허(脾陰虛)⁴ [음릉천 음곡+][SP9 KD10+]

① 기본방제

삼령백출산, 보음익기전, 감초사심탕

② 기본방제 해설

[삼령백출산]

– 인삼 백복령 백출 감초 산약 12 연육 의이인 길경 사인 백편두 6

삼령백출산(蔘苓白朮散)은 비위를 돕는 대표적인 처방으로 내상으로 비위가 허약하여 음식을 잘 먹지 못하거나 토사가 있는 경우와 큰 병을 앓은 후에 몸이 약해진 사람에게 쓰는 처방이다. 비기(脾氣)를 보충하는 사군자탕을 군약으로 하여 비음(脾陰)를 보충하는 산약, 연육을 신약(臣藥)으로 배오하고 건비제습(健脾除濕)하는 의이인과 백편두, 흉중의 담음(痰飮)을 없애 주는 길경, 양위진식(養胃進食)하여 입맛을 돋우게 하는 사인을 좌사(左使)로 배합하였다.

[보음익기전]

– 숙지황 12~80 인삼 산약 8 당귀 진피 감초 4 시호 4~8 승마 1.2~2

보음익기전(補陰益氣煎)은 보중익기탕에서 황기를 숙지황으로, 백출을 산약으로

---

4   비장의 음을 보하는 지표약물은 산약, 연육, 감초이다.

대체한 처방으로 음허로 인한 한열, 학질, 변비를 치료하며 비음을 보충하는 데 초점을 두고 사용하는 처방이다. 살찌는 처방이다. 가슴 답답한 경우에 숙지황 용량을 줄여서 처방해야 한다.

[감초사심탕]
- 반하 12 감초 8 황금 인삼 건강 대조 6 황련 2

감초사심탕(甘草瀉心湯)은 반하사심탕에서 감초를 증량하여 신약(臣藥)으로 사용한 처방이다. 감초는 신약(臣藥) 이상으로 사용하면 화중완급(和中緩急)하는 작용으로 설사를 멎게 하고 불안증을 진정시키는 역할을 한다. 감초사심탕은 평소 불안증이 많고 복중뇌명, 하리의 증상이 있는 사람에게 사용하는데 감초의 특성이 많이 반영되었다고 볼 수 있다. 다만 감초를 과량 사용하면 중만(中滿)을 유발하여 소화장애, 부종을 일으키므로 조심해야 한다.

③ 총통방제
[비음허방]
병리에 따른 비장의 기본방제에 산약, 연육, 감초 등을 군신(君臣)으로 배오한다.

7) 비수기(脾水氣) [음릉천 음곡-][SP9 KD10-]

① 기본방제
사령산, 군령탕, 이령탕

② 기본방제 해설
[사령산]
- 택사 10 백출 적복령 저령 6

사령산(四苓散)은 오장(五臟)의 수기를 배출시키는 기본처방이다.

[군령탕]

- 택사 10 인삼 백출 복령 저령 감초 6 계지 4

군령탕(君苓湯)은 사군자탕과 오령산을 합방한 처방이다. 비기허와 수기를 동반한 경우에 사용한다.

[이령탕]

- 백출 10 택사 인삼 건강 8 복령 저령 6 계지 감초 4

이령탕(理苓湯)은 이중탕과 오령산을 합방한 처방으로 비양허와 수기를 동반한 경우에 활용한다. 사령산(四苓散) 중에서 백출(백출)을 군약(君藥)으로 사용한다.

③ 총통방제

[비수기방]

- 백출 12 택사 복령 8 저령 6

6. 비장의 총통활용처방

1) 비담음(脾痰飮)

▶ 증상: 사마귀, 티눈, 굳은살

▶ 총통방제

① 한열편차가 없는 비장의 담음(痰飮) [상구 경거-/은백 대돈+][SP5 LU8-/SP1 LV1+]

- 의이인 20 곽향 소엽 6 백출 반하 진피 복령 후박 대복피 길경 백지 생강 감초 4

곽향정기산에 의이인을 군약으로 사용하는 처방이다. 의이인은 비장의 담음인 굳은살, 티눈, 사마귀 등을 정상적인 기육으로 되돌려주는 지표약물이다. 또한 기육에 저장된 불필요한 노폐물을 배출시키는 역할을 하므로 다이어트 한약에도 많이 활용된다. 곽향정기산은 곽향, 소엽을 군약으로 하여 땀구멍을 통해 노폐물을 배출시키고 복만(腹滿)을 해결한다. 또한 이진탕과 평위산이 배오되어 비위의 식적과 담음을 해결한다. 또한 길경, 백지는 흉부의 담음을 해결하고 대복피는 위대장의 가스를 배출시킨다.

- 의이인 20 창출 8 진피 후박 백출 적복령 택사 저령 6 곽향 소엽 생강 계지 감초 4

의이인을 군약으로 하고 위령탕을 사용하였다. 위령탕은 평위산과 오령산을 합방한 처방으로 위장의 식적과 습울이 있는 경우에 사용한다. 주로 물사마귀의 양상을 보이는 경우에 활용한다.

- 의이인 20 반하 8 진피 적복령 백출 택사 저령 6 곽향 소엽 생강 계지 감초 4

의이인을 군약으로 하고 이진탕과 오령산을 합방한 처방이다. 비장의 담음과 습울을 겸한 경우에 사용하며 주로 물사마귀 경향을 보이는 경우에 효과적이다.

② 비한담(脾寒痰) [상구 경거-/대도 소부+][SP5 LU8-/SP2 HT8-]

- 의이인 20 반하 건강 8 진피 적복령 후박 백출 길경 백지 6 곽향 소엽 생강 감초 4

평위산, 이진탕, 이중탕 화위이진전 등의 의미가 함축된 처방이다. 의이인을 군약으로 사용하면서 한담을 풀어 주는 반하, 건강, 백출, 백지, 길경을 배오하였다.

③ 비열담(熱痰) [상구 경거-/대도 소부-][SP5 LU8-/SP2 HT8-]

- 의이인 20 반하 황금 8 천화분 패모 길경 생강 6 인삼 대조 감초 황련 곽향 소엽 4
- 의이인 20 반하 황금 8 진피 적복령 천화분 패모 길경 6 생강 황련 감초 곽향 소엽 4

열담을 해결하는 반하사심탕에서 건강을 생강으로 바꾸고 황금, 황련의 용량을 추가하였다. 의이인을 군약으로 사용하면서 반하의 용량을 줄이고 열담을 해결하는 천화분, 패모, 길경을 배오하였다.

2) 비습울(脾濕鬱)

▶ 증상: 슬통(膝痛)

▶ 총통방제

① 한습성 슬통 [음릉천 음곡-/대도 소부+][SP9 KD10-/SP2 HT8+]

– 의이인 20 우슬 건강 8 반하 백출 적복령 육계 6 독활 방풍 천궁 백지 4

비습한 사람의 한습성 슬통에 사용한다. 무릎이 약간 붓고 퉁퉁한 경향을 보이며 바람이 나오거나 시린 느낌을 호소하는 경우에 좋다. 의이인, 반하, 백출, 복령, 건강, 육계가 비장의 한습을 운화시키며 우슬이 신약으로 배오되어 약력을 무릎으로 하강시킨다. 독활, 방풍, 천궁, 백지가 거풍습지통 작용으로 무릎의 통증을 완화시킨다.

– 백출 12 우슬 건강 복령 택사 8 천궁 백지 육계 독활 방풍 방기 4

무릎이 많이 붓고 시린 사람에게 사용한다. 한성 부종을 주로 해결해야 하므로 백출, 복령, 택사, 우슬이 군신(君臣)으로 배오되었고 건강, 육계가 배합되어 비양을 보충한다. 거풍습지통하는 천궁, 백지, 독활, 방풍과 이수지통하는 방기(Han Fang Ji)를 좌사(佐使)약으로 배오하였다.

② 습열성 슬통 [음릉천 음곡-/대도 소부-][SP9 KD10-/SP2 HT8-]

– 백출 12 우슬 적복령 택사 8 황금 6 황련 황백 독활 방풍 방기 4

부종과 염증을 동반한 슬통에 사용한다. 백출, 복령, 택사, 우슬을 군신으로 하여 무릎의 부종을 해결하고 황금, 황련, 황백이 열울을 해소한다. 독활, 방풍, 방기가 좌사(佐使)약으로 배오되었다.

③ 조열담성(燥熱痰性) 슬통 [음릉천 음곡+/상구 경거-/대도 소부-][SP9 KD10+/SP5 LU8-/SP2 HT8-]

– 산약 12 우슬 반하 천화분 8 진피 적복령 황백 황금 6 황련 천궁 백지 홍화 현
호색 4

열담과 조열의 경향이 있는 사람이 슬통을 호소하는 경우이다. 무릎에 기육이 별
로 없이 마르고 열담과 조담이 무릎 주위에 정체되어 통증을 유발하는 경우에 사용
한다.

3) 비열울(脾熱鬱), 비열담(脾熱痰) [공손 내관-/대도 소부-][SP4 PC6-/ SP2 HT8-], [상구 경거-/대도 소부-][SP5 LU8-/SP2 HT8-]

▶ 증상: 소화장애 I(Dyspepsia)

▶ 총통방제

① 반하 12 황금 인삼 건강 대조 생감초 6 황련 2

심하부에서 열사(熱邪)와 수독(水毒)이 불화를 일으키는 경우에 사용하는 반하사
심탕이다. 반하, 건강이 온중지구(溫中止嘔) 작용을 하며 황금, 황련이 청열조습
작용을 하고 인삼, 대조, 감초가 비기를 보충한다.

② 반하 천화분 8 황금 생강 6 인삼 대조 감초 황련 4

비장의 열담을 해결하는 처방이다. 반하사심탕에서 열담을 해결하는 천화분을
반하와 함께 군약으로 사용하고 건강을 생강으로 바꾸고 황련의 용량을 늘리고 인
삼, 대조, 감초의 용량은 줄여서 사용한다.

③ 반하 천화분 8 진피 적복령 황금 6 생강 황련 생감초 4

비장의 담음을 해결하는 이진탕에 천화분을 군약으로 배호하고 청열조습하는 황
금, 황련을 배오하여 사용한다.

4) 비양허(脾陽虛), 비한담(脾寒痰) [대도 소부+][SP2 HT8+], [상구 경거-/대도 소부+][SP4 PC6-/SP2 HT8+]

▶ 증상: 소화장애Ⅱ(Dyspepsia)

▶ 총통방제

① 인삼 백출 건강 감초 8

비양을 보충하는 기본방제인 이중탕이다. 건강은 비장을 온양하고 비양을 보충하는 지표약물이다.

② 건강 백출 8 인삼 복령 감초 6

사군자탕에 비양을 보충하는 건강을 군약으로 배오한 처방이다.

③ 건강 창출 8 진피 후박 생강 6 감초 4

평위산에 건강을 배오한 처방이다.

④ 건강 반하 8 진피 적복령 생강 6 감초 4

이진탕에 건강을 배오한 처방으로 화위이진전과 비슷한 처방이다. 비양부족으로 인한 운화불량을 해결한다.

⑤ 반하 백출 건강 8 인삼 진피 복령 6 감초4

비장의 운화를 추동하는 육군자탕에 건강을 군신으로 배오하여 사용한다.

⑥ 건강 반하 창출 8 진피 후박 적복령 6 생강 대조 감초 4

비장의 담음과 위장의 식적을 해결하는 평진탕에 비양을 추동하는 건강을 배오하여 사용한다.

5) 비조열(脾燥熱) [음릉천 음곡+/상구 경거-/대도 소부-][SP9 KD10+/ SP5 LU8-/SP2 HT8-]

▶ 증상: 소화장애 Ⅲ(Dyspepsia)

▶ 총통방제

① 산약 12 연육 천화분 패모 8 황금 생강 진피 적복령 6 생감초 황련 4

비음보충하는 산약, 연육을 군신으로 사용하고 이진탕에서 조열한 반하를 대신하여 열담을 해결하는 천화분, 패모를 사용한다. 열담을 해결하는 황금, 황련을 배합하여 사용한다.

② 산약 12 맥문동 천화분 패모 8 진피 인삼 대조 생강 황금 6 생감초 황련 4

입술이 건조하고 부르트는 증상이 뚜렷하면 보음윤조(補陰潤燥) 효과가 더욱 좋은 맥문동을 사용한다.

6) 비수기(脾水氣)[은백 대돈+/음릉천 음곡−][SP1 LV1+/SP9 KD10−]

▶ 증상: 소화장애 IV (Dyspepsia)

▶ 총통방제

− 백출 12 적복령 택사 반하 8 진피 후박 생강 6 인삼 감초 4

비장의 수기를 배출하면서 운화를 촉진하며 비기를 보충하는 육군자탕, 평진탕을 배오하여 사용한다. 비양허의 경우에는 생강을 건강으로 바꾸고 증량하여 사용한다

참고 〈가감 요령〉

− 식욕부진, 임신오조: 사인(砂仁)

− 고기 소화불량: 산사(山査)

− 밀가루 소화불량: 신국(神麴)

− 유즙불리, 식욕부진: 맥아(麥芽)(炒)

− 어지럼증: 천마

− 두통: 백지, 세신/만형자, 박하/강활, 독활, 방풍

- 속쓰림, 식도염: 오적골, 용골, 모려, 유근피, 연교, 치자, 황련, 황금, 시호

- 가스, 복만: 대복피, 지실, 후박, 곽향, 소엽

- 트림, 입덧: 생강, 소엽

- 슬통: 우슬, 독활, 방풍, 백지, 천궁, 방기

7. 비장의 임상사례

1) 소화불량, 매스꺼움

36세 여환이 소화불량과 매스꺼움으로 식욕이 없어 2021년 내원하였다. COVID19 감염 치료 후부터 발생하였는데, 조금만 과식을 해도 매스꺼움이 심해진다고 한다. 문진을 해 보니, 생리는 규칙적이고 어혈이 없으나, 손발 냉증이 있고, 대변은 하루에 1회씩 본다고 하였다. 마른 체형이었다. 복진 결과 [거궐 3 중완 3 우장문 3 우소복 2 우신수 2 전중 2/좌천추 2 하복 2]로 나타났다. 그래서 비양허 (脾陽虛), 비기허(脾氣虛)로 진단하였다.

2023년 4월 7일, 한 달 치 방제 처방해 주었다.

[반하 12 향부자 창출 보골지 8 진피 후박 적복령 건강 6 감초 곽향 육계 생강 4]

2023년 4월 14일, 치료약 복용 중 허리통증으로 내원하였다. 소화 상태가 많이 좋아지고 매스꺼움이 많이 없어졌다고 하였다. 복진해 보니 [우중완 2/거궐 1]로 확인되었다. 2개월 이후에 아들의 치료를 위해 내원할 때 다시 확인해 보니, 소화 상태가 좋다고 하였다.

2) 소화불량, 가스 참, 신경성 두통

68세 여환으로, 2018년 소화불량과 신경성 두통으로 내원하였다. 명치 부근이

뻐근하고, 식사 후 더부룩하고 가스가 많이 차는 증상이 있다고 하였다. 힘이 쭉 빠지고 나른해지는 증상이 10개월 정도 되었는데, 최근 한 달 동안 너무 심해졌다고 한다. 신경성 두통에도 시달리고 있었다.

대변은 하루 1회, 야간 소변은 하루 2회 하며, 음액편차엔 이상이 없고, 왼쪽 편마비 후유증으로 약간 씰룩거리는 것이 보였다. 맥진검사 결과 부정맥이 확인되었다. 과거 세 차례 갑상선암 수술을 한 병력이 있으며, 현재는 완치된 상태라고 한다. 복진해 보니 [거궐 3 양장문 2 우소복 2/우천추 3 하복 1]로 확인되었다. 비장의 열담으로 인한 운화장애로 진단하였다. 이에 다음과 같이 방제 처방하였다.

[반하 12 생강 9 복령 창출 천궁 백지 형개 박하 6 황금 승마 4]

한 달 후 내원 때 맥진 재검사 결과, 부정맥이 없어지고 소화불량이 호전되어 컨디션이 좋다고 하였다. 모든 복진과 증상이 소실되어 치료를 종료하였다.

5장

폐장(肺臟)

1. 폐경락유주

폐수태음지맥, 기어중초, 하락대장, 환순위구, 상격속폐, 종폐계[1], 횡출액하, 하순노내[2], 행소음심주지전, 하주중, 순비내, 상골하렴, 입촌구, 상어, 순어제, 출대지지단. 기지자, 종완후, 직출차지내렴, 출기단.

手太陰之脈, 起於中焦[中府穴], 下絡大腸, 環循胃口, 上膈屬肺, 從肺系, 橫出腋下[天府穴], 下循臑內 [肩下臂上, 通名曰臑], 行少陰心主之前, 下肘中[臂上臑下接處曰肘, 即尺澤穴], 循臂內[臑下掌上名曰臂, 臂有二骨]上骨下廉, 入寸口[經渠穴, 太淵穴], 上魚, 循魚際[魚際穴], 出大指之端[少商穴]. 其支者[列缺穴], 從腕後, 直出次指內廉, 出其端[交入手陽明大腸經]. 『靈樞』

수태음맥은 중초[중부혈]에서 시작하여 밑으로 대장에 이어졌다가, 위(胃)의 입구를 돌아 횡격막을 꿰뚫고 위로 올라가 폐에 닿으며, 폐계를 따라 겨드랑이 밑[천

---

1 폐계(肺系): 폐와 연관된 기관(氣管)·후롱(喉嚨) 등의 조직을 가리킨다. 후롱(喉嚨): (1) 기관지. (2) 인후의 속칭. 현대의 구인부(口咽部)와 후인부(喉咽部)를 가리킨다.

2 노내(臑內): 어깨 아래, 팔 안쪽을 가리킨다.

부혈]으로 나와 팔죽지 안쪽[어깨 아래에서 팔꿈치 위를 팔죽지라 한다]으로 내려오고, 수소음심경과 수소음심포경의 앞으로 지나 팔오금의 가운데[팔죽지와 팔뚝이 만나는 곳을 팔오금이라 하는데, 척택혈이다]로 내려온 다음, 팔뚝[팔죽지 아래에서 손의 위쪽을 팔뚝이라 한다. 팔뚝에는 2개의 뼈가 있다] 안쪽의 요골모서리에서 내려와 촌구[경거혈·태연혈]로 들어가, 위로 물고기의 배처럼 생긴 곳에 이르러 어제[어제혈]를 순행하여 엄지손가락 끝[소상혈]으로 나온다. 그 지맥은 완골(腕骨) 뒤쪽에서 [열결혈]로 쭉 나와 둘째 손가락 안쪽에서 끝으로 나온다. [수양명대장경으로 들어가 만난다.]. 『영추』

The lung meridian originates from the middle energizer (LU1) and first runs downward to the large intestine, back upward to the gate of the stomach, moves on the diaphragm, and reaches the lungs. It moves along the pulmonary systems, armpit (LU3), middle of the medial aspect of the arm, flows into the front side of the heart meridian, and then moves to LU5. (It is located in the crook of the arm between the upper arm and forearm). It moves around the corner of the inferior aspect of the forearm (region between the upper arm and hand, 2 bones in the forearm), enters into the chon spot, or wrist pulse (LU8 and LU9), and moves on the place in the hand in shape of a belly of a fish, circles around LU10, exits through the tip of the thumb (LU11). Its side branch comes out to the lateral aspect (LU7) and then to the medial aspect of the tip of the index finger (it enters as it meets with the large intestine meridian).

2. 폐의 오행특성(五行特性)과 오장생리(五臟生理)

1) 오행특성: 금(金)
▶ 선발숙강(宣發肅降) 작용: 기와 수액을 전신 내외로 산포해서 공급하는 작용을

한다.

- 선발: 추동조건

- 숙강: 수습대사 (水之上源이면서 通調水道)

▶ 폐의 선발 작용과 숙강 작용은 서로 보완적인 관계이다. 선발 기능이 발휘되지 않으면 숙강 작용이 원활치 않게 되고, 숙강 기능이 정상적이지 않으면 선발 작용이 제대로 발휘되기 어려워진다.

2) 폐의 생리

폐주선발숙강 폐주기[3] 폐위수지상원 통조수도 폐주피모 폐개규어비 폐주성음

肺主宣發肅降 肺主氣 (宗氣: 衛氣+營氣) 肺爲水之上源 通調水道 肺主皮毛 肺開竅於鼻 肺主聲音

---

3 폐주기 작용: 폐에서 주관하는 기(氣)는 종기를 의미하며 폐는 종기의 생성과 운행을 주관한다.
천기(天氣): 호흡을 통해 들어오는 기운.
 - 지기(地氣): 음식 섭취를 통해 만들어진(비장에서 받아들인) 기운. 한의학적 표현으로 영기(營氣)라고 말한다.
 - 종기(宗氣)=천기+지기: 호흡으로 들어온 천기와 수곡을 흡수해 만들어진 지기가 합쳐져서 종기가 됨. 종기는 그냥 공기가 아니라 영양물질이다. 천기와 지기가 섞인 혼합물로서 인체를 영양하며 순환하는 에너지를 종기라고 표현한다. 종기는 인체에 작용하는 기능에 따라 위기와 영기로 표현된다.
 - 위기(衛氣): 맥외(脈外)로 작용해서 체표에 작용하게 되는데, 책에 나온 대로 하면 온분육(溫分肉)하고 충피부(充皮膚)하고 비주리(肥腠理)하고 사개합(司開闔)한다. 피부를 따뜻하게 해 주고 주리를 튼실하게 해서 땀구멍을 잘 조절하게 한다는 의미이다. 그래서 외사로부터 보호해 주는 것이 위기이다.
 - 영기(營氣): 혈맥 안을 흐르는 기(氣)로서 영양물질이 풍부하고 혈맥 안을 흐르며 혈액을 화생(化生)하므로 영혈(營血)이라고 부르기도 한다. 영기는 혈액을 구성하는 주요성분으로서 혈액을 화생하며, 전신에 영양을 공급한다.

3. 폐의 병리상황

1) 폐(肺)의 기본 병증

① 폐주기

- 얼굴 창백, 소기나언, 성저, 쉽게 피곤, 오풍자한, 목욕 후 두통
- 비듬, 수장 각피증, 피부 하얗게 일어남
- 턱관절, 어깨, 무릎 등 관절 뻑뻑하고 닳아서 소리 남, 위벽(委躄)[4]

② 호흡기

- 숨쉬기 힘듦, 숨 헐떡임, 가슴이 답답함, 폐의 병증
- 기침, 재채기 심하게 함, 감기 잘 걸림
- 마른기침, 오래된 기침, 야간에 하는 기침
- 냄새 잘 못 맡음, 알레르기 비염, 코피

③ 흉부

- 흉통, 등이 구부정함
- 중부 부위 압통, 팔 저림, 손 1~3지 저림

④ 담음

- 눈곱 푸석하게 낌, 백내장

⑤ 우울

- 걱정이 많고 우울함

---

4   위벽(委躄): 사지가 연약무력한 병증. 특히 하지를 쓰지 못하고, 심하면 기육이 위축되는 병증이다.

2) 肺의 12가지 복합병리

① [태연 태백+/어제 소부-] = 폐기허 + 폐열울

② [태연 태백+/어제 소부+] = 폐기허 + 폐양허

③ [태연 태백+/척택 음곡-] = 폐기허 + 폐역기

④ [태연 태백+ / 척택 음곡+] = 폐기허 + 폐음허

⑤ [태연 태백-/어제 소부-] = 폐담음 + 폐열울 = 폐열담(肺熱痰)

⑥ [태연 태백-/어제 소부+] = 폐담음 + 폐양허 = 폐한담(肺寒痰)

⑦ [태연 태백-/척택 음곡-] = 폐담음 + 폐역기

⑧ [태연 태백-/척택 음곡+] = 폐담음 + 폐음허 = 폐조담(肺燥痰)

⑨ [어제 소부+/척택 음곡-] = 폐양허 + 폐역기 = 수한범폐(水寒犯肺)

⑩ [어제 소부+/척택 음곡+] = 폐양허 + 폐음허

⑪ [어제 소부-/척택 음곡-] = 폐열울 + 폐역기

⑫ [어제 소부-/척택 음곡+] = 폐열울 + 폐음허 = 폐조열(肺燥熱)

4. 폐의 병리와 총통기본방제

1) 폐열울(肺熱鬱) [어제 소부-][LU10 HT8-]

– 백호탕(白虎湯): ① 석고 20 지모 8 감초 2.8 갱미반합

② 석고 30 갱미 16 지모 10 감초 4

2) 폐양허(肺陽虛) [어제 소부+][LU10 HT8+]

– 마황부자세신탕(麻黃附子細辛湯): 마황 8 세신 6 부자 2

– 계마각반탕(桂麻各半湯): 계지 6 마황 행인 작약 생강 대조 감초 4

– 마황탕(麻黃湯): 마황 행인 6 계지 4 감초 2

3) 폐기허(肺氣虛) [태연 태백+][LU9 SP3+]

- 옥병풍산(玉屛風散): 백출 10 황기 방풍 5(주로 합방방제로 사용한다)
- 보중익기탕(補中益氣湯): ① 황기 6 인삼 백출 감초 4 당귀신 진피 2 승마 시호 1.2

  ② 황기 8 인삼 백출 당귀 진피 6 생강 대조 4 감초 승마 시호 2
- 인삼양영탕(人蔘養榮湯): 백작약 8 황기 인삼 백출 감초 당귀 진피 육계 4 숙지황 오미자 방풍 생강 대조 3 원지 2
- 귀비탕(歸脾湯): 황기 인삼 백출 원지 복신 당귀 용안육 산조인 4 생강 대조 3 목향 2 감초 1.2

4) 폐담음(肺痰飲) [태연 태백-][LU9 SP3-]

- 길경지각탕(桔梗枳殼湯): 길경 지각 8 감초 4 생강 5쪽
- 소청룡탕(小靑龍湯): ① 반하 마황 백작약 오미자 6 계지 건강 세신 감초 4

  ② 반하 10 마황 계지 건강 세신 감초 백작약 오미자 4
- 삼소음(蔘蘇飲): 인삼 소엽 전호 갈근 반하 적복령 4 진피 길경 지각 감초 2 생강 3쪽 대조 2개

5) 폐음허(肺陰虛) [척택 음곡+][LU5 KD10+]

- 자음강화탕(滋陰降火湯): ① 백작약 5.2 당귀 4.8 숙지황 맥문동 백출 4 생지황 3.2 진피 2.8 지모 황백 생강 대조 감초 2

  ② 백출 6 백작약 숙지황 당귀 맥문동 천문동 진피 5 지모 황백 생강 대조 감초 2
- 맥문동탕(麥門冬湯): 맥문동 15 반하 갱미 10 대조 6 인삼 감초 4
- 생맥산(生脈散): 맥문동 8 인삼 오미자 4
- 생혈윤부음(生血潤膚飲): 천문동 6 맥문동 생지황 숙지황 당귀 황기 4 황금 천

화분 도인 2 승마 0.8 황화 0.4 오미자 9립

6) 폐역기(肺逆氣) [척택 음곡-][LU5 KD10-]

- 마행감석탕(麻杏甘石湯): 석고 20 마황 행인 8 감초 4
- 대청룡탕(大靑龍湯): 석고 24 마황 12 행인 10 생강 6 계지 감초 대조 4
- 월비가출탕(越婢加朮湯): 석고 16 마황 12 백출 대조 8 생강 6 감초 4
- 방기황기탕(防己黃耆湯): 황기 10 방기 8 백출 대조 생강 6 감초 4

5.폐의 기본방제와 총통방제

▶ 기본방제: 백호탕, 마황부자세신탕, 마황탕, 계마각반탕, 옥병풍산, 보중
익기탕, 인삼양영탕, 귀비탕, 길경지각탕, 소청룡탕, 삼소음, 자음강화탕,
맥문동탕, 생맥산, 생혈윤부음, 마행감석탕, 대청룡탕, 월비가출탕, 방기
황기탕

▶ 기본본초: 석고, 지모, 황금, 마황, 계지, 세신, 부자, 황기, 인삼, 백출, 감
초, 길경, 백지, 반하, 오약, 진피, 천화분, 패모, 사삼, 산약, 맥문동, 천문
동, 오미자, 행인, 방기, 상백피, 자완, 관동화

1) 폐열울(肺熱鬱) [어제 소부-][LU10 HT8-]
① 기본 본초
석고, 지모, 황금

② 기본방제
백호탕

③ 증상 증후군

하얀 얼굴에 붉은 상열감, 두통, 안구건조증, 다한증, 열성 손 저림, 목소리가 크다. 더위 많이 타고 찬물을 좋아한다. 모래알 같은 눈곱, 기허를 겸하는 경우가 많다.

④ 기본방제 해설

[백호탕]

– 석고 30 갱미 16 지모 10 감초 4

– 석고 20 지모 8 감초 2.8 갱미반합

양명경병을 치료한다. 번갈 맥홍대 폐의 실열을 치료한다. 인삼을 4g 가하면 인삼백호탕이고, 창출을 4g 가하면 창출백호탕이다. 이는 백호탕과 보중익기탕, 평위산을 가감할 수 있는 기본이 된다.

백호탕은 석고와 지모의 조합으로 폐열을 내려 주는 기본방제다. 폐에 열울로 인한 병리에 언제든지 합방하여 사용할 수 있다. 황금을 추가하면 좋다. 갱미는 산약으로 대체한다.

⑤ 총통방제

[폐열울방]

– 석고 30 지모 12 산약 황금 8 감초 4

– 석고 20 지모 8 산약 황금 6 감초 4

2) 폐양허(肺陽虛) [어제 소부+][LU10 HT8+]

① 기본 본초

마황, 계지, 생강, 세신, 부자, 건강

② 기본방제

마황부자세신탕, 마황탕, 계마각반탕

③ 증상 증후근

하얀 얼굴이 창백하다. 추위 많이 타고, 따뜻한 음료를 좋아한다. 한성 손 저림,
대부분 폐기허와 동반된다.

④ **기본방제 해설**

[마황부자세신탕]

- 마황 8 세신 6 부자 2

[마황탕]

- 마황 행인 6 계지 4 감초 2

[계마각반탕]

- 계지 6 마황 행인 작약 생강 대조 감초 4

마황, 계지, 생강, 세신, 부자가 만나면 폐양을 보충하여 선발 작용을 추동한
다. 이양허(裏陽虛)의 경우에는 건강, 부자를 6~8g 사용하고 표양허(表陽虛)의
경우에는 마황, 계지, 생강, 세신, 부자를 상황에 따라 2~8g 정도 가감하여 사용
한다.

⑤ **총통방제**

[폐양허방]

마황 8 계지 행인 황기 6 인삼 백출 생강 세신 4 자감초 부자 2

3) 폐기허(肺氣虛) [태연 태백+][LU9 SP3+]

⑥ **기본 본초**

황기, 인삼, 백출, 감초, 사삼, 산약, 맥문동, 오미자, 숙지황, 당귀, 작약

⑦ **기본방제**

옥병풍산, 보중익기탕, 인삼양영탕, 귀비탕

⑧ **증상 증후군**

소기(少氣), 나언(懶言 : 말하기 싫음), 오풍, 자한, 이감모, 구부정한 자세, 기허성 (손 저림, 두통, 비염, 기침), 수장각피증(手掌殼皮症)

⑨ **기본방제 해설**

[옥병풍산]

− 백출 10 황기 방풍 5

[보중익기탕]

− 황기 6 인삼 백출 감초 4 당귀신 진피 2 승마 시호 1.2
− 황기 8 인삼 백출 당귀 진피 6 생강 대조 4 감초 승마 시호 2

보중익기탕은 폐기를 보강하는 기본방이다. 황기, 인삼, 백출, 감초가 만나면 폐가 주관하는 종기(宗氣) 중에서 위기(衛氣)를 보충하는 작용을 한다. 종기(宗氣) 중에서 영기(營氣)를 보충하는 경우에는 보음(補陰)하는 맥문동, 천문동, 사삼, 오미자 등을 적절히 배합하여 사용한다. 피부색이 검은 경우에는 숙지황, 백작약, 당귀, 용안육 등을 배합한다. 승마와 시호는 위장과 담낭의 열을 해소하는 약으로 흉협고만과 중완의 압통을 고려하여 가감한다. 오로지 폐만의 순수한 병인 경우에는 사용하지 않아도 된다.

[인삼양영탕]

− 백작약 8 황기 인삼 백출 감초 당귀 진피 육계 4 숙지황 오미자 방풍 생강 대조 3 원지 2

[귀비탕]

 – 황기 인삼 백출 원지 복신 당귀 용안육 산조인 4 생강 대조 3 목향 2 감초 1.2

보중익기탕은 폐의 위기를 보충하는 처방이므로 습성 무좀과 같은 피부질환에는 효과를 보이지만, 수장각피증과 같은 건조성 질환에는 효과가 없다. 이런 경우에는 폐의 영기(營氣)적인 측면까지 보충하는 귀비탕과 같은 처방이 효과가 좋다.

⑩ 총통방제
[폐기허방]

 – 황기 16 인삼 백출 감초 8

 – 황기 16 인삼 백출 감초 8 맥문동 6 오미자 4

 – 황기 16 인삼 백출 감초 8 당귀 숙지황 백작약 6

 – 황기 12~16 인삼 사삼 백출 산약 감초 6~8

4) 폐담음(肺痰飮) [태연 태백-][LU9 SP3-]
① 기본 본초
길경, 백지, 반하, 창출, 의이인, 사삼 향부자, 오약, 진피, 천화분, 패모

② 기본방제
길경지각탕, 소청룡탕, 삼소음, 마행의감탕

③ 증상 증후군
눈곱, 콧물, 코딱지, 가래

④ 기본방제 해설
[길경지각탕]

 – 길경 지각 8 감초 4 생강 5편

비기(痞氣)로 가슴이 그득하여 시원하지 않고 답답하여 죽을 것 같은 것을 치료한다. 한열을 불문하고 두루 쓴다.

폐에 담음이 정체되는 경우에 사용되는 대표적인 방제는 길경지각탕이다. 길경은 한열의 편차에 관계없이 폐에 생긴 담음을 해결한다. 폐의 담음이 열담의 경향인 경우에는 천화분, 패모, 사삼 등의 청화열담약을 사용하며, 한담의 경향인 경우에는 반하, 창출, 백지 등의 온화한담약을 사용한다.

[소청룡탕]

- 반하 마황 백작약 오미자 6 건강 계지 세신 감초 4
- 반하 10 건강 마황 계지 세신 백작약 감초 오미자 4

상한에 표증이 풀어지지 않았는데 명치에 수기(水氣)가 있어서 헛구역질하고 기가 거슬러 오르며, 열이 나고 기침을 하며, 숨이 찬 경우를 치료한다. 어린애들의 맑은 콧물과 기침감기 치료에 적합하다.

소청룡탕은 폐양허로 인한 한증의 상황에서 한담이 형성된 경우에 사용한다. 반하, 건강이 운화를 통해 한담을 풀어 주며 계지, 마황, 세신이 체표순환을 촉진시키면서 한기를 물리치며 발한을 통해 외감표증을 해결한다. 백작약, 오미자, 감초가 담음을 수렴하며 조열(燥熱)한 약성을 완화한다. 폐의 한담과 외감표증으로 인해 콧물, 가래와 함께 오한발열을 호소하는 경우에 사용한다. 소청룡탕은 오적산과 거의 비슷한 방의를 가지고 있다. 비교해서 분석해 보자.

[삼소음]

- 인삼 소엽 전호 갈근 반하 적복령 4 진피 길경 지각 감초 2 생강 3편 대추 2개

삼소음은 폐의 담음을 해결하는 기본처방인 길경지각탕과 이진탕이 배합되어 있는 처방이다. 여기에 소산풍열하는 전호와 갈근이 배합되고 산한해표, 이기관중하는 소엽과 비폐기를 보충하는 인삼이 배합되어 있다. 약간 서늘한 약인 전호, 갈근과 약간 따뜻한 약인 소엽, 인삼이 절묘하게 배합되어 있는 구조이다. 삼소음은 가

래, 콧물 등의 담음 증상을 주로 호소하는 가벼운 이감표증을 겸한 경우에 사용하는 처방이다.

[마행의감탕]

– 의이인 20 마황 8 행인 6 감초 4

마석의감탕은 폐와 비장의 담음을 해결하는 기본처방이다. 의이인은 담음과 기육의 변형물질을 풀어서 배출시키는 효능이 있다. 마황은 불필요한 수분을 진동시켜서 배출시키므로 의이인과 배합되면 굳은살, 티눈, 사마귀, 셀룰라이트 등을 해결하는 데 효과적이다. 행인은 마황과 배합되면 폐의 숙강을 촉진시키며 하기시키는 역할을 한다.

⑤ 총통방제

[폐담음방]

– 폐에서 발생한 담음: 길경, 백지, 의이인 등을 위주로 해결한다.

– 심하부(心下部)에서 발생한 담음: 반하를 군약(君藥)으로 해결한다.

– 중완에서 발생한 담음: 창출, 백출을 군약으로 해결한다.

– 전중에서 발생한 담음: 향부자, 오약, 진피 등으로 해결한다.

– 열담을 해결할 때: 석고, 지모, 치자, 황련, 시호, 황금 등의 청열제와 함께 패모, 천화분, 사삼 등의 청화열담약(淸化熱痰藥)을 배합하여 치료한다.

– 한담을 해결할 때: 건강, 부자 등의 온열제를 추가한다.

5) 폐음허(肺陰虛) [척택 음곡+][LU5 KD10+]

① 기본 본초

사삼, 산약, 맥문동, 천문동, 오미자, 백작약, 당귀, 생지황, 건지황, 숙지황

② 기본방제

자음강화탕, 맥문동탕, 생맥산, 생혈윤부음

③ 증상 증후군

조열, 관홍, 도한, 오심번열, 코속 건조함, 전반적인 얼굴, 피부의 건조증상

④ 기본방제 해설

[자음강화탕]

- 백작약 5.2 당귀 4.8 숙지황 맥문동 백출 4 생지황 3.2 진피 2.8 지모 황백 생강 대조 감초 2
- 백출 6 백작약 숙지황 당귀 맥문동 천문동 진피 5 지모 황백 생강 대조 감초 2

폐음허를 보충하는 대표적인 방제는 자음강화탕이다. 자음강화탕은 천문동과 맥문동이 폐음을 보충하고 사물탕이 이를 보조하며 지모, 황백이 폐신(肺腎)의 음허열을 내려 주는 구조로 되어 있다. 지모는 청열사화(淸熱瀉火), 자음윤조(滋陰潤燥), 제증퇴열(除烝退熱)의 효능이 있다. 열을 내려 주면서도 음액(陰液)을 보충하는 완화 작용이 있다. 주로 폐, 위, 신에 작용하며 석고와 배합하면 폐(肺), 위(胃)에 주로 작용하며, 황백과 배합되면 신장(腎臟)에 주로 작용한다.

지골피는 폐, 간, 신에 주로 작용하여 허열을 내려 주는 효과가 있다. 지골피를 지모, 상백피 등과 배합하면 폐에 주로 작용하며, 목단피와 배합하면 간신(肝腎)에 주로 작용한다. 폐신음허의 경우에는 육미지황탕과 자음강화탕을 합방한 청리자감탕을 활용한다. 청리자감탕은 음허발열을 호소하는 갱년기 질환에 다용하는 처방이다.

[맥문동탕]

- 맥문동 15 반하 갱미 10 대조 6 인삼 감초 4

맥문동은 폐(肺), 심(心), 위(胃)의 음액을 보충하는 역할을 한다. 맥문동은 폐의

조담(燥痰)을 해결하는 처방이다. 반하가 온성의 건조한 약재이므로 보충하는 맥문동, 대조, 갱미(멥쌀) 등이 들어가서 조담을 불려 주고 그 나머지를 반하가 긁어서 해결하는 역할을 한다. 마치 솥에 눌어붙는 누룽지를 물에 불려서 긁어 내는 것과 비슷하다고 보면 된다.

[생맥산]
  – 맥문동 8 인삼 오미자 4
  생맥산은 폐음을 보충하는 기본방제다. 맥문동이 폐음을 보충하며, 오미자가 이를 수렴하며 마감하고, 인삼이 폐기를 보충한다. 인삼 대신에 폐음을 보충하는 사삼을 쓰는 것도 좋다.

[생혈윤부음]
  – 천문동 6 맥문동 생지황 숙지황 당귀 황기 4 천화분 도인 2 승마 0.8 홍화 0.4
    오미자 9립
  생혈윤부음은 폐음허로 인한 피부건조증에 사용하는 기본처방이다. 피부건조증상과 피부가 갈라져서 피가 나는 경우에 사용한다. 천문동, 맥문동, 오미자, 생지황, 숙지황, 당귀, 황기 등이 폐음을 보충하며 황금, 승마, 천화분, 홍화, 도인 등이 가벼운 열울, 담음, 어혈을 풀어 주는 역할을 한다.

⑤ 총통방제
[폐음허방]
  – 사삼 16, 산약 맥문동 천문동 8 오미자 4
  – 사삼 12, 산약 맥문동 천문동 6 건지황 백작약 당귀 오미자 4
  – 건지황 12 백작약 당귀 8 천문동 맥문동 6 오미자 4
  – 맥문동 천문동 8 사삼 산약 건지황 백작약 당귀 6 오미자 4
  숙지황, 건지황, 생지황, 당귀, 백작약, 적작약 등의 사물지제(四物之劑)와 맥문동, 천문동, 오미자, 사삼, 산약 등의 보음제(補陰劑)를 적당히 배합하여 사용한다.

6) 폐역기(肺逆氣) [척택 음곡-][LU5 KD10-]

① 기본 본초

석고, 마황, 행인, 백출, 생강, 방기, 상백피, 자완, 관동화

② 기본방제

마행감석탕, 대청룡탕, 월비가출탕, 방기황기탕

③ 증상 증후군

기침, 재채기, 천식, 과다한 콧물과 가래, 눈물, 삼출성 중이염, 안면부종, 전신부종

④ 기본방제 해설

[마행감석탕]

– 석고 20 마황 행인 8 감초 4

마행감석탕은 폐의 역기(逆氣)를 하강시키는 기본방제다. 석고, 마황, 행인이 만나면 폐의 숙강 작용을 촉진시켜 땀구멍을 닫아 주며 발한을 줄이고, 기침을 완화시킨다. 마행감석탕은 심한 기침을 호소하는 경우에 언제든지 합방이 가능한 좋은 처방이다. 자완, 관동화, 상백피와 같은 약을 좌사약으로 배오하면 효과가 더욱 좋다.

[대청룡탕]

– 석고 24 마황 12 행인 10 생강 6 계지 감초 대조 4

대청룡탕은 폐의 숙강(肅降) 작용과 선발(宣發) 작용을 동시에 촉진시킨다. 석고

와 마황의 비율이 마행감석탕의 5:2를 넘어서 2:1로 배합되었다. 마황이 석고의 절반 이상으로 배합되면 물을 모아서 하강시키는 역할을 한다. 석고, 마황, 행인이 만나 가볍게 폐열을 내리면서 숙강 작용을 촉진시켜 역기(逆氣)와 수기(水氣)를 하강시키고 마황, 계지, 생강이 만나 체표순환을 촉진하여 땀구멍을 열어 한기(寒氣)를 몰아내며 발한(發汗)시킨다. 대조와 감초는 조열(燥熱)한 약성을 보완하는 역할을 한다.

[월비가출탕]

– 석고 16 마황 12 백출 대조 8 감초 4

월비가출탕은 폐의 숙강지기를 이용하여 수기를 배출시키는 기본처방이다. 석고와 마황이 4:3으로 배합되었으며 백출, 생강과 만나서 이수(利水) 작용이 극대화되었다.

[방기황기탕]

– 황기 10 방기 8 백출 대조 생강 6 감초 4

방기황기탕은 폐기허와 폐수기의 병리를 겸한 경우에 사용하는 기본처방이다. 실제로 사용해 보면 효과가 떨어지므로 보중익기탕에 사령산과 같은 이수제를 배합하는 방식으로 많이 활용한다.

⑤ 총통방제

[폐역기방]

– 석고 20 마황 행인 8 상백피 6 자완 관동화 감초 4

상백피는 고한(苦寒)한 성미(性味)로 지해평천약(止咳平喘藥)이며 사폐평천(瀉肺平喘), 이수소종(利水消腫)하는 효과가 있다. 관동화는 온신(溫辛)한 성미로 지해평천약(止咳平喘藥)이며 윤폐하기(潤肺下氣), 화담지해(化痰止咳: 止咳)祛痰)하는 효과가 있다. 자완은 온감고(溫甘苦)한 성미로 지해평천약(止咳平喘藥)이며 윤폐하기(潤肺下氣), 화담지해(化痰止咳: 祛痰〉止咳)하는 효과가 있다.

[폐수기방]
- 석고 20 마황 10~15 백출 적복령 택사 8 대조 생강 6 감초 4

6. 폐의 총통활용처방

1) 폐기허(肺氣虛)+폐양허(肺陽虛) [태연 태백+/어제 소부+][LU9 SP3+/ LU10 HT8+]

▶ 증상: 목소리가 작고 기운이 없다. 손발이 나른하고 눕고 싶다. 손발이 차고 시리다. 찬바람을 쐬면 맑은 콧물과 재채기가 나온다. 수장각피증.

▶ 총통방제

황기 12 인삼 사삼 백출 산약 감초 6 계지 건강 부자 당귀 맥문동 오미자 4

황기 12 인삼 백출 감초 8 건강 부자 6 계지 마황 생강 세신 4

황기 계지 12 세신 마황 생강 8 인삼 백출 건강 부자 감초 6

황기 12 백지 8 인삼 창출 반하 건강 6 계지 생강 세신 마황 신이 감초 4

7. 폐의 임상사례

1) 기력 저하 개선을 위한 보약

44세 여성으로 2024년 2월에 보약을 처방받으러 내원하였다. 기운이 없고 운동하고 나면 몹시 피곤해지며, 입이 마르고 건조한 느낌이라 하였다. 오풍, 도한, 조열(더웠다 추웠다 함)이 있고 밤에 누웠을 때 등이 뜨거운 느낌이 올 1월부터 시작되었다 했다. 시야가 뿌옇게 보이고 탈모가 많아졌다고 했다. 손이 더운 느낌이고 소화 잘 안되고 부글거린다 하였다. 가스도 많이 찬다고 하였다. 생리주기가 불규칙하고 올 1월에 생리혈 양이 많았고 2월에 많이 줄었다고 했다.

설진(舌診)에서 특이한 소견은 없었다. 복진을 해보니 [좌중부 3 우중부 2 좌황수 2 좌 거궐 1/중완 2 좌천추 1]이었다. 위 환자는 폐기허와 폐음허의 병리를 가진 환자로 판단하고, 다음과 같이 한약을 처방하였다.

[황기 12 맥문동 8 인삼 사삼 백출 당귀 숙지황 백작약 지골피 지모 6 생감초 후박 오미자 대조 4]

한 달간의 복약 후 확인해 보니 기운이 많이 회복되었고 배 속 부글거림이 사라졌으며 화장실도 잘 가고 잠도 잘 자며, 생리혈이 밝은 붉은색으로 변화되었고 어혈이 없다고 하였다. 밤에 땀이 안 나고 등에 열감이 없으며 식욕도 좋고 시야가 밝아졌다고 하였다. 탈모 증상도 많이 줄었다고 좋아했다. 추가 처방을 원해서 다음과 같이 처방하였다.

[황기 10 맥문동 8 인삼 사삼 백출 당귀 숙지황 백작약 6 지골피 지모 생감초 후박 오미자 대조 4]

위 환자는 그 이후 가족들을 데리고 오고 있다.

2) 만성피로 이감모

37세 여성으로 2023년 3월에 내원하여 항상 피곤하고 감기에 잘 걸리며 면역력이 낮음을 호소하였다. 건망증이 심하며 COVID19 감염을 2021년과 2022년 9월에 두 차례 걸렸다고 하였다. 복진을 해 보니 [양 중부 2 거궐 3 중완 2 양일월 2 하소복 3]으로 확인되었다. 족 냉증으로 항상 차고 시립다고 호소하였다. 소화력은 입이 짧은 편이며, 만성 편두통이 있는데 선천성 정맥기형진단을 좌측 부위에 받았다고 했다. 생리주기는 출산 후부터 3주 만에 하고 있고, 생리통이 심하여 질 건조증이 있다고 했다. 이에 폐기허와 간음허가 공존하며 폐양허의 병리를 겸하고 있는 상황으로 파악하고 다음과 같이 한약을 처방하였다.

[황기 백작약 12 천문동 천궁 천마 8 인삼 당귀 산약 사삼 반하 건강 6 육계 대조 감초 4]

위의 처방을 한 달간 복용하고 진찰해 보니 아침에 일어나기가 좀 수월하다고 하였다. 복진을 확인해 보니 [좌 중부 2 거궐 1 중완 1]로 확인되었다. 치료 방향이 적합한 것으로 생각하여 다시 동일한 처방을 하였다.

3) 환절기 비염

48세 남성으로 알러지 비염을 호소하며 2019년 11월에 내원하였다. 아침에 찬바람을 쐬면 콧물이 주르륵 흘러내리고 그 이후부터는 코가 막히는 코맹맹이 현상이 있어 불편하다고 하였다. 이런 현상이 겨울 내내 계속 반복되어 불편하다고 하였다. 더위를 좀 타는 편이며 시원한 음료를 선호하고 찬물을 선호한다고 하였다. 복진을 해 보니 [좌우 중부 3 거궐 중완 장문 2]로 확인되었다.

이상의 내용으로 종합해 보면, 폐의 기허와 담음으로 인해 줄줄 흐르는 콧물이 생긴 것으로 생각되었다. 평소 환자에게 기침, 재채기와 같은 역기의 증상과 부종의 경향이 전혀 없으며 콧물이 찬 공기에 노출될 때만 흐르는 것으로 볼 때 담음이라고 판단되었다. 이에 폐의 양기를 추동하고 담음을 해결하는 한약을 다음과 같이 처방하였다.

[황기 15 백지 15 신이 12 창이자 길경 백지 박하 8 생강 6 오미자 4]

이상의 처방을 한 달간 복용한 후 확인해 보니 콧물이 흐르는 증상이 50% 이상 감소한 것 같다고 하였다. 복진을 확인해 보니 [좌중부 3 우중부 2 중완 2 장문 1]

로 확인되었다. 이에 다음과 같이 다시 처방하였다.

[신이 길경 백지 창출 8 건강 계지 생강 세신 6 진피 후박 오미자 4]

한 달간 복약 후 다시 확인하니 콧물이 흐르는 정도가 60~70% 정도 줄어들었으며, 복진을 확인해 보니 [좌중부 1 중완 1]로 확인되었다. 다시 동일한 처방으로 한 달간 다시 한약을 복용하고 확인해 보니, 찬바람을 쐬어도 콧물을 흐르는 증상이 거의 사라졌으며 소화도 아주 잘된다고 하였다.

이 환자는 미국에 와서부터 이런 증상으로 고생을 해 왔으므로 내년 겨울이 되면 정도는 약하겠지만 재발할 수 있으며 그때 다시 치료하면 이번보다는 더 빠른 예후를 보일 것이라고 설명해 주었다. 다음 해 겨울에도 증상이 나타났지만 평소에 비하여 그 정도가 덜하였다. 겨울 동안 다시 한 달간 한약 치료를 하였고 증상이 소실되었다.

6장

신장(腎臟)

1. 신장경락유주

신족소음지맥, 기어소지지하, 사주족심, 출어연골지하, 순내과지후, 별입근중, 이상천내, 출괵내렴, 상고내후렴, 관척, 속신, 락방광. 기직자, 종신, 상관간격, 입폐중, 순후롱, 협설본. 기지자, 종폐출락심, 주흉중.

腎足少陰之脈, 起於小指之下, 斜走足心[涌泉穴], 出於然骨之下[然谷穴], 循內踝之後[太谿穴], 別入跟中[大鍾穴], 以上腨內[復溜穴], 出膕內廉[陰谷穴], 上股內後廉, 貫脊, 屬腎, 絡膀胱. 其直者, 從腎, 上貫肝膈, 入肺中, 循喉嚨, 挾舌本[1]. 其支者, 從肺, 出絡心, 注胸中[自此交入手心主]. 『靈樞』

족소음신맥은 새끼발가락 밑에서 시작하여 비스듬히 발바닥 가운데[용천혈]로 내려가 연골의 아래[연곡혈]로 나오고, 안쪽 복숭아뼈 뒤[태계혈]를 순행하여 발뒤꿈치 가운데[태종혈]로 갈라져 들어가고, 여기서 장딴지 안[부류혈]으로 올라가 오금 안쪽[음곡혈]으로 나오고, 넓적다리 안쪽 뒷면을 따라 올라가 척추를 꿰뚫고 신(腎)에 닿고 방광에 이어진다. 직행하는 지맥은 신(腎)에서 올라가 간·횡격막을 꿰뚫고

---

1   挾(협): 『素問·刺禁論』의 왕빙 주에는 "挾"이 "繫(계)"로 되어 있는데 본서도 이를 따랐다.

폐 속으로 들어간 다음, 숨구멍을 순행하고 혀뿌리에 이어진다. 그 지맥은 폐에서 나와 심에 이어지고 흉중[여기서 수심주와 만나면서 들어간다]으로 퍼진다. 『영추』

Kidney meridian originates at the inferior aspect of the little toe, moves diagonally to the sole of the foot (KI1), and comes out from the inferior aspect of the navicular bone (KI2). It passes the posterior aspect of the medial malleolus (KI3) and branches out from the heel of the foot (KI4), and ascends to the medial aspect of the calf (KI7), and comes out to the medial aspect of the popliteal fossa (KI10). It moves along the posteromedial aspect of the thigh, penetrates into the spine, reaches the kidney, and then connects to the urinary bladder. The branch that moves directly upward departs from the kidney, passes through the liver and diaphragm, and connects to the lung. It moves along the throat and reaches the base of the tongue. The other branch comes out of the lung, connects to the heart, and disperses in the thoracic cavity (here it meets with the pericardium meridian).

2. 신장의 오행특성(五行特性)과 오장생리(五臟生理)

1) 오행특성: 수(水)

▶ 수액편차(水液偏差)조절 작용
- 수기 조절: 우리 몸에 과도한 수기를 배출해 주는 역할
- 음액 조절: 오장의 부족한 음액을 보충해 주는 역할
▶ 신장의 대표 오행혈: 음곡은 족소음신경의 대표 수혈이다.

2) 오장생리
신장정 신주수액 신주납기 신주골 뇌 척수 신개규어 이 이음 외신 모발 요자신지 부 공·지 족심 후롱 설본

腎藏精 腎主水液 腎主納氣 腎主骨 腦 脊髓 腎開竅於 耳 二陰 外腎 毛髮 腰者 腎之
府 恐 · 志 足心 脊 喉嚨 舌本

① 신장정(腎藏精)

신장이 인체 영양의 원천인 정(精)을 저장하며 조절한다는 의미이다. 精은 생명
을 구성하는 기본 물질로 생장발육과 생육번식을 일어나게 하는 원동력이며 진액
중에서 가장 고밀하고 근본적인 것이다. 선천의 정은 태어날 때부터 타고나는 것이
며 후천의 정이 지속적으로 공급되어야 신장의 기능이 정상적으로 작동할 수 있다.
신장의 모든 병증은 精 부족이 근원이므로 정의 보충이 신장 질환을 치료하는 데 제
일 중요하다 하겠다. 精은 가장 정밀한 것으로 정신기혈(精神氣血) 중에서 精을 가
장 상위개념(上位槪念)으로 본다.

② 신주수(腎主水)

신장은 수액을 주관한다. 수액을 주관한다는 것은 두 가지 의미인데, 오장의 음
액을 공급하여 윤택하게 하는 자음(滋陰)의 기능과 인체에 불필요하게 정체되어 있
는 수기를 배출시키는 기능이다.

③ 신주납기(腎主納氣)

폐와 신장의 관계를 나타내는 것이다. 폐에서는 호흡을 하면서 천기를 받아들여
서 신장으로 내려 보내서 신음을 보충한다. 폐는 숙강작용을 통해 들숨을 신장까지
내려 주고 신(腎)의 납기 작용을 통해 폐에서 흡입한 천기를 밑으로 끌어들인 것을
말한다. 폐의 숙강 작용과 신의 납기 작용이 동시에 잘 이루어져야만 들숨이 잘 쉬
어지며 고섭[2], 수납 작용을 통해 신음이 고밀해지게 된다. 따라서 이 기능이 잘 안

---

2   고섭(固攝): 제어(制御)와 통섭(統攝)의 뜻이다. 고섭 작용이란 혈, 진액, 정액 등 액체 형태의 물질이 유실
되는 것을 방지하는 작용이다.

되면 들숨이 힘들어지고 호흡이 상역하여 기침, 야간해소와 같은 역기 증상이 발생한다.

④ 신주골 신생수 뇌위수지해 치위골지여(腎主骨 腎生髓 腦爲髓之海 齒爲骨之餘)

정(精)은 수(髓)를 생하고, 수(髓)는 골(骨)을 영양한다. 뇌(腦)는 수지해(髓之海)이며 치아는 골지여(骨之餘)이므로 모두 精의 영양을 받는다. 신장은 정을 주관하므로 정에서 파생된 계열인 골, 수, 뇌, 치아의 상태 또한 신장이 주관한다. 따라서 신장의 오행혈을 활용하여 정, 수, 골, 뇌, 치아의 상태를 조절하여 치료한다. 골과 관련된 증상은 관절에 문제가 생기거나, 손이 뻑뻑해서 안 쥐어지거나, 뼈가 시리거나 아프거나 쑤시는 것으로 나타난다. 뇌에서는 건망증, 치매 같은 증상으로 보이게 된다. 이가 빠지거나, 잇몸에서 피가 나거나 시리거나 하는 것들이 모두 신장과 관련이 깊다.

⑤ 신개규어 이 · 2음(腎開竅於 耳 · 二陰)

신장은 귀의 상태를 조절한다. 귀에서 소리가 나거나 귀가 잘 들리지 않는 것은 신장을 조절하여 치료한다. 신장은 전음과 후음에 연결되며 생식 작용과 대소변의 배설을 조절한다. 물론 귀는 다른 장부와도 많은 관련이 있다. 그래서 귀에서 생긴 질환이라고 해서 반드시 신장이 병인장부인 것은 아니지만, 신장의 병증들 여러 가지를 같이 호소하는 환자들이 이명이 오래 있거나 청력이 오랫동안 떨어져 있다면 신장의 병리로 접근해 볼 수 있다.

신장은 전음과도 관련이 되기 때문에 소변이 잘 안 나오거나 또는 소변빈삭 등의 증상도 관련이 있다. 예진을 볼 때 환자분들에게 자다가 중간에 소변을 보기 위해서 화장실을 몇 번이나 가는지를 물어본다. 자기 직전에 물을 많이 마셔서 소변을 보시는 분도 있겠지만 그렇지 않아도 평소 밤사이에 세 번, 네 번씩 가는 분들이 있다. 그럴 때는 신장의 문제가 있다는 것을 알 수 있다. 그리고 후음의 증상들, 오경설사, 변비 등도 신장과 관련이 있다.

⑥ 외신(外腎)

남자의 고환을 외신이라고 하며, 신이라는 것은 남자의 성기를 지칭한다. 신장은 성기와 고환의 상태를 조절한다. 발기가 잘 안되거나 또는 발기가 너무 오래 지속돼서 걱정이라는 분들, 곧 발기부전이나 강중증도 신장과 관련이 많다. 실제로 음기 주위를 지나가는 경락은 족궐음간경이며, 경락유주상 '입모중 환음기(入毛中 還陰器)'라고 정확하게 표현되어 있다. 성기 문제는 신장뿐만 아니라 간과도 관련이 있음을 고려해야 한다.

⑦ 신기화재모발(腎氣華在毛髮)

머리카락에 신장의 상태가 반영된다. 신장에 문제가 있으면 머리카락에 윤기가 없고 거칠며 탈모가 심해지거나 머리카락이 가늘거나, 새치, 흰머리가 많이 난다. 이것은 신장의 문제로 보고 접근할 수 있다. 여성탈모는 잘 치료되나 남성탈모의 치료는 어렵다. 남자는 정소모를 많이 하는 것과 관련이 많기 때문이다.

⑧ 요자 신지부(腰者 腎之府)

허리는 신장의 소속이라는 뜻이다. 신장의 유주를 보면 상고내후렴관척(上股內後廉貫脊)이라고 언급되어 있다. 특히 L2~L3 사이의 가로선에 위치하는 명문, 신유, 지실이 뭉쳐 있거나 통증이 있으신 분들은 신장병이라고 판단할 수 있다.

신장이 약한 학생들을 보면 평소 허리가 아프다고 하는데 어디가 아프냐고 하면 신수(BL23) 주위를 가리키는 경우가 많다. 그리고 명문 주위로 피부가 변색되어 있는 경우를 상당히 많이 확인할 수 있다.

⑨ 신주 공 · 지(腎主 恐 · 志)

신장이 약하면 지나치게 무서움을 타며, 의지력이 약하다. 막연한 두려움이 많고 건강 염려증이 많다. 공포영화를 못 본다고 하면 신장기능이 약해진 단서로 생각할 수 있고, 고등학생들이 시험을 앞두고 열심히 공부해야 하는데, 의지력이 약한 사람들은 금방 집중력이 저하되고 딴짓을 하게 된다. 성욕을 절제하지 못하는 사람들도 의지력이 약하다고 볼 수 있다.

특히 남학생들 중에서 복진을 했는데 황수(유)와 신수(유)의 압통이 뚜렷하다면 따로 성생활에 대한 것을 물어본다. 일주일에 자위행위를 몇 번이나 하느냐고 물어볼 수 있다. 일주일에 대부분 과다하게 하는 경우가 많다. 의지력이 약해서 작심삼일이라고 며칠 지나서 반복적으로 자위행위를 다시 하게 돼서 이런 환자들은 아무리 침을 맞고 한약을 먹어도 효과 보기가 어렵다. 정이 보충되어서 좋아지는 것 같으면 다시 정을 소모해 버려서 그렇다. 이런 경우 장기적으로 생활습관을 개선하도록 조언이 필요하다.

⑩ 족심 황수 신수 경문 척 후롱 설본(足心 肓俞 腎俞 京門 脊 喉嚨 舌本)

- 족심: 족심은 용천이 위치하는 발바닥의 가운데를 의미한다. 족내과(medial malleolus)는 신장이 주관하는 부위이다. 발바닥이 아프다고 하거나 발바닥 감각이 이상하다고 했을 때 신장의 문제로 볼 수 있다.
- 황수(유): 황수는 신장의 문제를 진단하는 포인트이다. 황수는 배꼽 양방 5푼에 위치한 경혈로 족소음신경의 소속이다. 문헌적으로 황수가 신장의 진단점으로 사용된 예는 찾아보기 힘들지만, 실제 임상의 경험상 황수의 압통은 신장의 질환를 진단하는 데 상당한 유의성이 확인되므로 중요한 포인트라 여겨진다.
- 신수, 경문: 신수, 경문은 신장의 진단과 치료 포인트다. 신수는 신장의 배수(유)혈이며 경문은 신장의 모혈이다. 신수와 경문은 신장의 질환을 확인할 수 있는 가장 중요한 포인트이다.
- 척(脊): 척추, 허리 쪽과 관련된 것이다. 신장은 척추와 뼈의 상태를 조절한다.
- 후롱(喉嚨): 족소음신경은 후롱을 지나며 인후부와 연관이 많다. 기관지, 편도가 붓거나, 잔기침을 많이 하거나, 목소리가 잘 안 나오는 증상들을 생각해 볼 수 있다. 후비 증상에는 [부류 경거-][KD7 LU8-]를 많이 사용하며 후열 증

상에는 [연곡 소부-][KD2 HT8-]를 많이 활용한다.

- 설본(舌本): 족소음신경은 혀뿌리로 들어가므로(循喉嚨挾) 신장의 병리로 인하여 혀가 어둔하거나 말을 잘 못하는 증상이 생길 수 있다. [용천KD1 대돈 LV1]을 활용한다.

3. 신장의 병리상황

1) 신장의 병증

① 경락유주

- 족저감각이상(열감, 냉감), 족저근막염, 족5지불인, 무력, 태계/연곡 부위 통증, 족근통, 족내과부위 염좌(Tibial collateral ligament S/S)

- 슬통, 슬부종, 관절연발음

- 허벅지 안쪽, 뒤쪽 당김, 저림

- 소변빈삭, 소변불통, 야간뇨, 잔뇨감, 세뇨감

- 정력감퇴, 발기부전, 유정, 몽설, 분돈, 목신/도한, 오경설사

- 명문주변의 변색, 기상시 요부 무력, 요통/꼬리뼈, 고관절, 척추 통증

- 황수 주변 은은히 아픔, 황수 압통

- 인후부 통증, 편도 잘 부음

- 밤에 기침, 오래된 기침, 목구멍이 간질간질하며 나오는 기침, 건조성 비염, 자리끼

- 비문증, 영풍출누, 원시, 안구건조증

- 치아 삐뚤함, 잇몸출혈, 치아 시림

- 이명, 이롱

- 탈모, 새치

- 얼굴 검고 수척, 윤기 없음

② 골

 - 뼈마디 시리고 아픔, 관절염, 조조강직
 - 산후풍/갱년기 상열감

③ 뇌

 - 치매, 건망증, 단욕매, 피곤한데 못 잠(수면 장애)

④ 수액

 - 한랭성 두통, 딸꾹질, 두드러기
 - 얼굴, 손발 잘 부음

2) 신장의 기본병리

① 신정허 [태계 태백+][KD3 DSP3+]

[태계 태백]은 비장의 영(營)을 활용하여 신정(腎精)을 보충하는 의미의 처방이다. 신정이란 골수(骨髓)와 정액(精液)을 생성하는 중요한 근본으로 신정이 부족하다는 것은 골수가 영양하는 계통이 전반적으로 약하다는 것이고, 정력과 양기가 약하다는 것을 의미한다. 골수가 영양하는 계통은 머리카락, 뇌, 귀, 검은 동자, 치아, 척추, 뼈마디, 관절, 허리, 무릎, 발뒤꿈치 등을 말한다.

신정이 부족해져서 골수의 생성이 적어지면 머리카락이 잘 빠지고, 건망증이 심해지고, 머리가 맑지 않으며, 눈이 흐리멍텅하고, 치아가 약해지며, 허리가 뻐근하고, 무릎에서 소리가 나고 시큰거리며, 발바닥이나 발뒤꿈치가 아프고, 손이 뻑뻑하고 관절에서 소리가 나는 등의 증상 증후군(signs/symptoms)이 생기게 된다. 또한 신정부족(腎精不足)으로 정액의 생성이 적어지면 체력이 떨어지고, 성기능이 저하되며, 성생활 이후에 체력감퇴가 두드러지며, 발기부전 등의 증상도 생기게 된다. 신정부족의 병리로 병증이 나타나는 사람은 전반적으로 오랜 기간 동안 위의 증상들이 나타나다가 그중에 특정 증상이 부각되는 경우가 많다.

이렇게 신정부족으로 인해 골수와 정액의 생성이 줄어들어서 나타나는 상황을 치료하는 처방이 [태계 태백+][KD3 SP3+]이며 이런 경우에는 금방 효과를 보기가 쉽지만은 않다. 이런 경우에는 계속적인 침 치료가 필요하며 신정을 보충하는 한약치료가 반드시 필요하다. 기존의 고방과 후세방을 살펴보면 주로 신음부족(腎陰不足)을 해결하는 처방은 상당히 많지만 신정을 보충하는 데 특화되어 있는 처방은 찾아보기가 어렵다.

현대인들은 예전에 비하여 영양 섭취가 풍부하여 신음(腎陰)이 부족한 사람은 상대적으로 많지 않은 것 같다. 하지만 전기의 발전으로 야간에 생활하는 사람이 많아지고, 컴퓨터와 텔레비전을 과도하게 보고, 머리를 복잡하게 사용할 일이 많아지고, 문란한 성문화의 발전으로 인하여 신정을 과도하게 소모하게 되는 경우가 상당히 많다. 따라서 영양 섭취가 많아 비습한 체형을 가진 사람들이 많은 반면에 가장 중요한 신정이 부족한 경우를 많이 보게 된다. 이런 경우에는 과거에 사용하던 숙지황 위주의 육미지황탕, 좌귀음, 대영전 등의 보음제(補陰劑)를 사용하면 소화장애가 유발되고 흡수가 잘 되지 않는 경우가 많으므로 신정만을 효과적으로 보충할 수 있는 방법을 사용해야 한다.

총통방제에서는 두충, 녹용, 숙지황, 하수오, 산약, 산수유, 구기자, 토사자, 복분자, 호도육, 오미자 등의 약을 배합하여 신정을 보충하는 처방으로 활용하고 있다.

② 신담음 [태계 태백-][KD3 SP4-]

[태계 태백-]는 비장의 운화력을 이용하여 신정(腎精)의 보충을 방해하는 담음(痰飮)을 해결하는 처방이다. 신장의 담음은 골수(骨髓)와 정액(精液)이 신장계통으로 조달되는 것을 차단한다. 신장에 담음이 형성되는 경우는 보통 소장의 어혈(瘀血), 삼초나 방광의 수습정체, 대장의 조시(燥屎)나 습울(濕鬱), 위장의 식적(食積) 등이 동반된 경우가 많다.

결국 육부에 생성된 수습대사의 불순물들이 신장의 정상생리를 방해하는 담음이 될 가능성이 많다는 것이다. 그리고 이런 담음을 해결하기 위해서는 비장의 운화력이 필요하기에 [태계 태백-][KD3 SP3-]를 사용하는 것이다. 이렇게 신장의 담음 병리로 인해 발생한 병증은 일단 신정부족(腎精不足)으로 인한 증상과 비슷한 증상이 발생하지만 발병기간이 짧은 특징이 있으며, 평소에 골수와 정액의 부족으로 인한 제반증상이 별로 없는 경우가 많다. 이런 경우에는 [태계 태백-]의 처방이 상당히 속효를 보이는 경우가 많으며 한약 치료를 하는 경우에도 1~2달 내외에서 증상이 소실되는 경우가 상당히 많다.

이런 경우에 총통방제에서는 녹각, 의이인, 우슬, 백출, 복령, 택사, 목단피, 도인, 대황, 지실, 후박 등의 약들을 상황에 맞게 배합하여 신장의 담음을 치료한다.

③ 신음허 [부류 경거+][KD7 LU8+]

[부류 경거+]는 신음(腎陰)을 보충하는 효과가 있는 처방이다. 주로 신음부족(腎陰不足)으로 인한 건조증상에 많이 사용하며 음허발열(陰虛發熱)의 양상을 보일 때에도 사용한다. 이를테면 코가 건조하고 막히는 비염의 경우, 입과 기관지가 마르고 건조하며 잔기침이 나는 경우, 귀가 건조하고 귀지가 나오며 가는 귀가 먹은 경우, 모발이 건조하고 힘이 없으며 흰머리가 많은 경우, 눈동자가 흐리멍덩하거나 건조한 경우 등등에 빈용되고 효과 또한 좋다. 이런 경우에는 숙지황, 건지황, 산약, 구기자, 산수유 등의 보음제(補陰劑)를 사용하는 것이 [부류 경거+][KD7 LU8+]의 방의(方意)와 일치한다.

④ 신수기 [부류 경거-][KD7 LU8-]

[부류 경거-]는 폐의 숙강지기(肅降之氣)를 이용하여 폐비신(肺脾腎)으로 이어지는 수습대사를 원활하게 하여 신장에 정체된 수기(水氣)를 배출시키는 역할을 한다. 신장은 전후음(前後陰)을 모두 총괄하므로 이런 경우에는 대소변불리(大小便不利)가 나타나는 경우가 많다. 또한 수기(水氣)가 정체된 상황이므로 기상 시에 얼굴, 손, 발 등에 부종현상이 나타나는 경우가 많다. 이런 경우에 [부류 경거-]를

사용하면 아주 효과적이다. 한약 처방으로는 택사, 백출, 복령, 저령 등의 이수제(利水劑)를 사용하는 것이 [부류 경거-]의 방의와 같은 의미라고 볼 수 있다.

⑤ 신양허 [연곡 소부 · 노궁+][KD2 HT8 · PC8+]

[연곡 소부 · 노궁+]는 심장과 심포의 양기(陽氣)를 활용하여 신장의 양허(陽虛)를 해결하는 역할을 한다. 신장의 양허란 신장 계통의 한증(寒症)을 의미한다. 증상적으로는 신장이 주관하는 뼈가 시리다는 표현을 많이 한다. 치아, 팔꿈치, 손목, 무릎, 발 등의 부위가 시리다고 호소하는 경우가 대부분이며 발병 부위가 정해져 있지 않고 자기가 약한 부분이 특히 시리다고 하는 것이 특징이다. 혹은 신장의 양기(陽氣)가 떨어지면 소변빈삭(小便頻數), 야간소변(夜間小便), 요실금(尿失禁), 발기부전(勃起不全), 조양(朝陽)저하 등의 증상도 나타난다.

인체의 체열을 높이는 일은 상당히 어렵기에 실제로 [연곡 소부 · 노궁+]의 처방으로 효과를 보기에는 많은 시간이 소요되며, 한약 치료를 하는 것이 빠르기는 하지만 어느 정도의 절대적인 시간이 걸리기는 마찬가지이므로 예후기간을 환자에게 잘 설명해야 한다.

[연곡 소부 · 노궁+]와 비슷한 처방은 사역산, 진무탕, 팔미환 등이 있지만 신양허(腎陽虛)를 주로 해결하는 처방이 아니라 신양허를 보조적으로 해결하는 처방이므로 상황에 따라 부자, 육계, 건강, 계지, 생강, 세신 등을 군신약(君臣藥)으로 사용하여 처방을 구성하는 것이 좋다.

⑥ 신열울 [연곡 소부 · 노궁-][KD2 HT8 · PC8-]

[연곡 소부 · 노궁-]는 군화(君火), 상화(相火)를 조절하는 심장과 심포의 도움을 받아 신장의 열울(熱鬱)을 해결하는 처방이다. 신장의 열울이란 신장이 주관하는 계통에 염증과 통증을 유발하는 경우가 많다. 증상으로는 잇몸의 염증, 중이염, 요통, 슬통, 족저근막염, 각종 관절통 등을 호소할 수 있다. 실제로 이런 경우에는 [연곡 소부 · 노궁-]의 효과가 상당히 좋으며 치료도 빨리 되는 편이다. [연곡 소

부·노궁−]와 비슷한 처방은 자신환, 지백지황탕 등이 있다. 지모, 황백, 목단피 등은 신장의 열울을 해결하는 주된 약이다. 이들 약을 군신(君臣)의 위치에 배오하여 상황에 맞게 처방을 구성하면 신장의 열울을 해소하는 효과적인 처방이 된다.

⑦ 신기허 [용천 대돈+][KD1 LV1+]

[용천 대돈+]는 간의 승발지기(升發之氣)를 빌려 신기(腎氣)를 추동하는 처방이다. 신기를 추동하는 상황에 사용하므로 [연곡 소부·노궁+]를 사용하는 것은 신양허(腎陽虛)로 이르기 전의 병리상황으로 볼 수 있다. 대체적으로 한성 경향의 사람이 신장기능이 떨어질 때 사용하는 것으로 보면 되겠다. 신기의 소통이 잘 안되는 사람이 한열의 편차가 있는 경우에 [용천 대돈+]를 사용하는 것은 오약, 익지인, 부자, 육계 등의 온열제(溫熱劑)를 좌사약(佐使藥)으로 배오하여 하초의 순환을 촉진시키는 것과 비슷하다.

⑧ 신기울체 [용천 대돈−][DK1 LV1−]

[용천 대돈−]는 간의 소설지기(疏泄之氣)를 빌려 신장의 기울(氣鬱)을 해소하는 처방이다. 신장의 기울을 해소하는 상황에서 사용하므로 [연곡 소부·노궁−]를 사용하는 신장의 열울(熱鬱)에 이르기 전의 병리 상황으로 볼 수 있다. 열성 경향의 사람이 신장의 기능이 떨어질 때에 사용하는 처방으로 생각할 수 있다.

[용천 대돈−]를 사용하는 것은 지모, 황백, 목단피, 택사 등의 청열제(淸熱劑)를 좌사약(佐使藥)으로 배오하여 가볍게 열울을 풀어 주면서 신기(腎氣)를 소통시키는 것과 비슷하다.

한열의 편차가 없는 경우에는 [용천 대돈 ±]는 같은 의미로서 독활, 강활, 방풍 등의 거풍습(祛風濕)하는 약을 사용하여 신기(腎氣)를 소통시키는 개념으로 생각하면 되겠다.

4. 신장의 병리와 총통기본방제

1) 신장병에 주로 사용하는 본초

신장의 병리는 신정부족(腎精不足), 신음부족(腎陰不足), 신장담음(腎臟痰飮), 신장수기(腎臟水氣), 신기부족(腎氣不足), 신양부족(腎陽不足), 신기울체(腎氣鬱滯), 신장열울(腎臟熱鬱)으로 다양하다.

대부분의 가벼운 신장병은 침 치료를 통해 치료가 가능하지만 신정부족(腎精不足), 신음부족(腎陰不足), 신양허(腎陽虛)와 같이 물질적인 보충이 필요한 질환은 한약 치료가 훨씬 효과적이다. 따라서 신장에 대한 처방을 사용할 때에는 신정(腎精) 혹은 신음(腎陰)을 보충하는 한약이 기본이 된다. 신장병리에 사용하는 본초와 그에 대한 설명은 다음과 같다.

▶ 기본본초: 두충, 녹각, 우슬, 오가피, 독활, 방풍, 홍화, 현호색, 부자, 육계, 현삼, 지모, 황백, 목단피, 택사, 백출, 복령, 저령, 차전자, 익지인, 오약, 숙지황, 하수오, 용안육, 흑지마, 산약, 산수유, 구기자, 토사자, 복분자, 오미자, 호도육, 녹용, 백자인, 천마, 원지, 석창포

▶ 본초 설명

- 두충: 신정(腎精)을 보충하는 한약들을 묶어서 신장으로 집중시키는 역할을 한다. 끈끈한 아교질로 되어 있어 허리에 복대를 한 것처럼 허리를 잡아 주는 역할도 한다. 또한 수정된 태아가 자궁에 잘 착상되어 있도록 잡아 주는 역할도 할 수 있다.
- 녹각: 신장의 담음(痰飮)을 해결하는 주요한 약이다.
- 우슬: 무릎에 주로 작용하며 방제를 하초로 인경하는 역할을 한다. 또한 어혈(瘀血)과 신장의 담음(痰飮)을 풀어 주고 강근골(强筋骨)하는 작용도 한다. 신장에 정체되어 정상적인 생리를 방해하는 노폐물들을 풀어서 배출시킨다.
- 오가피: 우슬과 같이 배오되어 하초를 튼튼하게 해 주는 역할을 한다.

- 독활, 방풍: 신기(腎氣)를 순환시키는 역할을 하며 신장의 계통에 정체된 풍한 습의 사기를 발산시킨다.
- 홍화, 현호색: 말초순환을 촉진시키며 통증을 조절하는 용도로 활용한다.
- 부자, 육계: 군신(君臣)으로 사용할 때는 신양(腎陽)을 촉발시키며, 좌사(佐使)로 사용할 때에는 신기(腎氣)를 보충하여 신장의 기능을 활성화키는 용도로 사용된다.
- 지모, 황백: 군신(君臣)으로 사용하면 신장의 열울(熱鬱)을 해소하며, 좌사(佐使)로 사용될 때에는 기울(氣鬱)을 해소하며 신장의 기능을 활성화시키는 용도로 사용된다.
- 목단피: 신장의 열울(熱鬱)과 골증열(骨蒸熱)을 해결하며 어혈(瘀血)을 치료한다.
- 택사: 신장의 수기(水氣)를 배출시키는 군약(君藥)이며 백출, 복령, 저령, 차전자 등과 배합하여 사용한다. 좌사약(佐使藥)으로 사용될 때에는 목단피와 같이 가벼운 열울(熱鬱)을 해소하거나 복령과 함께 가벼운 습울(濕鬱)을 해결하는 효과가 있다.
- 익지인, 오약: 신장의 기화(氣化)를 촉진시켜 이뇨를 원활하게 한다.
- 녹용: 신정(腎精)을 보충하는 가장 효과적인 한약이다. 녹용은 신정(腎精), 골수(骨髓), 정액(精液) 등의 모든 것을 보충한다.
- 숙지황: 신음(腎陰)을 보충하는 가장 기본적인 한약이다. 하초에 작용할 때에는 숙지황을 사용하며, 상초에 작용할 때에는 건지황을 사용하는 것이 효과적이다. 열울(熱鬱)이 있는 경우에는 생지황이 가장 효과적이다.
- 하수오: 신음(腎陰)을 보충하는 약으로 소화력이 약하고 피부색이 하얀 사람에게 숙지황을 대신하여 사용한다.
- 산약: 비음(脾陰)을 보충하는 한약이며, 숙지황과 함께 배오되면 신음(腎陰)을 보충하는 의미로 사용된다.
- 산수유: 섭정정축뇨지대약(澁精縮尿止帶藥)으로서 신정(腎精)을 수렴하여 정

력을 강화하고, 소변빈삭이나 요실금을 치료하는 용도로 사용한다.

- 복분자: 산수유와 비슷한 용도로 사용하며 특히 정력 강화와 발기부전, 조루를 치료하는 목적으로 많이 사용된다.

- 구기자: 숙지황과 배오되어 신음(腎陰)을 보충하는 용도로 사용한다. 특히 눈에 작용을 많이 하며 감국과 배오하여 사용한다. 또한 안면을 촉촉하게 하고 여성의 생식기를 윤활하는 효과가 좋다.

- 토사자: 신정(腎精)을 보충하며, 착상을 돕는 의미로 임신 유도에 많이 사용된다. 또한 신정(腎精)을 보충하여 허리를 튼튼하게 하며 시력을 좋게 만드는 데 사용한다.

- 호도육: 골수(骨髓)를 보충하여 관절의 강직을 부드럽게 한다. 또한 허리를 튼튼하게 하고 모발을 자라게 하며 지력과 기억력을 좋게 만든다.

- 오미자: 염폐(斂肺), 자신(滋腎), 생진(生津), 수한(收汗), 섭정(澁精)의 효능을 가지고 있다. 신정(腎精)을 수렴하는 의미로 좌사약(佐使藥)으로 배오하여 사용한다.

- 현삼: 자음강화(滋陰降火)의 효능을 가지고 인후염을 치료한다.

- 흑지마: 주로 모발을 재생하는 역할을 한다.

- 용안육, 백자인: 신음(腎陰)을 보충하며 불면에 주로 사용한다.

- 천마: 뇌로 연결되는 통로를 열어주는 약으로 어지럼증, 이명 등의 질환에 활용한다.

- 석창포, 원지: 개규활담[3](開竅豁痰) 작용으로 주로 이명, 건망증 등에 활용한다.

3　개규활담: 해당약제가 뇌에 정체된 노폐물을 배출시킨다.

2) 총통기본방제

[신정부족방]

두충 12 녹용 8 숙지황 산약 산수유 구기자 6 복분자 토사자 호도육 오미자 4

[신음부족방]

생지황 36(숙지황/건지황/하수오) 16 구기자 산약 산수유 8

[신담음방]

① 녹각 12 우슬 반하 8 진피 적복령 생강 두충 6 숙지황 산약 산수유 구기자 독활 방풍 4 (신장담음 원인)

② 녹각 12 우슬 창출 8 진피 후박 생강 두충 6 숙지황 산약 산수유 구기자 독활 방풍 4 (식적 원인)

③ 녹각 의이인 12 우슬 백출 복령 8 두충 6 숙지황 산약 산수유 구기자 대황 지실 후박 4 (대장조시 원인)

④ 녹각 12 택사 10 우슬 8 복령 백출 저령 두충 6 숙지황 산약 산수유 구기자 독활 방풍 4 (신장수기 원인)

⑤ 녹각 12 우슬 8 도인 목단피 적복령 복령 계지 두충 6 숙지황 산약 산수유 구기자 독활 방풍 4 (소장어혈 원인)

[신수기방]

택사 12 백출 복령 8 저령 우슬 차전자 두충 6 숙지황 산약 산수유 부자 육계 4

녹각 택사 12 우슬 백출 적복령 8 저령 차전자 6 독활 방풍 부자 육계 4

[신열울방]

지모 황백 8~16

[신양허방]

부자 육계 8~16

[신기허방]

오약 익지인 부자 육계 강활 독활 방풍 4

[신기울방]

목단피 택사 지모 황백 강활 독활 방풍 4

이상의 처방을 기본으로 사용하면서 신장의 병리와 증상에 따라 필요한 처방을 배오하여 사용하면 신장을 치료하는 처방을 유연하게 사용할 수 있다.

3) 신장병리와 방제

① 신정허 [태계 태백+][KD3 DSP3+]

– 신정허방: 두충 12 녹용 8 숙지황 산약 산수유 구기자 6 토사자 복분자 오미자 호도육 4

– 오자연종환: 구기자 360 파고지 280 복분자 200 차전자 120 오미자 40

– 청아환: 두충 파고지 160 호도육 30매

② 신담음[태계 태백-][KD3 SP3-]

– 신담음방: ① 녹각 12 우슬 8 두충 6 (창출 후박 진피 6 / 택사 백출 복령 6 / 반하 진피 복령 6 / 적작약 도인 목단피 복령 6) / 숙지황 산약 산수유 구기자 독활 방풍 4

　　　　　② 의이인 녹각 12 우슬 8 백출 복령 택사 두충 6 숙지황 산약 산수유 구기자 대황 후박 지실 4

– 팔미환: 숙지황 복령 40 산약 산수유 20 목단피 택사 12 육계 8 부자 4

③ 신음허[부류 경거+][KD7 LU8+]

- 신음허방: 숙지황/백하수오 16 산약 산수유 구기자 8/생지황 32(건지황 16)
  산약 산수유 구기자 8

- 육미지황탕: 숙지황 16 산약 산수유 8 목단피 복령 택사 6

- 맥미지황탕: 숙지황 16 산약 산수유 맥문동 오미자 8 목단피 복령 택사 6

- 대영전: 숙지황 12~28 당귀 20 구기자 두충 8 우슬 6 육계 감초 4~8

- 좌귀음: 숙지황 12~80 산약 산수유 구기자 8 복령 6 감초 4

- 청리자감탕: 숙지황 생지황 산약 산수유 당귀 작약 백출 복령 맥문동 천문동
  2.8 지모 항백 목단피 택사 감초 2

- 청화보음탕: 현삼 8 숙지황 작약 4 당귀 천궁 지모 황백 천화분 감초 3

④ 신수기[부류 경거−][KD7 LU8−]

- 신수기방: 택사 12 백출 복령 저령 8 우슬 차전자 6 숙지황 산약 산수유 두충
  부자 육계 4

- 오령산: 택사 10 백출 복령 저령 6 육계 2

- 우차신기환: 숙지황 16 산약 산수유 8 우슬 차전자 목단피 택사 복령 6 부자 육
  계 2

- 진무탕: 백작약 부자 복령 12 백출 8 생강 6

⑤ 신양허[연곡 소부·노궁+][KD2 HT8·PC8+]

- 신양허방: ① 부자 육계 두충 12 녹용 8 숙지황 산약 산수유 구기자 6

  ② 두충16 녹용 계지 마황 생강 세신 부자 8 숙지황 산약 산수유 구
  기자 6

- 팔미지황탕: 숙지황 16 산약 산수유 8 목단피 복령 택사 6 부자 육계 2

- 우귀음: 숙지황 8~20 산약 구기자 두충 8 산수유 부자 육계 감초 4

- 진무탕: 부자 복령 백작약 12 백출 8 생강 6

– 사역탕: 감초 12 건강 부자 10

– 삼기음: 숙지황 12 구기자 당귀 작약 두충 우슬 부자 육계 생강 세신 백지 복령
감초 4

⑥ 신열울[연곡 소부 · 노궁−] [KD2 HT8 · PC8−]
– 신열울방: ① 지모 황백 12 목단피 8 건지황 산약 산수유 구기자 복령 택사 6
② 생지황 24 지모 황백 목단피 8 산약 산수유 구기자 복령 택사 6
– 지백지황탕: 숙지황 16 사약 산수유 지모 황백 8 목단피 복령 택사 6
– 자신환: 지모 황백 40 육계 2

⑦ 신기허[용천 대돈+][KD1 LV1+]
– 신기허방] 독활 강활 방풍 오약 익지인 부자 육계6
– 축천환: 오약 익지인 각등분

⑧ 신기울체[용천 대돈−]신기허[용천 대돈+][KD1 LV1+]
– 신기울체방: 독활 강활 방풍 지모 황백 목단피 택사 4

5. 신장의 기본방제와 총통방제

▶ 기본방제: 팔미환, 오자연종환, 청아환, 우차신기환, 오령산, 진무탕, 육미
지황탕, 맥미지황탕, 좌귀음, 청리자감탕, 대영전, 자신환, 지백지황탕, 팔미지황
탕, 우귀음, 삼기음, 진무탕, 사역탕, 축천환

▶ 기본본초: 녹각, 우슬, 목단피, 도인, 택사, 두충, 녹용, 숙지황, 산약, 산수
유, 토사자, 복분자, 오미자, 호도육, 우슬, 차전자, 방기, 하수오, 지모, 황백,
부자, 육계, 강활, 독활, 방풍, 오약, 익지인

1) 신장담음(腎臟痰飮)⁴ [태계 태백-][KD3 SP3-]

① 기본 본초

녹각, 우슬, 반하, 창출, 진피, 후박, 목단피, 도인, 백출, 복령, 택사, 대황, 지실

② 기본방제

팔미환(陳士鐸⁵의 변증기문)

③ 기본방제 해설

[팔미환]

- 숙지황 복령 40 산약 산수유 20 택사 목단피 12 육계 8 부자 4

팔미환(八味丸)은 신음(腎陰)을 보충하면서 신장(腎臟)의 담음(痰飮)을 해결하기 위하여 복령을 군약(君藥)으로 선택한 처방이다. 기존의 팔미환에 비하여 택사, 목단피를 증량하여 이수(利水), 청열(淸熱) 작용을 늘렸으며, 육계를 증량하여 하초의 순환을 더욱 촉진시켰다.

④ 총통방제

[신담음방]

- 녹각 12 우슬 반하 8 진피 적복령 생강 두충 6 숙지황 산약 산수유 구기자 독활 방풍 4
- 녹각 12 우슬 창출 8 진피 후박 생강 두충 6 숙지황 산약 산수유 구기자 독활 방풍 4

---

4   신장담음은 갑자기 발생한 병리에 침 처방이 효과 있다.

5   진사탁 (陳士鐸): 17세기 중국 청나라 때 의학자. 호는 원공(遠公), 별호는 주화자(朱華子)이며 절강성(浙江省) 산음(山陰) 사람. 어릴 때 집안이 가난한 가운데 사서(史書)를 공부하다가 장성하여 의학을 공부하였다. 명나라 말기에서 청나라 초기의 저명한 문인이며 의학자인 부청주(傅靑主)의 저서 『석실비록(石室秘錄)』, 『통천오지(洞天奧旨)』, 『변증록(辨證錄)』을 전수받아 이들 서적을 정리하여 책으로 간행하였다.

- 녹각 의이인 12 우슬 백출 복령 8 두충 6 숙지황 산약 산수유 구기자 대황 지실 후박 4
- 녹각 12 택사 10 우슬 8 복령 백출 저령 두충 6 숙지황 산약 산수유 구기자 독활 방풍 4
- 녹각 12 우슬 8 도인 목단피 적작약 복령 계지 두충 6 숙지황 산약 산수유 구기자 독활 방풍 4

녹각과 우슬은 강근골(强筋骨), 활혈거어(活血祛瘀), 이수소종(利水消腫)의 효능이 있는 본초로 신장의 담음(痰飮)을 해결하는 군신약(君臣藥)으로 사용한다. 담음과 수기를 해결하는 택사, 복령, 백출은 신약(臣藥)으로 사용하며 신정(腎精)을 보충하는 두충, 숙지황, 산약, 산수유와 신기(腎氣)를 추동하는 독활, 방풍을 좌사(佐使)약으로 배오한다.

신장의 담음(痰飮)은 육부 중에서 위장의 식적(食積), 대장의 습울(濕鬱)과 조시(燥屎), 소장의 어혈(瘀血), 삼초와 방광의 수습정체(水濕停滯)와 관련이 많다. 위장과 관련이 있는 경우에는 창출, 진피, 후박, 생강 등을 배합하여 사용한다. 대장과 관련이 있는 경우에는 의이인, 복령, 백출, 대황, 지실, 후박 등을 배합 하여 사용한다. 소장과 관련이 있는 경우에는 도인, 목단피, 적작약 등을 배합하여 처방을 구성한다. 삼초, 방광과 연결되어 있는 경우에는 택사, 백출, 복령, 저령 등을 배합하여 처방을 구성한다. 신장의 담음과 육부의 소통장애는 복진을 확인하고 환자의 전반적인 상황을 고려하여 결정한다. 주로 황수(KD16)와 함께 중완(Ren12), 천추(ST25), 석문(Ren5), 관원(Ren4), 중극(Ren3) 등에서 복진이 함께 나타난다.

참고 생강 20g을 써도 큰 문제없다. 생강 계지는 손과 팔로 가고, 우슬(8g, 12g)은 발과 다리로 간다.

참고 대장습울 치료제: 의이인, 백출, 적복령, 대황, 지실

참고 육부담음 치료제: 시호, 반하, 생강

2) 신정부족(腎精不足) [태계 태백+][KD3 SP3+]

① 기본 본초

두충, 녹용, 숙지황, 산약, 산수유, 구기자, 토사자, 복분자, 오미자, 호도육

② 기본방제

오자연종환, 청아환

③ 기본방제 해설

[오자연종환]

- 구기자 360 토사자 280 복분자 200 차전자 120 오미자 40

오자연종환(五子衍宗丸)은 신정부족(腎精不足)으로 눈이 어두워지며 허리와 다리가 시큰거리고 힘이 없거나 아픈 데 사용한다. 유정, 발기부전, 불임 등의 질환에도 다용한다. 구기자, 토사자, 복분자가 신음양(腎陰陽)을 보충하면서 신정(腎精)을 보강하고 오미자가 이를 굳건히 하며 차전자가 청열(淸熱), 이수(利水), 거담(祛痰)의 효능으로 신장의 노폐물 배출을 보좌한다.

[청아환]

- 두충 파고지 160 호도육[6] 160(30개)(호도육이 빠지면 청아환 효과가 안 남)

청아환(靑娥丸)은 신허요통(腎虛腰痛)에 사용한다. 신허요통 중에서도 신정부족(腎精不足)으로 인한 요통에 사용한다. 두충은 신정(腎精)을 모아 주는 역할을 하며 허리를 튼튼하게 감싸 준다.

파고지(보골지)는 신정(腎精)을 보충하며 하초를 따뜻하게 하고 요슬동통(腰膝疼痛)을 치료하며, 호도육 역시 신정(腎精)을 보충하여 골(骨)을 윤활시켜 주는 역할을 한다. 신정부족으로 인한 신장요통(腎臟腰痛)을 치료하는 기본방이라고 생각하

6 　호도육 1개는 5~6g 정도이다.

면 된다.

④ 총통방제

[신정부족방]

– 두충 12 녹용 8 숙지황 산약 산수유 구기자 6 호도육 토사자 복분자 오미자 4

두충은 보간신(補肝腎), 강근골(强筋骨) 하며 고정(固精) 작용이 뛰어나다. 두충은 두충나무의 수피(樹皮)로서 잘라 보면 끈적끈적하게 늘어지는 형상을 볼 수 있으며 신정(腎精)을 보충하는 약들을 모아서 신장으로 넣어 주는 역할을 한다.

총통방제에서는 신정부족을 해결하기 위한 처방에서 두충을 군약(君藥)으로 활용한다. 산약, 오수유, 구기자는 숙지황을 군신약(君臣藥)으로 사용할 때에는 신음(腎陰)을 보충하며, 좌사약(佐使藥)으로 사용할 때에는 신정(腎精)을 보충하는 용도로 사용된다. 산약은 비음(脾陰)을 보충하는 약이나 숙지황과 배오되면 신음(腎陰)을 보충하는 용도로 사용된다.

산수유는 신양(腎陽)을 보충하며, 구기자는 신음(腎陰)을 보충한다. 이렇게 두충을 군약으로 사용하면서 숙지황, 산약, 산수유, 구기자를 동량으로 신약(臣藥)으로 사용하면 신음양(腎陰陽)의 균형을 고루 맞추어 신정(腎精)을 효율적으로 보충하는 방법이 된다.

토사자, 복분자, 호도육은 신정(腎精)을 보충하는 약이며, 오미자는 두충과 마찬가지로 신정(腎精)을 신장으로 수렴시키는 역할을 한다. 녹용은 신장의 정(精)을 보충하는 최고의 약으로 재량에 따라 군신좌사(君臣佐使)의 위치에 사용한다.

참고 숙지황 6g 정도는 소화장애 및 피부 하얀 자에게 써도 괜찮다. 군약으로 쓸 때 구별이 필요할 뿐이다.

참고 생두충 많이 쓰면 약효는 좋으나 배 속에 가스 많이 차고 더부룩하여 트름이 자주 난다. 두충초를 사용하는 것이 좋다.

참고 호도육은 전반적인 골수 척수 계통에 모두 효과적이다. 허리, 무릎, 손발, 손가락 관절 등에 효과적이다. 골수와 뼈 계통에 효능이 좋다. 녹용 대용으로 사용한다. 녹용이 비싸기 때문에 호도육이 좋다. 호도육은 한국산이 캘리포니아산보다 좋다. 성장제에 필수다.

참고 두충+호도육 12g으로 군약으로 사용하면 1년 동안 안 나오던 치아가 3개월 만에 나올 정도로 신정보에 효과적이다. 12g 이상 사용해도 되지만 소화장애를 감안해야 한다. 호도육 사용 시 알레르기 증상을 확인해야 한다.

참고 복분자는 산수유와 비슷한 약성이 있지만 소변이 시원하게 안 나올 때 군약으로 사용함이 효과적이다. 오미자는 6g까지 쓰고 8g까지는 잘 안 쓴다(특별한 경우, 즉 기관지병리에 8g 정도까지 사용하나 산약을 군약으로 써서 기관지음을 보충한다).

3) 신수기(腎水氣) [부류 경거-][KD7 LU8-]

① 기본 본초

택사, 백출, 복령, 우슬, 차전자, 방기

② 기본방제

우차신기환, 오령산, 진무탕

③ 기본방제 해설

[우차신기환]

- 숙지황 16 산약 산수유 8 목단피 택사 복령 우슬 차전자 6 부자 육계 2

우차신기환(牛車腎氣丸)은 팔미환에 우슬, 차전자를 더한 처방이다. 신음(腎陰)과 신양(腎陽)이 부족해진 상황에서 수기(水氣)가 주소증인 상황에서 사용한다. 우슬, 차전자가 신장의 수기를 배출시키는 복령, 택사를 돕기 위하여 배오되었다. 기본적으로 신음부족(腎陰不足)과 신장수기의 병리가 동시에 보이는 경우에 사용한다.

[오령산]

- 택사 10 복령 저령 백출 6 계지 4

오령산(五苓散)은 신방광(腎膀胱)의 습울(濕鬱)과 수기(水氣)를 배출시키는 대표적인 처방이다. 오령산만 사용하는 경우는 주로 방광의 습울을 치료하기 위함이다. 신장의 경우에는 신정(腎精)을 보충하여 신장 기능을 촉진하는 두충, 숙지황, 산약, 산수유와 함께 배오하여 사용한다.

[진무탕]

- 백작약 부자 복령 12 백출 8 생강 6

진무탕(眞武湯)은 신양허로 인한 수기(水氣)를 배출시키는 기본방이다. 부자가 신양을 보충하며, 백작약으로 수기를 모아 백출, 복령, 생강으로 이수(利水)시킨다. 진무탕은 간계통의 양허(陽虛)와 수기(水氣)의 병리에 사용하는 것이 좋다.

④ 총통방제

[신수기방]

- 택사 12 백출 복령 8 저령 우슬 차전자 두충 6 숙지황 산약 산수유 구기자 부자 육계 4

오령산의 개념을 군약(君藥)으로 사용하고 우슬, 차전자를 신약(臣藥)으로 배합하며, 두충, 숙지황, 산약, 산수유를 좌사약으로 배합한다. 두충, 숙지황, 산약, 산수유, 구기자는 신정(腎精)을 보강하여 신장의 운행을 돕는 기본 약물이다. 부자, 육계는 하초의 순환을 도와 이수(利水)를 촉진한다.

- 택사 녹각 12 우슬 백출 적복령 8 저령 차전자 6 독활 방풍 부자 육계 4

수기(水氣)와 담음(痰飮)을 겸한 경우가 많으므로 수기(水氣)를 해결하는 택사, 백출, 적복령, 저령, 차전자, 부자, 육계의 조합과 담음(痰飮)을 해결하는 녹각, 우슬, 독활, 방풍의 조합을 사용하는 경우도 많다.

4) 신음허(腎陰虛) [부류 경거+][KD7 LU8+]

① 기본 본초

하수오, 생지황, 건지황, 숙지황, 산약, 산수유, 구기자, 사삼, 현삼

> **참고** 〈기본본초의 효능〉
>
> – 생지황: 군약으로 사용 시 체열 높은 자(갱년기 환자)와 오관건조감(눈건조 · 코
>   건조 · 목건조)에 탁월한 효과가 있다.
>
> – 사삼: 코 기관지로 간다. 비염 환자에게 군신약으로 써야 좋다.
>
> – 현삼: 피부 검은 자에게 사삼 대신 사용함이 좋다.

② 기본방제

육미지황탕, 맥미지황탕, 청리자감탕, 좌귀음, 대영전, 청화보음탕

③ 기본방제 해설

[육미지황탕]

– 숙지황 16 산약 산수유 8 복령 택사 목단피 6

육미지황탕(六味地黃湯)은 신음부족(腎陰不足)의 보충을 위주로 하며, 신장의 수기(水氣)와 열울(熱鬱)을 보조적으로 해결하는 처방이다. 피부가 하얗고 소화기가 약한 사람의 경우에는 숙지황을 하수오로 대체하고 구기자를 첨가하여 사용하는 것이 좋다.

[맥미지황탕]

– 숙지황 16 산약 산수유 맥문동 오미자 8 복령 택사 목단피 4

맥문동(麥門冬)은 심폐(心肺)의 음액을 보충하는 약이다. 맥문동, 오미자는 생맥산의 구성약재로서 폐음(肺陰)을 보충하는 용도로 사용된다. 맥미지황탕은 신음부

족(腎陰不足)과 폐음부족(肺陰不足)을 겸치하는 처방이다.

[청리자감탕]⁷

- 숙지황 생건지황 산약 산수유 백작약 당귀 천문동 맥문동 백출 복령 2.8 택사
목단피 지모 황백 감초 2

청리자감탕(淸離滋坎湯)은 육미지황탕과 자음강화탕이 합방된 처방으로 신음부
족(腎陰不足)과 폐음부족(肺陰不足)을 겸치하는 처방이다. 흔히 임상가에서 음허발
열(陰虛發熱)과 건조 증상이 주로 나타나는 여성 갱년기 질환을 치료하는 처방으로
많이 사용된다. 음허화동, 조열, 도한, 담천을 치료하는 데 사용한다.(治 陰虛火動
潮熱 盜汗 痰喘)

[좌귀음]

- 숙지황 8~20 산약 산수유 구기자 8 복령 6 감초 4

좌귀음(左歸飲)은 육미지황탕에서 신음(腎陰)을 보충하는 구기자, 감초를 더하
고, 이수(利水)시키는 택사와 혈열(血熱)을 내리는 목단피를 제거한 처방이다. 신
음(腎陰)을 보충하는 기본방제이다.

[대영전]

- 숙지황 12~28 당귀 8~20 구기자 두충 8 우슬 6 육계 감초 4~8

대영전(大營煎)은 신음(腎陰)과 간혈(肝血)이 부족해진 상황에 사용하는 방제로,
주로 여성의 생리양이 많이 줄어든 상황에서 사용된다. 숙지황, 구기자가 신음(腎
陰)을 보충하며, 숙지황, 당귀가 간혈(肝血)을 보충하는 군신약(君臣藥)으로 사용되
었다. 두충이 신음(腎陰)과 간혈(肝血)을 보충하는 숙지황, 구기자, 당귀를 모아서
자궁에 집중시키는 역할을 하며, 우슬과 육계가 하초를 순환시키는 역할을 한다.

7　청리자감탕을 처방할 때 이 용량으로는 잘 안 쓴다.

대영전은 소장의 수성화물을 촉진하여 하초를 온양하고 생혈(生血)하는 의미의 처방으로 이해하는 것이 더욱 합당하다. 숙지황, 당귀의 군약(君藥) 조합은 생혈(生血)의 기본 재료가 되고 이를 두충으로 모아서 하복부로 담아 준다. 우슬, 육계는 하초를 온양하여 생혈(生血)을 촉진한다.

[청화보음탕]

– 현삼 8 백작약 숙지황 4 당귀 천궁 지모 황백 천화분 감초 3

청화보음탕(淸火補陰湯)은 기본처방이 자음강화탕(滋陰降火湯)이므로 폐의 음허발열(陰虛發熱)로 인한 인후염을 치료하는 처방으로 볼 수 있다. 현삼은 폐, 위장, 신장에 귀경하며 청열량혈(淸熱凉血), 자음강화(滋陰降火), 해독산결(解毒散結)의 효능이 있다. 주로 기관지 계통에 작용하여 인후부의 염증을 없애고 촉촉하게 만들어 주는 본초이다. 신장의 음허발열로 인한 인후염을 치료하려면 신음(腎陰)을 보충하는 처방에 군신(君臣)으로 배합하면 좋은 효과를 볼 수 있다. 예를 들자면 다음과 같이 처방하는 것이 좋다.

– 생지황 36 현삼 12 산약 구기자 목단피 연교 8 산수유 지모 황백 6
– 건지황 16 현삼 12 산약 구기자 8 산수유 연교 지모 황백 목단피 지골피 6

④ 총통방제

[신음허방]

– 숙지황 · 하수오 16 산약 구기자 산수유 8
– 생지황 36 산약 구기자 산수유 8
– 건지황 16 산약 구기자 산수유 8

숙지황과 하수오는 신음(腎陰)을 보충하는 대표적인 약물이다. 피부가 검고 소화력이 좋은 사람에게는 숙지황을 주로 사용하며, 피부색이 하얗고 소화력이 약한 사람에게는 하수오를 주로 사용한다. 체열이 높으면서 신음(腎陰)이 부족한 사람에게는 생지황을 군약(君藥)으로 사용하며 피부색이 황색인 사람에게는 건지황을 군약

(君藥)으로 사용한다. 숙지황 혹은 하수오를 군약(君藥)으로 사용하며 산약, 산수유, 구기자를 신약(臣藥)으로 사용하며 신음(腎陰)을 보충하는 기본방이 된다.

5) 신열울(腎熱鬱) [연곡 소부 · 노궁−][KD2 HT8 · PC8−]

① 기본 본초
지모, 황백, 목단피

② 기본방제
자신환, 지백지황탕

③ 기본방제 해설
[자신환]

− 지모 황백 40 육계 2

자신환(滋腎丸)은 신장의 열울(熱鬱)을 해결하는 [역곡 소부 · 노궁−]에 해당되는 대표적인 처방이다. 육계는 하초순환을 촉진하는 개념의 좌사약(佐使藥)으로 배합되었다.

[지백지황탕]

− 숙지황 16 산약 산수유 지모 황백 8 복령 택사 목단피 6

지백지황탕(知柏地黃湯)은 육미지황탕에 신장의 열울(熱鬱)을 해소하는 지모, 황백이 신약(臣藥)으로 추가된 처방이다. 택사, 목단피의 청열(淸熱) 작용을 배가시킨다. 신음부족과 신장의 열울의 병리에 사용할 수 있는 좋은 처방이다. [부류 경거+/연곡 소부−][KD7 LU8+/KD2 HT8−]와 같은 의미의 처방이다.

④ 총통방제

[신열울방]

 - 지모 황백 12 목단피 8 건지황 산약 산수유 구기자 복령 택사 6
 - 생지황 24 지모 황백 목단피 8 산약 산수유 구기자 복령 택사 6
 - 생지황 36 지모 황백 12 산약 구기자 목단피 8

신장의 열울을 해소하는 지모, 황백과 혈열(血熱), 골증열(骨蒸熱)을 해소하는 목단피를 군신약(君臣藥)으로 배오하고, 신음(腎陰)을 보충하고 수기(水氣)를 조절하는 생지황, 건지황, 산약, 산수유, 구기자, 복령, 택사를 좌사약(佐使藥)으로 배오한다.

6) 신양허(腎陽虛) [연곡 소부 · 노궁+][KD2 HT8 · PC8+]

① 기본 본초

부자, 육계

② 기본방제

팔미지황탕, 우귀음, 삼기음, 진무탕, 사역탕

③ 기본방제 해설

[팔미지황환]

 - 숙지황 16 산약 산수유 8 복령 택사 목단피 6 부자 육계 2

팔미환(팔미지황환)은 육미지황탕에 하초 순환을 촉진시키기 위하여 부자, 육계를 좌사약(佐使藥)으로 추가한 처방이다. 부자, 육계가 좌사약으로 배오될 때에는 [용천 대돈+][KD1 LV1+]와 비슷한 개념으로 신기(腎氣)를 촉발하여 순환을 촉진하는 의미이다. 팔미환은 신양(腎陽)을 보충하는 처방으로 보기 어렵다.

[우귀음]

‒ 숙지황 12~80 산약 구기자 두충 8 산수유 부자 육계 감초 4

우귀음(右歸飮)은 육미지황탕에서 신장의 열울과 수기를 조절하는 택사, 복령, 목단피를 제거하고 신음(腎陰)을 보충하는 구기자를 추가하였으며 하초를 온양하여 순환시키는 부자, 육계를 좌사약(佐使藥)으로 배오하였다. 따라서 좌귀음은 신음부족과 신기허(腎氣虛)를 해결하는 처방이며 [부류 경거+/용천 대돈+]와 비슷한 방의를 갖는다. 신양(腎陽)을 보충하는 의미로 사용하려면 최소한 부자, 육계를 군신약(君臣藥)의 용량으로 사용해야 한다.

[삼기음](Three Impediments Decoction)

‒ 숙지황 12 구기자 백작약 당귀 두충 우슬 부자 육계 생강 세신 백지 복령 감초 4

삼기음(三氣⁸飮)은 신음부족, 신기허, 간혈허의 상황에서 다리가 저리고 아픈 경우에 사용하는 처방이다. 숙지황을 군약으로 구기자가 배합되었으므로 신음허(腎陰虛)가 주된 병리이며, 신기허(腎氣虛)와 간혈부족(肝血不足)을 부차적인 병리로 겸한 상황이다. 부자, 육계를 군신(君臣)의 용량으로 올리고 생강, 세신, 백지 등을 증량하면 신양허(腎陽虛)를 주된 병리로 나타난 요통에 사용하는 처방으로 사용할 수 있다.

> **참고** 〈신장을 병인장부로 하는 三氣飮〉
>
> ‒ 숙지황 16 두충 12 산약 구기자 우슬 8 백작약 당귀 부자 육계 6 계지 생강 세신 백지 4
>
> ‒ 두충 12 우슬 부자 육계 8 숙지황 산약 산수유 구기자 백작약 당귀 6 계지 생강 세신 백지 4

---

8   삼기: 풍한습을 일컫는다.

참고 〈간을 병인장부로 하는 三氣飮〉

－ 백작약 12 구기자 당귀 숙지황 목과 8 부자 육계 오가피 우슬 6 계지 생강 세신
　천궁 백지 4

[진무탕]

－ 백작약 백복령 부자 12 백출 8 생강 6

진무탕(眞武湯)은 하초의 양허(陽虛)와 수기(水氣)의 정체를 해결하는 처방이다.
앞서 설명한 바와 같이 본격적인 신장의 처방이라고 보기 어렵고 [곡천 음곡-/행간
소부+][LV8 KD10-/LV2 HT8+]와 비슷한 처방이라고 생각된다.

신장의 양허(陽虛)와 수기(水氣)로 인한 병리를 해결하기 위해서는 다음과 같은
처방을 사용한다.

－ 부자 육계 16 택사 12 백출 복령 8 저령 우슬 차전자 숙지황 6 산약 구기자 산
　수유 4

[사역탕]

－ 감초 12 건강 부자 10

사역탕(四逆湯)은 회양구역(回陽救逆)의 대표적인 방제로서 중하초(中下焦)의 양
기(陽氣)를 보충하고, 감초를 대량으로 사용하여 비기(脾氣)를 보충하는 처방이다.
중초(中焦)의 비양허(脾陽虛)가 주된 병리일 경우는 이중탕을 중심으로 처방을 운
용하며, 하초(下焦)의 신양허(腎陽虛)가 주된 병리인 경우에는 부자, 육계를 군약
(君藥)으로 처방을 운용한다.

④ 총통방제

[신양허방]

－ 부자 육계 16 두충 12 녹용 8 숙지황 산약 산수유 구기자 6(이양허裏陽虛)

－ 두충 12 녹용 계지 마황 생강 세신 부자 8 숙지황 산약 산수유 구기자 6(표양허

表陽虛)

신양허(腎陽虛)가 뚜렷한 경우에는 부자, 육계를 군약으로 하고 두충, 숙지황, 산약, 산수유, 구기자, 녹용 등의 신정(腎精)을 보충하는 약을 신약(臣藥)으로 사용한다. 혹은 표양허(表陽虛)가 뚜렷하면 계지, 마황, 생강, 세신, 부자 등을 신약(臣藥)으로 배오한다.

7) 신기허(腎氣虛) [용천 대돈+][KD1 LV1+]

① 기초 본초

강활, 독활, 방풍, 오약, 익지인, 부자, 육계

② 기본방제

축천환

③ 기본방제 해설

[축천환]

– 오약 익지인 각등분

축천환(縮泉丸)은 포기(脬氣: 방광기운)부족으로 소변빈삭(小便頻數)하는 증상을 치료한다. 익지인은 온신납기(溫腎納氣), 고정축뇨(固精縮尿)의 효능이 있고, 오약은 하초(下焦)의 허냉(虛冷)을 온산(溫散)하여 신장의 기화(氣化)를 도와 빈뇨(頻尿)를 치료한다. 익지인, 오약 모두 따뜻한 약이므로 부자, 육계와 궁합이 아주 잘 맞는다.

8) 신기울체(腎氣鬱滯) [용천 대돈-][KD1 LV1-]

① 기본 본초

강활, 독활, 방풍, 택사, 목단피, 지모, 황백

② 기본방제

목단피 택사 지모 황백 강활 독활 방풍 4

③ 기본방제 해설

목단피, 택사는 신장의 기기울체(氣機鬱滯)로 인한 소변불리(小便不利)에 사용한
다. 둘 다 차가운 성질로 신장의 열울(熱鬱), 수기(水氣)를 해소하는 개념의 약이므
로 지모, 황백과 배오되면 효과가 배가된다.

6. 신장의 총통활용처방

1) 신열울(腎熱鬱)

▶ 증상: 탈모

▶ 총통방제

① 흑지마 적하수오 16 산약 호도육 구기자8 산수유 6

② 생지황 36 흑지마 16 산약 구기자 호도육 8 지모 황백 6

③ 흑지마 두충 12 호도육 8 숙지황 산약 산수유 구기자 6

④ 검은깨와 호두는 신장을 보강하는 식품으로 환자들이 신장에 좋은 음식을 물
   어보면 많이 권하는 식품이다. 흑지마와 호도육은 뇌수(腦髓)를 보충하여 흑
   발(黑髮)이 자라게 한다. 흑지마와 호도육을 군신(君臣)으로 사용하면서 신정
   (腎精), 신음(腎陰)을 보충하는 약을 배오하여 사용하면 상당히 유효하다. 신
   장의 열울(熱鬱) 병리는 모발을 가늘고 힘이 없게 만들고 탈모를 유발하는 경
   우가 많으므로 지모, 황백, 목단피 등을 열울의 정도에 따라 적당히 배오하면
   좋다.

2) 신정부족(腎精不足)

▶ 증상: 건망증 신열울(腎熱鬱)

▶ 총통방제

① 두충 12 천마 호도육 8 숙지황 산약 산수유 구기자 6 원지 석창포 독활 방풍 4

② 녹각 12 두충 천마 우슬[9] 8 호도육 6 숙지황 산약 산수유 구기자 원지 석창포 독활 방풍 4

③ 건지황 16 두충 12 산약 구기자 호도육 천마 8 산수유 8 원지 석창포 독활 방풍 4

④ 생지황 36 두충 12 산약 구기자 호도육 천마 8 산수유 8 지모 황백 6 원지 석창포 독활 방풍 4

⑤ 신정부족(腎精不足)으로 뇌수(腦髓)가 부족해지면 건망증이 유발된다. 또한 이런 경우에는 순환장애로 인해 뇌수가 변형된 담음(痰飮)이 정체되어 있는 경우가 많다. 따라서 신정(腎精)을 보충하는 약과 담음(痰飮)을 해소하는 약을 같이 쓰면서 순환을 촉진시켜 준다.

⑥ 천마는 뇌에 작용하는 인경약 개념으로 신약(臣藥)으로 사용하며, 개규활담(開竅豁痰) 작용이 있는 원지, 석창포를 좌사(佐使)약으로 사용하여 뇌수에 발생한 담음(痰飮)을 해결한다. 신정(腎精)을 보강하면서 뇌수(腦髓)를 보충하는 호도육를 신약(臣藥)으로 배오하여 지력을 좋게 한다. 독활, 방풍은 뇌수(腦髓)와 담음(痰飮)의 순환을 촉진시킨다.

3) 신음부족(腎陰不足)+신정부족(腎精不足)

▶ 증상: 안구건조증

▶ 총통방제

① 숙지황/하수오16 산약 산수유 구기자 감국 8 복령 택사 목단피 6(杞菊地黃湯)

---

9 우슬: 육부소통의 대표 본초이고 발효를 시키면 남성호르몬을 증가시키는 약성이 높아진다.

② 건지황/하수오 16 구기자 12 감국 산약 산수유 8 토사자 복분자 6 결명자 박하 청산자 4

③ 생지황 36 구기자 12 산약 산수유 감국 지모 황백 8 토사자 복분자 6 박하 결명자 청산자 4

⑤ 두충 구기자 12 숙지황 산약 산수유 토사자 복분자 6 오미자 감국 박하 결명자 청산자 4

⑥ 안구건조증은 신음부족(腎陰不足)과 신정부족(腎精不足)으로 인해서 발생한다. 구기자[10]는 간신(肝腎)의 음액(陰液)을 보충하며 특히 눈에 많이 작용하므로 군신약(君臣藥)으로 사용한다. 토사자, 복분자는 신정(腎精)을 보충하여 눈을 밝게 하므로 좌사약(佐使藥)으로 사용한다. 감국, 결명자, 박하는 눈의 열을 내리며 눈을 맑게 하므로 배오하여 활용한다. 비교적 열울(熱鬱)의 병리를 동반하는 경우가 많으므로 상황에 따라 지모, 황백, 목단피, 지골피 등을 배오한다.

4) 신음부족(腎陰不足)

▶ 증상: 건조성 비염(신음허성)

▶ 총통방제

① 건지황(하수오) 16 사삼 12 산약 구기자 8 산수유 길경 백지 6 신이 박하 4

② 생지황 36 사삼 12 산약 구기자 8 산수유 지모 황백 길경 백지 6 신이 박하 4

③ 건조성 비염은 주로 신음부족(腎陰不足)의 병리로 발생한다. 건지황(하수오), 사삼을 군신(君臣)으로 배오하여 신음(腎陰)을 보충한다. 길경, 백지는 코의 담음(痰飮)을 해결해 준다. 때로는 건조하면서 코가 답답하고 막히는 경우와 약간의 콧물을 동반하는 경우가 있다. 그런 경우에는 상황에 따라 길경, 백지, 천화분, 패모, 반하, 창출 등을 배오하여 사용한다. 신이, 박하는 코를 시

---

10 구기자를 16~20g으로 증량해야 안구건조증에 효과적이었다. 소화력을 확인하며 사용해야 한다.

원하게 뚫어 주는 용도로 좌사(佐使)로 배오한다. 열울(熱鬱)을 동반한 경우에는 지모, 황백, 목단피(코피가 많으면 8g 정도 배합) 등을 배오하며, 추위에 노출되면 콧물이 조금씩 흐르는 경우에는 계지, 세신, 마황, 부자 등을 좌사로 배오한다.

5) 신양허(腎陽虛), 신정부족(腎精不足), 신정부족(腎精不足)+열울(熱鬱)

▶ 증상: 이가 시리다. 잇몸에서 피가 난다.

▶ 총통방제

① 두충 12 부자 육계 8 숙지황 산약 산수유 계지 생강 세신 6

② 두충 12 지모 황백 8 숙지황 산약 산수유 목단피 택사 6

③ 건지황 16 산약 구기자 연교 8 목단피 지골피 산수유 6 지모 황백 4

④ 생지황 36 산약 구기자 연교 8 산수유 지모 황백 6

⑤ 치아는 골지여(骨之餘)로서 신장의 병리가 반영된다. 이가 시리다는 것은 신장의 양허를 의미한다. 추울 때에 이가 딱딱 부딪히는 것을 연상하면 이해가 쉽다. 전체적인 체열이 낮고 신양허(腎陽虛)가 뚜렷한 경우에는 부자, 육계를 군신(君臣)으로 사용하고 계지, 생강, 세신을 좌사(佐使)로 사용한다. 전체적으로 체열이 보통이며 치아만 시린 경우에는 부자, 생강, 계지, 세신을 좌사로 배오한다.

⑥ 잇몸에 피가 자주 나는 것은 신정부족(腎精不足), 신음부족(腎陰不足)과 열울(熱鬱)인 경우가 많다. 체열이 높은 사람인 경우에는 지모, 황백을 군신으로 사용하며 목단피, 택사를 좌사로 배오한다. 체열이 보통인 사람의 경우에는 지모, 황백, 목단피, 택사를 좌사로 배오한다. 연교는 잇몸에서 피가 나면서 목이 붓는 등 인후염이 뚜렷하면 신약(臣藥)으로 배오한다.

6) 신음부족(腎陰不足)

▶ 증상: 잔기침, 밭은기침

▶ 총통방제

① 건지황 16 사삼 12 산약 구기자 8 길경 백지 패모 천화분 행인 산수유 6 자완 관동화 오미자 4

② 석고 20 건지황 16 사삼 12 마황 행인 산약 구기자 8 자완 관동화 오미자 감초 4(마행감석탕을 합방한 것으로 천식 치료에 효과적임)

③ 신음부족(腎陰不足)으로 인해 인후부가 건조해지고 담음(痰飮)이 인후부에 자리 잡은 경우에 잔기침을 자주 하게 된다. 이런 경우에는 신음(腎陰)을 보충하고 담음(痰飮)을 해소하면서 기침을 가라앉혀야 한다. 신음(腎陰)을 보충하면서 사삼을 신약(臣藥)으로 배오하며 담음(痰飮)을 해결하는 길경, 패모, 천화분을 신약으로 배오한다. 행인, 자완, 관동화, 오미자는 지해평천(止咳平喘) 작용이 있는 약으로 좌사(佐使)로 배오하여 사용한다. 기침의 강도가 심한 경우에는 마행감석탕을 배합하여 사용한다.

7) 신수기(腎水氣)

▶ 증상: 기상 시 부종, 저녁에 심해지는 부종

▶ 총통방제

① 택사 12 백출 복령 8 저령 우슬 차전자 6 숙지황 산약 산수유 구기자 부자 육계 4(얼굴, 손발 붓는 경우)

② 택사 계지 12 백출 복령 8 저령 우슬 차전자 6 숙지황 산약 산수유 구기자 강황 강활 방풍 4(손이 많이 붓는 경우)

③ 택사 우슬 12 백출 복령 8 저령 차전자 방기 6 숙지황 산약 산수유 구기자 독활 방풍 4(하지 붓는 경우)

④ 신장의 부종은 오령산을 군신(君臣)으로 사용하며 우슬, 차전자를 신약(臣藥)으로 배오한다. 신음(腎陰)을 보충하는 숙지황, 산약, 산수유, 구기자와 순환을 촉진하는 부자, 육계를 좌사(佐使)로 배오한다.

8) 신정부족(腎精不足)+신음부족(腎陰不足)

▶ 증상: 손마디가 뻑뻑하다(손마디 조조강직)

▶ 총통방제

① 두충 계지 12 호도육 속단 8 숙지황 산약 산수유 구기자 6 강황 강활 방풍 4

② 숙지황 16 계지 12 산약 구기자 8 호도육 속단 산수유 6 강황 강활 방풍 4 (신음부족)

③ 숙지황 16 두충 계지 12 호도육 속단 산약 구기자 8 산수유 6 강황 강활 방풍 4 (신음신정부족)

④ 두충 계지 12 호도육 속단 택사 8 숙지황 산약 산수유 구기자 백출 복령 6 저령 강황 강활 방풍 4 (신정부족 심수기)

⑤ 기상 시에 특히 손이 뻑뻑하며 평소 손마디가 뻑뻑한 것은 신정부족(腎精不足)과 신음부족(腎陰不足)이 주된 원인이다. 신정(腎精), 신음(腎陰)을 보충하면서 계지를 군약(君藥)으로 하고 강황, 강활, 방풍 등을 좌사(佐使)로 배오하여 신정(腎精)이 손으로 빨리 퍼지도록 도와준다.

9) 신담음(腎痰飮)

▶ 증상: 신장요통

▶ 총통방제

① 두충 12 녹각 토사자 8 숙지황 산약 산수유 구기자 우슬 6 오가피 해동피 마가목 독활 방풍 4

② 녹각 12 우슬[11] 8 두충 토사자 6 숙지황 산약 산수유 구기자 오가피 해동피 마가목 4

③ 두충은 신정(腎精)을 신장으로 모아 주며 허리에 복대를 한 것처럼 허리를 탄탄하게 잡아 준다. 숙지황, 산약, 산수유, 구기자, 토사자, 오가피는 신정을

---

11 우슬: 녹각과 배오하여 육부에 의한 신담음을 소통시킨다.

보충하면서 허리를 튼튼하게 하는 기본 원료이다. 녹각, 우슬은 신장 주위의 담음(痰飮)을 해결하여 뭉친 신장을 풀어준다. 녹각, 우슬을 군신(君臣)으로 사용하면 신장의 담음(痰飮)을 적극적으로 해결하는 의미이다. 도인, 목단피는 우슬과 배오되어 어혈(瘀血)을 해결한다. 독활, 방풍은 신장의 순환을 촉진하며 외감(外感)의 풍한습(風寒濕)을 발산시킨다.

10) 신정허(腎精虛)

▶ 증상: 슬통, 족저통, 족근통

▶ 총통방제

① 우슬[12] 두충 12 호도육 8 숙지황 산약 산수유 구기자 6 오가피 녹각 독활 방풍 홍화 현호색 4

② 녹각 12 우슬 두충 호도육 8 숙지황 산약 산수유 구기자 6 오가피 독활 방풍 홍화 현호색 4

③ 우슬을 군신(君臣)으로 사용하며 신정(腎精)을 하초로 끌어내리는 작용을 한다. 홍화, 현호색은 통증을 제어하는 진통개념으로 좌사(佐使)로 활용한다.

11) 신습울(腎濕鬱)+신열울(腎熱鬱)

▶ 증상: 소변빈삭, 야간소변, 요실금, 소변불리

▶ 총통방제

① 산수유 두충 12 복분자 8 숙지황 산약 구기자 6 익지인 오약 부자 육계 오미자 4(주 처방제임)

② 택사 숙지황 12 우슬 8 산약 산수유 목단피 복령 6 지모 황백 4

③ 산수유, 복분자, 두충, 오미자는 신정(腎精)을 보충하며 강력한 수렴작용이 있는 약으로 소변빈삭, 야간뇨, 요실금 등의 병증에 주로 사용한다. 오약, 익

---

12 슬통에는 우슬 8g, 족근통에는 우슬 12g을 써야 효과 있다.

지인은 포기부족(脬¹³氣不足)으로 인한 소변빈삭을 치료하며 부자, 육계는 하초 순환을 촉진한다. 소변이 시원치 않은 소변불리는 주로 수습정체와 열울(熱鬱)에 의한 경우가 많다. 택사, 우슬을 군신(君臣)으로 사용하여 이수(利尿)와 하기(下氣)를 촉진시키며 목단피, 지모, 황백을 좌사(佐使)로 사용하여 가벼운 열울(熱鬱)을 해소하며 순환을 촉진한다.

12) 신정부족(腎精不足)

▶ 증상: 정력 감퇴, 발기부전

▶ 총통방제

① 복분자 두충 12 산수유 8 우슬 숙지황 산약 구기자 토사자 6 오미자 부자 육계 독활 방풍 4

② 신정(腎精)을 수렴하며 정력을 강화하는 산수유, 복분자를 군신(君臣)으로 하여 신정을 보충한다. 신장에 정체되어 있는 담음(痰飮), 한열편차(寒熱偏差)를 부수적으로 조절해 준다.

13) 신음허열(腎陰虛熱)

▶ 증상: 갱년기 상열감

▶ 총통방제

① 건지황(하수오) 16 지골피 목단피 산약 구기자 8 산수유 6 택사 지모 황백 4 (음허성)

② 생지황 36 산약 구기자 지모 황백 8 산수유 치자 황련 목단피 택사 6 (실열성)

③ 신음(腎陰)을 보충하면서 음허열(陰虛熱)을 조절하는 지골피, 목단피와 열울(熱鬱)을 조절하는 지모, 황백을 적절히 배오한다. 체열이 높은 사람의 음허열울(陰虛熱鬱)과 체열이 낮은 사람의 음허발열(陰虛發熱)을 구분하여 치료한다.

---

13 脬: 오줌통 포.

14) 신양허(腎陽虛)

▶ 증상: 불임

▶ 총통방제

① 두충 토사자 12 숙지황 산약 산수유 구기자 8 부자 육계 6

② 숙지황/하수오 16 두충 토사자 12 산약 구기자 8 산수유 6 부자 육계 4

참고 생리계통에 문제없는 신장계통 불임증 환자에게 두충, 토사자 배합처방이 아주 효과적이다. 두충, 토사자를 군약(君藥)으로 사용하며 신정(腎精)을 보충하여 착상이 수월하도록 돕는다. 이런 경우는 대부분 신양허(腎陽虛)의 병리상황이 많으므로 부자, 육계를 배오하여 사용한다. 간혹 체열이 높은 열울(熱鬱)의 환자도 있으니 속단하지 말아야 한다.

15) 신음 신정 허열 열울 기울(腎陰 腎精 虛熱 熱鬱 氣鬱)

▶ 증상: 불면증

▶ 총통방제

① 용안육 건지황 12 산약 구기자 천마 8 산수유 6 목단피 택사 지모 황백 4

② 생지황 36 용안육 16 천마 산약 구기자 지모 황백 8 목단피 택사 독활 방풍 4

③ 두충 호도육 12 천마 용안육 8 숙지황 산약 연육 산수유 구기자 6 독활 방풍4
　　(뇌수 부족성 불면증으로 한열편차가 없는 경우 처방제)

④ 용안육(지표약임)을 군약(君藥)으로 사용하면서 신음(腎陰), 신정(腎精)을 보충하고 신장의 허열(虛熱), 열울(熱鬱), 기울(氣鬱) 등을 해소한다. 천마는 신약으로 사용하며 뇌로 가는 통로를 열어 주어 약성을 머리로 가게 해 준다.

참고 수면제를 많이 먹지 않는 경우만 처방해 준다. 침 처방을 먼저 하고 약 처방을 해 준다.

16) 신양허(腎陽虛)

▶ 증상: 족냉증(足冷症)

▶ 총통방제

① 부자 육계 16 두충 12 우슬 녹용 8 숙지황 산약 산수유 구기자 계지 생강 세신 6

② 신양허(腎陽虛)를 해결하는 부자, 육계를 군약(君藥)으로 사용하며 신정(腎精)을 보충하는 약들과 이를 하초로 하기시키는 우슬을 신약(臣藥)으로 배오한다. 말초순환을 촉진시키는 계지, 생강, 세신을 좌사로 배오한다.

> **참고** 약 처방으로 치료기간이 6~12개월 걸린다. 뜸치료를 배오하면 1~3개월 정도로 단축되는 경우가 많다.

17) 신음/신정허+담음+한열편차

▶ 증상: 이명

▶ 총통방제

① 이명 치료는 신음 신정이 부족한 것을 보충하고 담음을 제거하며 한열편차를 적용하는 것으로 접근해야 한다. 그러나 10년 이상 된 만성 이명 치료를 완전히 성공한 임상경험이 없어 임상치료에 성공한 분들의 고견을 기다리고 있다.

7. 신장의 임상사례

1) 왼쪽 엉치 부위(dull & pulling pain, LBP)

79세 여성 환자가 2020년 9월에 왼쪽 서혜부에서 선골 부위까지 땡기고 둔감한 감각 이상과 소장수 부근의 요통을 호소하며 내원하였다. 소화는 약간 체기 경향이 있으며 야간소변을 3~4회 보고 TV를 볼 때나 외출 시에만 보청기를 끼고 다닌다고 하였다. 손과 무릎이 조조강직을 보였고 불면 경향과 종아리 쥐가 난다고 호소하였다. 복진을 해 보니 [좌신수 2 우신수 1 좌황수 2 거궐 2/ 중완 2 족삼리 2]로 보아 신정허와 신음허로 판단하여 다음과 같이 한약 처방을 하였다.

[두충 호도육 녹각 8 우슬 창출 숙지황 용안육 산약 연육 산수유 구기자 6 진피 후박 독활 방풍 천궁 백지 4]

1개월 후에 내원했을 때 경과를 확인해 보니, 왼쪽 서혜부와 엉치 부분의 둔감하고 땡기는 비증이 완전히 소실되었고 괜찮다고 하였다. 허리통증은 호전되었으나 아직 남아 있다고 하고 변비 경향이 다시 생겼다고 하면서 추가로 한약 처방을 요청하여 다음과 같이 처방하였다.

[건지황 24 녹각 12 우슬 두충 호도육 8숙지황 산약 산수유 창출 오가피 독활 방풍 6 대황 지실 후박 진피 천궁 백지 4]

2) 안구건조증, 이명, 머리 열감

54세 여성 환자가 두통과 안압이 높아지는 듯한 통증을 호소하며 2019년 10월에 내원하였다. 통증이 최근 2주 전부터 심해지기 시작하였다고 호소하였다. 머리 열감과 두통이 심하며 어지럼증이 약간 있다고 하였다. 발이 시리고 코와 입이 건조한 느낌이다고 하였다. 복진은 [우신수 2 좌신수 1 양황수 2 거궐 2 좌일월 1]로 나와 신음부족과 신기허로 판단하여 다음과 같이 처방하였다.

[건지황 16 산약 구기자 천마 호도육 두충 8 우슬 지골피 목단피 시호 반하 황금 6 박하 만형자 원지 석창포 오미자 4]

1개월 뒤에 내원했을 때 경과를 확인해 보니, 눈 통증과 피로감이 조금 있고 열감 및 두통은 소실되었다고 하였다. 또한 이명과 어지럼이 감소되었으며 장거리 운전으로 인한 요통이 10여 일 전부터 있다가 3일 전부터 심해졌다고 호소하면서 추가 한약 처방을 원했다. 복진을 해 보니 [우신수 1 거궐 1]로 나와서 다음과 같이 처방을 하였다.

[건지황 구기자 16 산약 호도육 두충 8지골피 목단피 천마 녹각 산수유 우슬 6 박하 결명자 만형자 원지 석창포 오미자 4]

3) 야간소변, 소변빈삭, 아침에 피로감

46세 남성으로 빈뇨와 야뇨 및 기상시 피로감을 호소하며 2020년 7월에 내원하였다. 빈뇨는 최근 5개월 정도에 시작되었는데, 소화력이 많이 떨어지고 입 마름과 건조하다고 호소하였다. 숙면이 어렵고 다몽해서 아침에 매우 피곤하다고 호소하였다. 수족이 냉하고 실온의 음료를 선호하며 눈과 입이 건조하다고 하였다. 심계정충과 목 어깨가 뭉치고 종아리가 쥐가 난다고 하였다. 맥진기로 진단을 해 보니 심/대촉맥, 간/촉맥, 신/세촉맥이 두드러지게 나타났다. 복진을 해 보니 [전중 2 중완 2 우천추 1 우소복 2 우신수 2/우위양 3]으로 나와 신음부족과 신정허로 판단하여 다음과 같이 보약을 처방하였다.

[건지황 산수유 12 산약 녹용 두충 8 숙지황 구기자 복분자 향부자 진피 6 익지인 오약 부자 육계 오미자 독활 방풍 4]

1개월 뒤 경과를 확인해 보니 야간소변은 새벽 5시경에 1회이고 기상 때 컨디션이 50% 이상 향상된 느낌이고 수면의 질이 좋아졌으며 심계정충이 개선되고 입 마름 증상도 나아졌다고 하였다. 다리 쥐남은 소실되었다고 좋아하였다. 추가 1개월 처방을 다음과 같이 하였다.

[건지황 산수유 12 산약 녹용 두충 8 숙지황 구기자 복분자 창출 생강 6 진피 후박 익지

인 오약 부자 육계 오미자 4]

9월에 내원하였을 때 경과를 추가로 확인해 보니 수면의 질과 심계정충, 입 마름 등은 전반적으로 호전되었고 기상시 피로감은 조금 남아 있으며 스트레스가 많다고 호소하였다. 복진을 해 보니 [우신수 1 좌황수 2 우소복 1 전중 1/중완 1]이었고 추가 한약 처방을 다음과 같이 하였다.

[건지황 산수유 12 산약 녹용 두충 8숙지황 구기자 복분자 창출 생강 6 진피 후박 익지인 오약 부자 육계 오미자 4]

맺음말

한의학(Eastern Asia Medicine)을 전공하시는 모든 의사와 학생분들께 임상을 통해 한의학적 치료 효과에 대한 탁월성과 우수성에 대해 스스로의 확신을 가질 수 있도록 활용하는 기본 임상 참고서가 되기를 바랍니다.

이 책을 완성하기까지 한의사의 길로 인도해 주시고 직·간접적으로 소중한 임상 경험을 통해 가르침을 주신 모든 선배님께 감사를 드립니다.

항상 변함없이 최선의 뒷바라지를 해 준 아내가 없었다면 오늘의 내가 없었을 것입니다. 헌신적인 아내 Jessie에게 사랑과 고마움을 전합니다!

참고 문헌

- 한방진단학: 이봉교 편저, 성보사, 1997.

- 동의내과증상의 감별과 치료: 여강출판사, 1992.

- 변증진단학: 박영배, 김태희 역자, 성보사, 1995.

- 맥진, 유관군저, 이병국 편저, 현대침구원, 1991.

- (금석) 황제내경 영추, 배병철, 성보사, 1995.

- (금석) 황제내경 소문, 배병철, 성보사, 1995.

- 한국전통 사암침법, 김성철, 원진희, 김관우 공편, 집문당, 2010.

- 한의학원론, 박선영, 김호현, 이채, 2019.

- 자신감있는 한의사되기 총통침법 중급편, 이치웅, 총통출판선, 2012.

- 동의보감, 허준저, 이남구 현토 주석, 법인문화사, 2011.

- 임상한약대도감, 안덕균, 현암사, 2012.

- 법제임상대전, 안덕균, 이영종, 김호철, 최호영 편저, 학술편수관, 2016.

- 방약합편해설, 신재용 편저, 성보사, 1988.

색인

ㅈ